Flexi CARB

Nicolai Worm

Flexi CARB

Mediterran genießen
Lebensstil beachten – Kohlenhydrate anpassen
Schlank und gesund bleiben

riva

Bibliografische Information der Deutschen Nationalbibliothek
Die Deutsche Nationalbibliothek verzeichnet diese Publikation in der Deutschen Nationalbibliografie. Detaillierte bibliografische Daten sind im Internet über https://dnb.de abrufbar.

Für Fragen und Anregungen:
info@m-vg.de

Wichtige Hinweise
Sämtliche Inhalte dieses Buches wurden – auf Basis von Quellen, die die Autoren und der Verlag für vertrauenswürdig erachten – nach bestem Wissen und Gewissen recherchiert und sorgfältig geprüft. Trotzdem stellt dieses Buch keinen Ersatz für eine individuelle Fitnessberatung und medizinische Beratung dar. Wenn Sie medizinischen Rat einholen wollen, konsultieren Sie bitte einen qualifizierten Arzt. Der Verlag und die Autoren haften für keine nachteiligen Auswirkungen, die in einem direkten oder indirekten Zusammenhang mit den Informationen stehen, die in diesem Buch enthalten sind. Ausschließlich zum Zweck der besseren Lesbarkeit wurde auf eine genderspezifische Schreibweise sowie eine Mehrfachbezeichnung verzichtet. Alle personenbezogenen Bezeichnungen sind somit geschlechtsneutral zu verstehen.

Originalausgabe
4. Auflage 2026

Türkenstraße 89
80799 München
Tel.: 089 651285-0

Rezepte und Mitarbeit an Teil 3: Heike Lemberger und Franca Mangiameli,
essteam Mangiameli & Lemberger GbR
Redaktion: Maryna Zimdars
Umschlaggestaltung, Layout und Satz: FUCHS_DESIGN, Sabine Fuchs, München
Umschlagabbildung und Rezeptfotos: Wolfgang Schardt
Abbildungen Innenteil: Alle Abbildungen iStock.com außer: S. 132, 138, 141, 142, 143, 145, 147 (Sandra Eckhardt), S. 139 (Fotolia.com, Shutterstock.com), S. 93, 96, 104, 108, 165, 178, 180, 184, 188, 192, 196, 200, 208 (Wolfgang Schardt)
Druck: Florjancic Tisk d. o. o., Slowenien
Printed in the EU

ISBN Print 978-3-86883-631-8
ISBN E-Book (PDF) 978-3-86413-785-3
ISBN E-Book (EPUB, Mobi) 978-3-86413-786-0

Inhalt

Vorwort 6

Teil 1: Die Lebensstilfallen 11

Die verfettete Gesellschaft – eine Bestandsaufnahme 13
Kohlenhydrate unter der Lupe 24
Konzentriertes Milliardengeschäft 30
Von fitten und kranken Fettzellen 32
Noch mehr Lebensstilfaktoren 37
Die Macht der Darmbakterien 47
Insulinresistenz – vom Schutz zum Dilemma 50
Gibt es eine Ernährung für alle? 65

Teil 2: Mediterrane Mythen und Wahrheiten 67

Welche Ernährung darf als die gesündeste gelten? 69
Mediterrane Ernährung – eine Wunder-Ernährung? 70
Essen und genießen im Süden 75
Paradoxe Entwicklungen 79
Gewagte Definitionen 81
Die Vorteile einer mediterranen Ernährung aus heutiger Sicht 86
Täglich Wein 95
Sardinien, Sizilien und andere blaue Zonen 99

Teil 3: Modernes Leben und zeitgemäße Ernährung – das Flexi-Carb-Konzept 103

Traditionell essen heißt traditionell leben – modern leben heißt modern essen 105
Flexi-Carb – eine zeitgemäße Ernährungsempfehlung 108
Zeitgeist und die »Frei-von-Gesellschaft« 113
Das Vollkorn-Dilemma 115
Das Gezerre ums Fleisch 119
Milch macht's immer noch 124
Flexi-Carb und Lebensmittelempfehlungen 128
Die Flexi-Carb-Pyramide 138
Das moderne Flexi-Carb-Prinzip 149
Mediterran abnehmen 152
Low-Carb und Keto alla mediterranea 154
Die Kohlenhydratfrage für Aktive 158
Flexi-Carb für jeden Tag 165

Rezeptteil 179

Literaturhinweise 214

Vorwort

Abnehmen ist für viele Menschen entbehrungsreich. Es ist ein aufopferungsvoller Kampf gegen die Biologie des Körpers. Am ewigen Hunger und nagenden Appetit scheitern nicht wenige schon frühzeitig. Noch schwieriger ist es allerdings, eine nennenswerte Gewichtsabnahme über lange Zeit zu erhalten. Dass es durchaus möglich ist, ohne Hungerqualen und bei vollem Genuss zehn oder vielleicht sogar mehr abgespeckte Kilos über nunmehr 15 Jahre von den Rippen fernzuhalten, habe ich am eigenen Leib erfahren. Das gelang mir allerdings erst, als ich mich an die Empfehlungen hielt, die ich selbst ausgesprochen hatte, und es kam nach all den früheren vergeblichen Versuchen zugegebenermaßen überraschend.

Ich hatte damals die wissenschaftlichen Arbeiten zum Einfluss der Ernährung auf die Stoffwechselstörungen des sogenannten metabolischen Syndroms bzw. des Syndrom X in einem Buch zusammengefasst. Sie treten gehäuft mit Fettleibigkeit auf, vor allem, wenn es sich um rund um die Körpermitte angelagertes Fett handelt. Aus der Quintessenz der Erkenntnislage hatte ich schließlich Ernährungsempfehlungen formuliert, mit deren Umsetzung man solche Stoffwechselstörungen lindern oder beseitigen kann – selbst ohne abzunehmen. Dabei standen eine Senkung der Kohlenhydratzufuhr und eine Verbesserung der Kohlenhydratqualität im Mittelpunkt. Mein Konzept unterschied sich damit deutlich von der herkömmlichen Empfehlung einer fettarmen, kohlenhydratbetonten Diät, mit der man günstige Effekte nur erzielen konnte, wenn man gleichzeitig abnahm. Ich hatte mein Konzept »LOGI-Methode« genannt. Dass mein persönlicher Abnehmerfolg mit dieser Methode weder Zufall noch ein Einzelfall war, bestätigte sich schnell durch die Rückmeldungen der Anwender. Die empfohlene Nahrungszusammenstellung ermöglichte es, sich mit wohlschmeckenden Speisen so clever zu sättigen, dass man trotz vollem Magen leicht unter dem Kalorienbedarf lag.

Anfangs stieß ich auf Ablehnung und massivste Anfeindungen aus Kollegenkreisen, schwamm ich doch mit meinen Empfehlungen gegen den Strom. Doch ich ließ mich nicht beirren, denn die wissenschaftliche Datenlage war mehr als deutlich. Tausende Patienten profitierten inzwischen von meinem Konzept, vor allem Diabetiker oder Menschen mit Vorstufen von Diabetes. Unzählige Arztberichte und Dankesbriefe Betroffener haben mich im Laufe der Jahre erreicht und mich darin bestärkt weiterzumachen. Die einen waren glücklich, dass sie ihre Medikamente weglassen oder reduzieren konnten, die anderen, weil sie kein Insulin mehr spritzen mussten, wieder andere, weil sie so super abgenommen hatten, und sehr viele, weil sie sich damit einfach wohler fühlten denn je zuvor. Gleichzeitig mehrten sich die wissenschaftlichen Untersuchungen, die bei dieser Zielgruppe immer eindeutiger für mein Ernährungskonzept sprachen. Im Jahr 2013 war es dann so weit, dass auch unsere konservativen medizinischen Fachgesellschaften kohlenhydratreduzierte Diäten in die ärztlichen

Leitlinien für die Übergewichts- und Diabetestherapie aufnahmen.

Jedoch habe ich auch erleben müssen, dass mein Erfolg nicht auf alle übertragbar war und viel zu viele Menschen trotz ihres grandiosen Anfangserfolgs nach und nach in ihre alten Ernährungsgewohnheiten zurückfielen und sich ihre alten Pfunde und Probleme wieder anaßen. Die Übergewichtstherapie ist nach wie vor nicht annähernd so erfolgreich, wie sie sein müsste, um den vielen Millionen Betroffenen nachhaltig zu helfen. Das ist ein wahrlich fettes Problem! Denn inzwischen sind fast zwei Drittel der Erwachsenen in Deutschland übergewichtig oder genauer gesagt fettleibig. Und es werden immer mehr! Eine aktuelle Analyse von 236 000 Erwachsenen aus zehn europäischen Ländern hat gezeigt, dass im Durchschnitt Jahr für Jahr knapp ein halbes Kilo mehr Speck auf die Rippen gepackt wird.

Wo soll das enden? Die Kosten für die Folgeerkrankungen sind enorm. Wie lange kann unser Gesundheitssystem sie noch tragen? Die Lösung läge in der Vorsorge! Engagierte Prävention ist mehr denn jemals zuvor eine ethische und ökonomische Notwendigkeit. Doch wer engagiert sich ernsthaft dafür? Die staatlichen Institutionen sind schwerfällig und in politischen Abhängigkeiten gefangen. Die Eigenverantwortung könnte gefördert werden, doch hierzu erfordert es Bildung. Verlässliche Informationen müssten nachhaltig verbreitet werden.

Im Ernährungsbereich versuchen die sogenannten Fachgesellschaften seit Jahrzehnten, mit der Empfehlung einer fettreduzierten, kalorienbewussten Ernährung dieser bedrohlichen Entwicklung entgegenzuwirken. Die Menschen haben sich sogar daran gehalten. Sie haben die Fettanteile in der Kost stark reduziert. Doch statt damit Kalorien zu sparen, haben sie mehr als vorher gegessen. Fettarme oder kalorienreduzierte Produkte erhielten damit einen Freifahrtschein. Die Industrie hat den Trend mit immer mehr fett- und kalorienreduzierten Produkten weiter verstärkt. Doch je »lighter« die Menschen aßen, desto fetter wurden sie. Kalorienzählerei und Fettphobie haben offensichtlich die falschen Signale gesendet. Denn die angepriesenen Produkte sättigten nicht mehr so gut, befriedigten nicht oder machten sogar schnell wieder Hunger. So kam es, wie es kommen musste! Ein Zuviel an »kalorienbewusster« Ernährung ergibt eben auch mehr als genügend Nahrungsenergie.

Seit vielen Jahren gilt mediterrane Ernährung in der Ernährungsszene als »die gesündeste« aller Ernährungsformen. Dies gründet im Wesentlichen auf einer Untersuchung an der Bevölkerung Kretas aus den 1950er-Jahren und der Beobachtung, dass die Kreter zu dieser Zeit die niedrigste Rate an Herz-Kreislauf-Erkrankungen und eine der höchsten Lebenserwartungen der westlichen Welt aufwiesen. Damals stand die Frage im Raum: Was macht die Kreter so gesund? Ein amerikanischer Ernährungsforscher besuchte Kreta und war schnell überzeugt, dass nur ihre Ernährung dafür verantwortlich sein konnte.
Nach dem Niedergang der minoischen Hochkultur, einige Tausend Jahre vor Christus, zählten die Kreter nie mehr zu den wohlhabenden Bevölkerungen Europas und nach dem Zweiten Weltkrieg war die Armut dort besonders verbreitet. Entsprechend war ihre Nahrung sehr einfach und die Sättigungsgrundlagen bestanden aus den billigsten Nahrungskalorien – Getreideprodukten und Kartoffeln, ergänzt mit Gemüse, Salaten, Früchten und Olivenöl. Besonders rar waren die teuren tierischen Produkte. So entstand die Vorstellung, dass mit einer Kost, die besonders reich an Brot und Backwaren, Nudeln, Kartoffeln und Reis, kombiniert mit Gemüse, Salaten, Früchten und Olivenöl,

und gleichzeitig arm an tierischen Produkten ist, sich jederzeit und unter allen Bedingungen eine ähnlich gute Gesundheit bei allen Menschen auf der Welt erzielen lassen würde. Die kretische Ernährungsform der Nachkriegsjahre wurde daher zum Modell der traditionellen mediterranen Ernährung erkoren und als Vorbild für die optimale Ernährung der Neuzeit in alle Welt exportiert. Die Vorstellung, dass diese stärkereiche Kost der schlanken und bewegungsaktiven Menschen Kretas aus den kargen 1950er-Jahren für unsere heutige bewegungsarme und übergewichtige Bevölkerung in den Industriestaaten ein Segen sein soll, ist ebenso naiv wie gefährlich.

Das trifft ebenso auf die bestehenden »offiziellen« Ernährungsempfehlungen der Fachgesellschaften zu, denn sie sind fast identisch mit jenen, die schon vor 50 oder sogar 100 Jahren ausgegeben wurden. Sie mögen für damalige Zeiten sinnvoll gewesen sein. Ein moderner Lebensstil und eine traditionelle Ernährung passen aber nicht zusammen. Diese Kombination macht krank! Wer traditionell essen will, muss auch traditionell leben. Wer hingegen mit allen Annehmlichkeiten modern lebt, muss auch modern essen, sonst drohen Übergewicht und eine Vielzahl von »Zivilisationskrankheiten«!

Meine hervorragenden Erfahrungen mit der LOGI-Methode haben mich ermuntert, mich mit einem neuen Präventionskonzept einzubringen. Dabei gilt: Ein Kleid für alle – das wird den wenigsten passen. Mit diesem Buch stelle ich deshalb ein Ernährungskonzept vor, das Stoffwechselgegebenheiten, den individuellen Lebensstil und vor allem die Bewegungsaktivität berücksichtigt. Viele und kräftig arbeitende Muskeln können auch leicht viel Stärke und Zucker verkraften. Wenigen Muskeln – die auch noch kaum beansprucht werden – machen Kohlenhydrate Probleme. Weitere Facetten unseres nicht mehr artgerechten Lebensstils verschärfen diese Kohlenhydratfalle zusätzlich.

Mein neues Ernährungskonzept habe ich entsprechend »Flexi-Carb« genannt. Dafür habe ich die wesentlichen neuen Erkenntnisse zu präventiven Effekten von Nahrungsmitteln berücksichtigt: Wie muss man essen, um der Überernährung und der Fettleibigkeit vorzubeugen? Welche Nahrungsmittel helfen, den drohenden Zivilisationskrankheiten am besten vorzubeugen? Was zeigen die aktuellsten und besten Studien? Herausgekommen ist eine Nahrungszusammenstellung, die sehr mediterran daherkommt – allerdings nicht in traditioneller, sondern in moderner, an den Lebensstil angepasster Form. Auch mein neues Konzept basiert nicht auf Kalorienvorgaben, Nährstoffrelationen oder Nährstoffzufuhr-Empfehlungen. Mit dem Flexi-Carb-Konzept isst man also wiederum »ad libitum« – das heißt ohne Kalorienvorgaben bis zur Sättigung, allerdings in Abhängigkeit des persönlichen Figurziels und unter Abstimmung der Kohlenhydratmengen auf die körperliche Aktivität. Es beruht auf Lebensmittelempfehlungen, die den Rahmen vorgeben, innerhalb dessen man sich mit niedriger Energie-, aber hoher Nährstoffdichte so clever sättigen kann, dass der Fettleibigkeit nachhaltig vorgebeugt werden kann. Es hilft aber auch bei bereits bestehendem Übergewicht, weiteres Zunehmen zu verhindern, und viele werden bei konsequenter Anwendung auch erfolgreich abnehmen. Noch wichtiger ist: Da zwei Drittel der Erwachsenen und immer mehr Kinder und Jugendliche bereits übergewichtig sind und bewegungsarm leben, braucht es eine Ernährungsumstellung, mit der man die negativen gesundheitlichen Folgen der Fettleibigkeit möglichst verhindern kann. Das Flexi-Carb-Konzept beugt nach neuesten wissenschaftlichen Erkenntnissen Stoffwechselstörungen, Diabetes, Herz-Kreislauf-Erkrankungen und verschiedenen Krebsformen am besten vor und fördert damit ein gesundes und langes Leben.

Manche Menschen mögen sehr strikte Vorgaben. Ich weigere mich aber, solche zu machen, weil sie in zu vielen Einzelfällen völlig falsch sein können. Überdies sind solche Bemühungen in den letzten 50 Jahren grandios gescheitert. Bestärkt werde ich in meiner Position durch die neuen Entwicklungen in den USA. Ich gehe Wetten ein, dass das Jahr 2015 als der Zeitpunkt in die Geschichtsbücher eingehen wird, zu dem die Ernährungslehre endlich Konsequenzen aus dem Desaster gezogen und Vorgaben zum Fettanteil in der Ernährung bzw. die etablierten Nährstoffrelationen ersatzlos gestrichen hat. Die für Herbst 2015 angesagten neuen offiziellen US-Ernährungsempfehlungen zur Prävention werden reine Lebensmittelempfehlungen enthalten, keine Fett- oder Cholesterinbegrenzungen mehr. Und was die Amerikaner vormachen, wird erfahrungsgemäß bald in Europa nachgemacht.

In den 36 Jahren meines Berufslebens habe ich mich kaum mit Ernährungsberatung beschäftigt. Mein professionelles Interesse galt immer der Wissenschaft. Für diesen Ratgeber zum Flexi-Carb-Konzept sollten auf Wunsch des Verlags auch eine Reihe von Praxis-Tipps und Hilfestellungen gegeben sowie Rezepte erstellt werden. Dazu benötigte ich kompetente und praxisnahe Unterstützung. Ich bedanke mich dafür bei meinen beiden geschätzten Hamburger Kolleginnen Heike Lemberger und Franca Mangiameli, die ihre langjährige Erfahrung in der Ernährungsberatung bereits seit vielen Jahren in mein LOGI-Konzept einbringen.

Weil Sie als Leser möglicherweise gerne mit noch mehr Tipps und Hinweisen versorgt werden möchten und sich weitere leckere Rezeptideen wünschen – alle flexibel für verschiedene Kohlenhydratstufen zusammengestellt –, gibt es auch ein Kochbuch von den beiden Kolleginnen: *Flexi-Carb – das Kochbuch*. Es ist ein Leitfaden zum Umsetzen der Theorie im Alltag.

Mit beiden Kolleginnen habe ich überdies eine neue Ernährungspyramide entwickelt, die Flexi-Carb-Pyramide. Durch Gewichtung und Optik hilft sie Ihnen, die Lebensmittelempfehlungen nachhaltig zu verinnerlichen.

Nicolai Worm

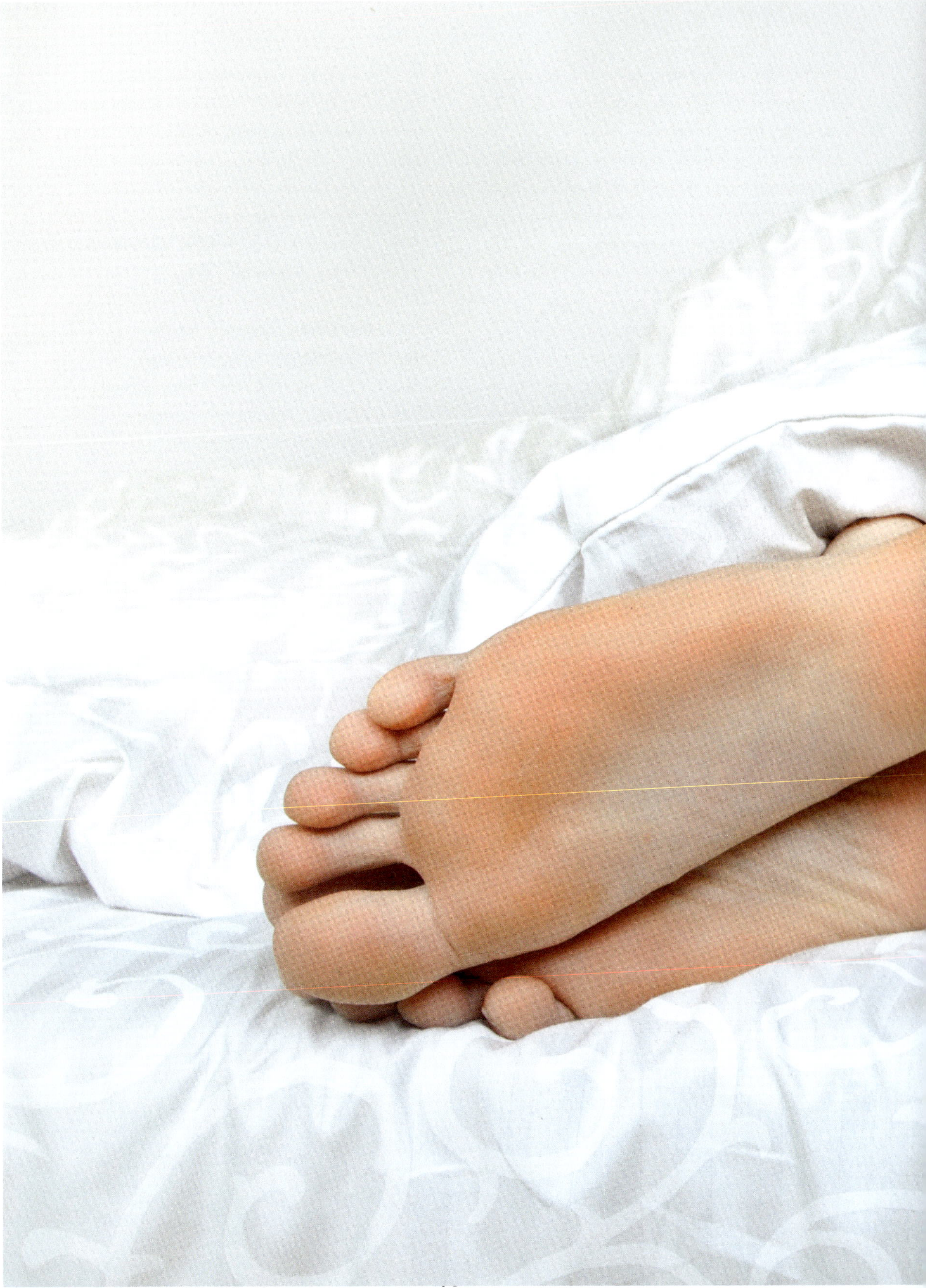

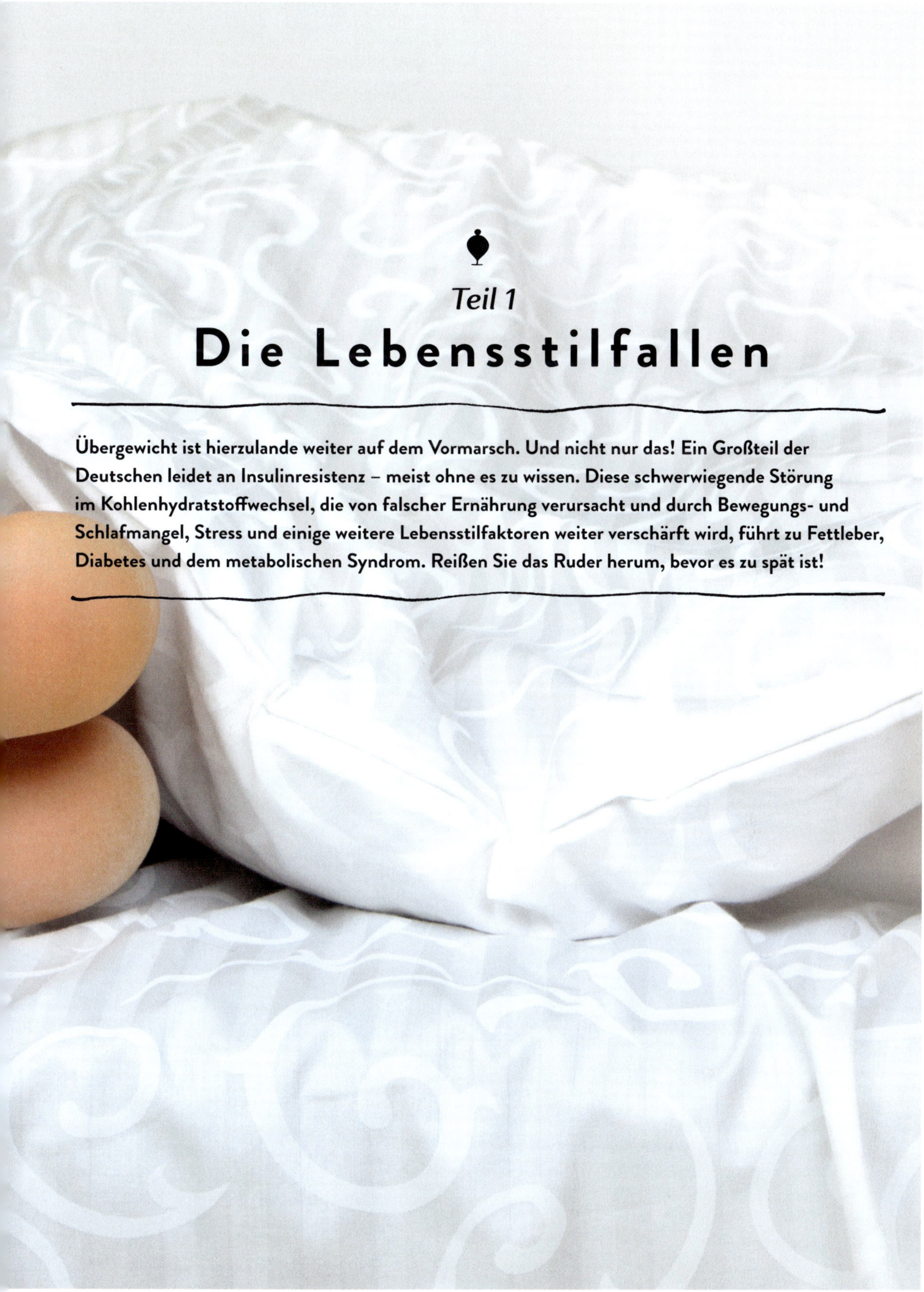

Teil 1

Die Lebensstilfallen

Übergewicht ist hierzulande weiter auf dem Vormarsch. Und nicht nur das! Ein Großteil der Deutschen leidet an Insulinresistenz – meist ohne es zu wissen. Diese schwerwiegende Störung im Kohlenhydratstoffwechsel, die von falscher Ernährung verursacht und durch Bewegungs- und Schlafmangel, Stress und einige weitere Lebensstilfaktoren weiter verschärft wird, führt zu Fettleber, Diabetes und dem metabolischen Syndrom. Reißen Sie das Ruder herum, bevor es zu spät ist!

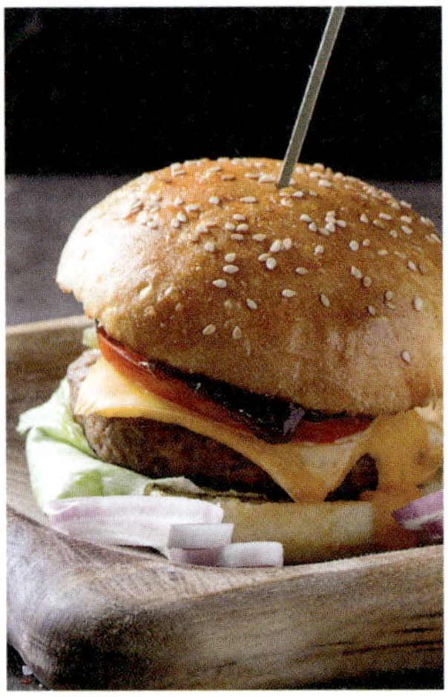

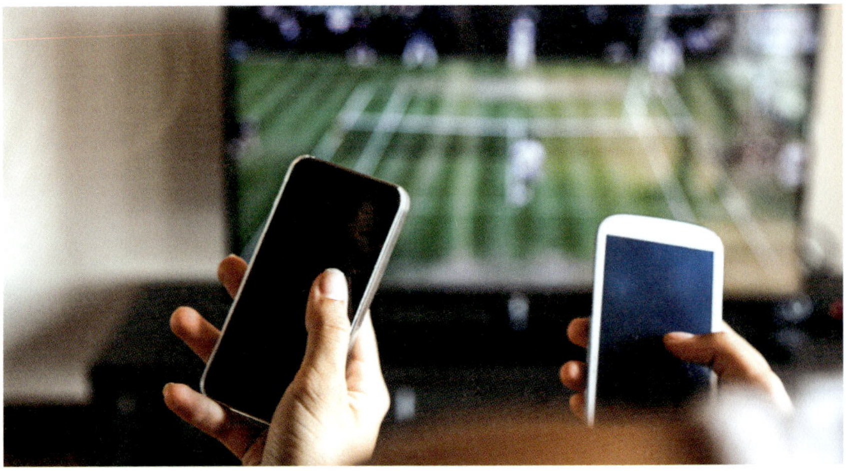

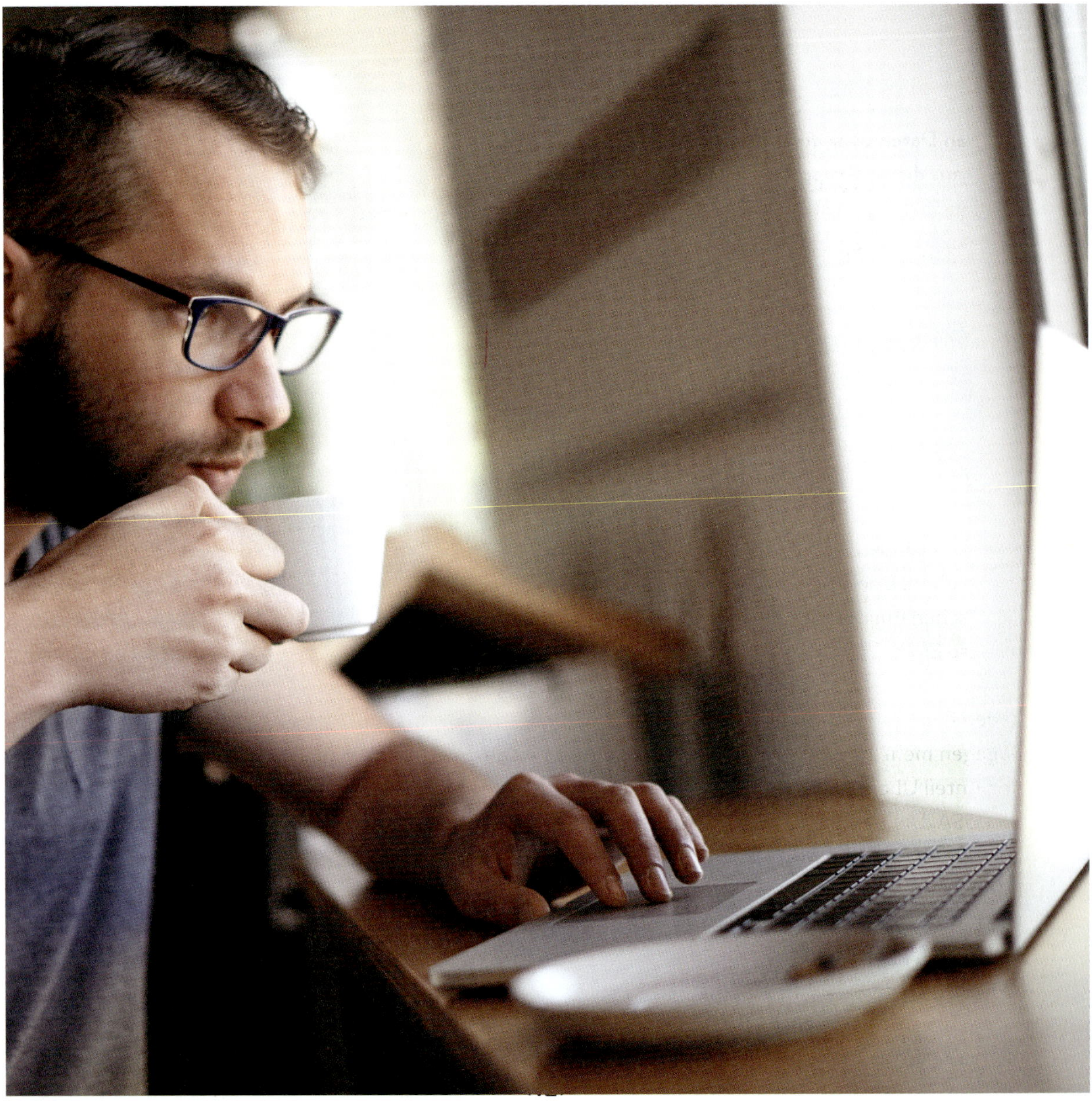

Die verfettete Gesellschaft – eine Bestandsaufnahme

Der aktuellste deutsche Gesundheitssurvey aus den Jahren 2008 bis 2011 zeigt, dass 67 Prozent der deutschen Männer damals übergewichtig oder adipös waren. Bei den Frauen waren es »nur« 53 Prozent. Inzwischen werden es noch mehr sein. Übergewichtig ist, wer einen sogenannten Body-Mass-Index (BMI) von über 25 hat. Adipositas oder Fettleibigkeit beginnt ab einem BMI von 30.

Auch immer mehr Kinder und Jugendliche sind bereits übergewichtig oder fettleibig: Fasst man die aktuellen Daten über deutsche Kinder, Jugendliche und junge Erwachsene zusammen, so ist etwa jeder Fünfte aus dieser Gruppe übergewichtig und rund jeder Zwanzigste sogar fettleibig. Die Verfettungsepidemie in den Industrieländern begann in den 1970er-Jahren in den USA. Im Rest der Welt setzte sie mit einer Verspätung von fünf bis zehn Jahren ein. Wie konnte es dazu kommen?

Die Welt wird immer schwerer

Im Jahr 1980 lebten »nur« 857 Millionen Übergewichtige auf unserem Planeten, bis zum Jahr 2013 kletterte die Zahl auf 2,1 Milliarden – wozu noch die 671 Millionen fettleibigen Menschen addiert werden müssen. Laut Weltgesundheitsorganisation (WHO) ist der Trend ungebrochen. Ihre neueste Prognose: Im Jahr 2030 werden in Deutschland 89 Prozent der Männer und 68 Prozent der Frauen übergewichtig oder adipös sein. Solche statistischen Werte werden heute bereits in kleinen Inselstaaten wie der Cook-Insel, Palau, Nauru, Tonga und Samoa erreicht oder übertroffen! Doch auch etliche arabische Staaten, allen voran Katar und Kuwait, die Vereinigten Arabischen Emirate und Saudi-Arabien kommen schon auf über 70 Prozent übergewichtige und adipöse Erwachsene. Libanon und Libyen liegen nur knapp darunter.

In den Industrienationen sind mehr Männer übergewichtig, in den Entwicklungsländern dagegen mehr Frauen. Es gibt winzige Lichtblicke: Wenn die Anzeichen nicht trügen, steigt der Anteil Übergewichtiger in einigen Industrienationen zumindest nicht weiter – wie in den USA. Die US-Amerikaner liegen zwar noch an der Weltspitze, aber wenn sie nicht mehr zulegen, werden sie demnächst von Mexiko, Australien, Irland oder England überholt. Bei den Kindern liegen übrigens Griechenland und Italien ganz weit vorne – die Folge einer krassen Fehlentwicklung im Ernährungs- und Lebensstil. Einen rückläufigen Trend sieht die WHO nur in wenigen Ländern – in den Niederlanden beispielsweise. Wie die das wohl schaffen?

Der Traum vom Schlaraffenland

Unser Lebensstil hat sich in den letzten Jahren mit einer rasanten Geschwindigkeit modernisiert, schneller als je zuvor. Die Menschen haben hart und fortwährend daran gearbeitet, das Schlaraffenland Wirklichkeit werden zu lassen: jederzeit verfügbares, wohlschmeckendes und kostengünstiges Essen, und das ohne jeglichen körperlichen Aufwand! Damit wurde eine paradoxe gesellschaftliche Entwicklung möglich: je geringer das Einkommen, desto höher der Anteil an Fettleibigen. Früher waren die Reichen dick und die Armen dünn. Dicksein war ein Statussymbol. Inzwischen kosten Kalorien so wenig, dass leere Taschen nicht vor Überernährung schützen. Es sind die Gebildeten und gut Situierten, die versuchen, Übergewicht und dem Abweichen von der Schönheitsnorm durch eine bewusste Lebensmittelauswahl entgegenzuwirken. Um diese Zusammenhänge wissenschaftlich zu belegen, wurden aufwendige Studien finanziert und siehe da, sie bestätigten die Vermutung: Niedrige Kosten für Nahrungsmittel gepaart mit deren müheloser Verfügbarkeit zählen zu den großen Risikofaktoren für die Entwicklung von Übergewicht bzw. Fettleibigkeit.

Was kann man dagegensetzen? Und sind Übergewicht oder Fettleibigkeit überhaupt gesundheitsrelevante Probleme? Unbestritten ist, dass mit zunehmender Verfettung des Körpers die Wahrscheinlichkeit steigt, eine oder mehrere Zivilisationskrankheiten zu entwickeln, allen voran Fettleber, Diabetes mellitus, Herz-Kreislauf-Erkrankungen und Krebs. Unbestritten ist auch, dass eine merkliche und dauerhafte Gewichtsreduktion den meisten Betroffenen nicht gelingt. Insofern sind Maßnahmen zur Vorbeugung von Übergewicht und Fettleibigkeit von größtem individuellem und auch gesellschaftlichem Interesse. Denn wer soll die Kosten, die aus diesem Trend entstehen, eines Tages noch tragen?

Der Body-Mass-Index (BMI)

Am liebsten würde ich den Begriff »Übergewicht« sofort abschaffen. Bei der Gesundheitsfrage geht es nämlich nicht um die Menge der Kilos, die ein Mensch auf die Waage bringt. Bedauerlicherweise werden »Übergewicht« und »Fettleibigkeit« immer noch durch den BMI definiert. Der setzt das Körpergewicht in eine Beziehung zu der Körpergröße. Doch wir wissen längst, dass der BMI weder eine Krankheitsdiagnose noch eine Gesundheitsprognose erlaubt. Denn er berücksichtigt nicht die Zusammensetzung des Körpers und ist somit nicht für alle Menschen aussagekräftig. Die Klitschkos wären danach mit ihrem austrainierten Kampfgewicht übergewichtig! Das Körpergewicht auf der Waage schließt neben Fett auch Muskeln, damit Wasser und Bindegewebe, aber auch Knochen und Knorpel ein. Der BMI sagt nichts über die Muskelmasse aus. Er erfasst vor allem nicht die Verteilung des Körperfetts. Entscheidend für die Vorhersage des individuellen Krankheitsrisikos ist aber, an welchen Stellen das Fett sitzt und wie fit oder krank das Fettgewebe ist.

Was lässt uns immer dicker werden?

Die üblichen Verdächtigen sind eine »falsche Ernährung« (wobei damit fälschlicherweise meist »zu viel Fett« gemeint ist), zu wenig Bewegung, aber auch zu viel Stress, Schlafmangel, bestimmte Medikamente und die genetische Veranlagung. Zusätzlich diskutiert man immer häufiger auch Risikofaktoren wie die Epigenetik (die Prägung im Mutterleib), die Dysbiose (unphysiologische Zusammensetzung der Darmbakterien), verschiedene Organochlorverbindungen aus der Umwelt, eine zu geringe Kalzium- und zu geringe Eiweißzufuhr, aber auch ein zu hoher Fruktosekonsum und eine zu hohe Energiedichte (Kalorien im Verhältnis zum Gewicht) der Nahrung im Vergleich zu ihrer Sättigungswirkung und – last but not least – eine zu geringe Muskelmasse. Damit stellt sich die Frage, welche Empfehlungen in Zukunft zur gesunden Ernährung gegeben werden müssen. Was müssen wir beachten, damit wir nicht immer dicker werden?

Vorbeugende Ernährungsempfehlungen

Mit der Deutschen Gesellschaft für Ernährung existiert eine von der Bundesregierung eingesetzte Fachgesellschaft, die die Menschen darüber informiert, was sie essen sollen, damit sie möglichst normalgewichtig und gesund bleiben. Die DGE kommt diesem Auftrag auch nach und veröffentlicht regelmäßig Empfehlungen und Richtlinien. Diese sind per Satzung auf Präventionsaspekte beschränkt. Für therapeutische Empfehlungen ist die DGE offiziell nicht zuständig.

Wenn die Mehrheit der Bevölkerung übergewichtig und fettleibig ist, kommen diese angeblich vorbeugenden Empfehlungen offenbar zu spät – oder sie funktionieren nicht. Was also tun? Wer Empfehlungen zur gesunden Ernährung für die Bevölkerung formuliert, sollte diese auf die aktuellen Bedingungen abstimmen und an der Mehrheit ausrichten. Oder ergibt es ernährungsphysiologisch keinen Sinn, bei der Ernährung von Übergewichtigen und Schlanken einen Unterschied zu machen? Die DGE hat jedenfalls seit den 1980er-Jahren, also seit dem Beginn der Übergewichtsepidemie, nichts oder fast nichts an an ihren alten Empfehlungen geändert (siehe Seite 17).

In den letzten 15 Jahren hatte ich mich schwerpunktmäßig um die Ernährung von Menschen mit einer Stoffwechselstörung namens Insulinresistenz und ihren Folgen gekümmert. Bei einer Insulinresistenz werden die Kohlenhydrate aus der Nahrung nicht richtig verarbeitet. Sie ist also eine Kohlenhydratstoffwechselstörung und wird in erster Linie durch unseren falschen Lebensstil ausgelöst (siehe Grafik unten). Jeder zweite oder dritte Erwachsene in Deutschland und anderen westlichen Industriestaaten ist davon bereits mehr oder weniger betroffen und auch immer mehr Kinder sind insulinresistent. Insulinresistenz tut aber nicht weh. Man ahnt nichts. Das ist tückisch, denn wenn man als Betroffener die Ernährungs- und Lebensweise nicht ändert, hat das bald gesundheitliche Folgen: nichtalkoholische Fettleber, metabolisches Syndrom, Typ-2-Diabetes, polyzystisches Ovarialsyndrom und im Endeffekt auch Herz-Kreislauf-Erkrankungen und verschiedene Krebsarten. Von der Insulinresistenz sind inzwischen viele Millionen Menschen unterschiedlichen Alters betroffen. Mehr über Insulinresistenz ab Seite 50).

Krankheitsrisiko Insulinresistenz

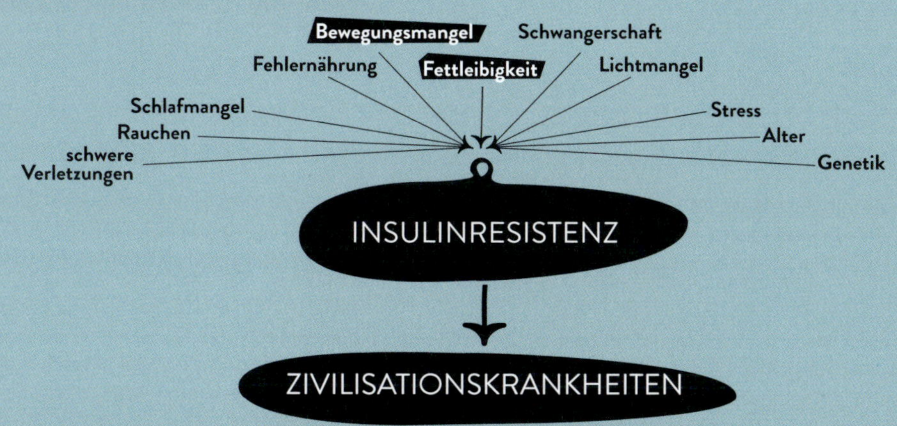

Damit es nicht so weit kommt, sollte man sich vom Arzt regelmäßig kontrollieren lassen. Verdächtig ist immer ein vergrößter Bauchumfang oder wenn der Arzt einen erhöhten Nüchternblutzuckerspiegel oder erhöhten Triglyzeridspiegel im Routine-Check feststellt. Am einfachsten geht das, indem man dann seine Leber untersuchen lässt. Eine fette Leber kann der Arzt relativ einfach diagnostizieren. Vor allem wenn sie auch noch entzündet ist, dient das als starker Hinweis dafür, dass nicht nur die Leberzellen, sondern auch die Muskel- und Fettzellen insulinresistent geworden sind. Mehr dazu auf Seite 57. Mit einer Ernährung nach dem Flexi-Carb-Prinzip, wie ich sie in diesem Buch empfehle, können Sie den Folgen der Insulinresistenz vorbeugen und Sie wissen alle: Vorbeugen ist besser als heilen.

Insulin – ein lebenswichtiges Hormon

Insulin ist ein starkes Anabolikum, das wichtigste aufbauende, wachstumsfördernde Hormon des Körpers. Insulin sorgt unter anderem dafür, dass Fettsäuren (Fettbausteine) in die Fettzellen gelangen und Aminosäuren (Eiweißbausteine) in die Muskelzellen aufgenommen werden, damit diese dort zur Eiweißbildung zur Verfügung stehen.

Am bekanntesten ist, dass Insulin der Glukose im Blutkreislauf den Eintritt in die Zellen ermöglicht, damit sie dort entweder als Treibstoff zur Energieproduktion verwendet oder aber in ihre Speicherform Glykogen umgebaut werden kann. Auf diese Weise senkt Insulin die Blutzuckerkonzentration. Muskeln und Gehirn sind normalerweise die Hauptabnehmer für die Glukose im Blut.

Für Menschen mit Insulinresistenz hatte ich ein therapeutisches Ernährungskonzept namens LOGI-Methode geschaffen. Viele Tausend Betroffene haben davon profitiert. Am deutlichsten war der Erfolg bei den Diabetikern. Sie konnten unter LOGI ihre Medikamente stark einschränken oder gar absetzen. Da inzwischen aber fast zwei Drittel der Bevölkerung übergewichtig und mehr oder weniger insulinresistent sind und therapeutische Ansätze oft viel zu spät kommen, habe ich mich nunmehr entschlossen, mich verstärkt der Prävention zu widmen.

Da die Übergewichtsentwicklung in der Bevölkerung unser Gesundheitssystem sprengen wird, muss man frühzeitig mit einer Änderung des Ernährungs- und Lebensstils beginnen – bevor es zu spät ist. Nachdem die DGE offenbar nicht gewillt ist, sich mit ihren Empfehlungen den Gegebenheiten anzupassen, möchte ich wenigstens meinen Beitrag dazu leisten. Mein neues Ernährungskonzept zur Prävention nenne ich »Flexi-Carb«, weil bei diesem Konzept die Kohlenhydratzufuhr (Kohlenhydrate heißen auf Englisch »carbohydrates«, kurz »carbs«) im Mittelpunkt steht und je nach körperlichem Zustand und Lebensstil mehr oder weniger davon gegessen werden kann.

Als Grundsatz gilt:

Wer traditionell essen möchte – mit vielen Stärkebeilagen, Brot und Süßigkeiten –, muss auch traditionell leben, das heißt schwer körperlich arbeiten und sich viel bewegen, am besten draußen in der Natur. Dann gibt es damit keine Gesundheitsprobleme. Wer modern mit wenig Bewegung, Schlaf und Sonne lebt, muss auch modern essen, sonst gerät er in die Kohlenhydratfalle.

Kurze Geschichte der Ernährungsempfehlungen

Die etablierten Ernährungsempfehlungen sind bereits vor rund 120 Jahren so oder so ähnlich formuliert worden! Damals begannen sich Mediziner für die Ernährung der vielen hart arbeitenden Menschen zu interessieren. So machten die ersten »Ernährungswissenschaftler« eine Bestandsaufnahme und erfassten den Energie- und Nährstoffbedarf der Menschen.

Die **Münchener Schule** um die Ernährungsforscher Pettenkofer, Voit und Rubner formulierte um die Jahrhundertwende ein »Kostmaß«, mit dem eine ausreichende Menge, ein richtiges Verhältnis der Nahrungsstoffe, eine angemessene Resorption sowie ein angemessenes Verhältnis zwischen Nahrungs- und Genussmitteln erreichbar sein würde. Voit gab 1881 für einen fiktiven Arbeiter im Alter von 25 Jahren mit einem Körpergewicht von 70 kg Folgendes vor: pro Tag 3055 kcal, 118 g Eiweiß, 56 g Fett und 500 g Kohlenhydrate. Daraus errechnet sich ein Fettanteil von 17 Prozent der Kalorien. Rubner schlug im Jahr 1908 eine Zufuhr von 3060 kcal bei 110 g Eiweiß, 60 g Fett und 500 g Kohlenhydraten vor, woraus sich ein Fettanteil von 18 Prozent errechnet. Diese Vorgaben wurden mit der Zeit als Empfehlung für die Alltagskost aller gesunder Menschen verstanden. Sie blieben in Deutschland bis in die 1930er-Jahre bestehen.

Auch der **amerikanische Ernährungsforscher Atwater** bezog sich auf diese Vorgaben, als er 1894 im Namen des U.S. Department of Agriculture die ersten offiziellen US-amerikanischen Ernährungsempfehlungen formulierte. Auch sie galten primär für Arbeiter. Er empfahl eine Energiezufuhr von 3350 Kilokalorien, die sich zu 55 bis 58 Prozent aus Kohlenhydraten, zu 13 bis 18 Prozent aus Eiweiß und zu 24 bis 33 Prozent aus Fett zusammensetzen sollte. Da sind sie – die ersten Nährstoffrelationen! Britische Ernährungsexperten des **Food War Committee** kamen 1917 für ihre arbeitende Bevölkerung auf vergleichbare Zahlen und auch der Völkerbund übernahm sie 1935 praktisch unverändert.

Auch vor und während des Zweiten Weltkriegs galt es, trotz knapper Kost die Leistungsfähigkeit der Bevölkerung durch eine gute Nährstoffversorgung zu erhalten. Die staatlichen Institutionen veranlassten ihre Ernährungsexperten, die Umsetzung der Ernährungsempfehlungen systematisch voranzutreiben. Auf diese Weise entstand im Nationalsozialismus eine regelrechte Vollkornbrot-Politik. Dies erklärt die traditionell so hohe Wertschätzung von Vollkorn in Deutschland. Die Ernährungsempfehlungen deckten sich außerdem mit vielen Forderungen der naturphilosophischen Lebensreformbewegung.

Auf der Gesundheits- und Ernährungspolitik des NS-Regimes basierten selbst nach dem Krieg noch alle deutschen Standardwerke der Ernährungslehre und der Verbraucherberatung – bis hin zu beliebten Kochbüchern, die von staatlichen Institutionen verbreitet wurden. Trotz des sich in den 1950er-Jahren langsam entwickelnden Wohlstandes wurden die Ernährungsempfehlungen der Notzeiten nicht verändert. Auch von der FAO (Food and Agriculture Organization of the United Nations,

d. h. der Ernährungs- und Landwirtschaftsorganisation der Vereinten Nationen) in Rom wurden sie für ihre globalen Ziele fortgeschrieben und nur für die Dritte Welt differenziert.

Im Jahr 1955 gab schließlich die neu gegründete **Deutsche Gesellschaft für Ernährung (DGE)** die ersten »offiziellen« Ernährungsempfehlungen für die Bundesrepublik heraus. Erarbeitet und formuliert wurden diese »neuen« Empfehlungen aber von den überlebenden führenden Physiologen der NS-Zeit.

Vor einiger Zeit hat die DGE ihre Kohlenhydrat-Empfehlung etwas modifiziert. Seither lautet die offizielle Empfehlung, »mindestens 50 Prozent Kohlenhydrate« (bezogen auf die Kilokalorien der Nahrung) zu konsumieren. Da gleichzeitig höchstens 30 Prozent Fett und 10 Prozent Eiweiß (genau genommen 9 bis 11 Prozent) empfohlen werden, fragt man sich, für welchen Energieträger die verbleibenden 10 Prozent gedacht sind? Für Alkohol? Im Jahr 2011 hat die DGE eine evidenzbasierte »Kohlenhydrat-Leitlinie« über die Bedeutung der Kohlenhydratzufuhr für die Prävention ausgewählter ernährungsmitbedingter Krankheiten veröffentlicht.[1] Darin weist die DGE darauf hin, dass wissenschaftlich kein messbarer bzw. nennenswerter Unterschied in Bezug auf die Gesundheit festzustellen ist, wenn mehr oder weniger Kohlenhydrate konsumiert werden. Das war für die DGE revolutionär! Dennoch beschloss sie, die alte Empfehlung der Leitlinie beizubehalten: Mindestens 50 Energieprozente aus Kohlenhydraten sollen es sein, um gesund zu bleiben!

Anfang 2015 präsentierte die DGE auch eine aktualisierte Fett-Leitlinie. Dabei kommt sie zu der Schlussfolgerung, dass viel Fett in der Nahrung kein Risiko für Diabetes oder für die größten »Killer-Krankheiten« ist. Fett würde auch das Übergewichtsrisiko nur dann erhöhen, wenn die Menschen davon ohne Grenzen essen. Gehe ein höherer Fettanteil an den täglichen Kalorien nicht mit einer erhöhten Kalorienmenge einher, sei Fett kein Risiko für Übergewicht und natürlich auch nicht für die genannten Zivilisationskrankheiten. Wie nicht anders zu erwarten, hat die DGE auch in dieser aktuellsten Stellungnahme trotz erstmals zugegebenem und wissenschaftlich belegtem Null-Risiko für die Fett-Zufuhr ihre »bewährte« Empfehlung wiederum nicht erneuert: Es müssen aus Präventionsgründen weniger als 30 Energieprozente Fett sein und mindestens 50 Energieprozente aus Kohlenhydraten! Voilà – da waren sie wieder, die Empfehlungen zur »ausgewogenen« Nährstoffrelation mit einer absoluten Mehrheit bei der Kohlenhydratzufuhr.

FAZIT

Worauf die konkreten Empfehlungen der DGE beruhen, ist unklar. Offenbar soll das, was für die hart arbeitenden, schlanken Menschen vor über 100 Jahren gut war, auch heute für die fette und bewegungsfaule Mehrheit optimal sein! Ist es denn tatsächlich möglich, ohne Reue modern zu leben und so traditionell zu essen?

[1] *https://www.dge.de/wissenschaft/dge-leitlinien/leitlinie-kohlenhydrate/*

Je lighter, desto schwerer

Der Fettanteil an der täglichen Kalorienzufuhr ist in Deutschland wie in vielen anderen Industrieländern in den letzten Jahrzehnten tatsächlich gesunken – leicht, aber kontinuierlich. Wo also sind die schlanken Menschen? Haben die Menschen durch das Fettsparen auch Kalorien gespart? Und haben sie mit der fettarmen Ernährung wenigstens ein wenig abgenommen?
In Deutschland ging inzwischen bei den Erwachsenen der Fettanteil an der täglichen Energiezufuhr von einst über 40 Prozent der Kalorien auf 35 Prozent oder weniger zurück. Mit dem Rückgang des Fettanteils stieg jedoch in den letzten Jahrzehnten der Kohlenhydratanteil. Und obwohl Fett mehr als doppelt so viele Kalorien pro Gramm liefert (also eine hohe Energiedichte hat), sank die tägliche Kalorienzufuhr nicht. Nein, sie stieg sogar oder blieb zumindest konstant. Weil gleichzeitig die körperliche Aktivität zurückging, ist eine positive Energiebilanz die Folge.

Positive Energiebilanz = höhere Kalorienzufuhr als Kalorienverbrauch, eine Gewichtszunahme ist die Folge

Auf die Energiebilanz kommen wir wenige Abschnitte später nochmals zurück. Experten schätzen, dass wir im Schnitt einen Überschuss von 40 bis 70 Kilokalorien pro Tag haben. Das macht von Jahr zu Jahr das berüchtigte halbe oder ganze Kilo mehr auf den Rippen aus, also die berühmten Jahres- oder Rettungsringe. Leider ist das, was bei Bäumen ein Zeichen von Kraft ist, beim Menschen ein Risikofaktor. Eine Epidemie der Fettleibigkeit ist die sichtbare Folge. Mit der Senkung des Fettanteils in der Ernährung ging aber auch ein Anstieg bei der Entwicklung von Fettleber, Diabetes und anderen Folgeerkrankungen der körperlichen Verfettung einher.

Wir sind damit nicht allein! Überall in der industrialisierten Welt lässt sich eine vergleichbare Entwicklung beobachten. Am besten dokumentiert ist die Situation in den USA. Dort sank zwischen 1971 und 2011 der Fettanteil von 45 Prozent auf 34 Prozent der täglich zugeführten Kalorien. Gleichzeitig stieg der Anteil der Kohlenhydrate von 39 Prozent auf 51 Prozent der Kalorien.
Mit dieser staatlich empfohlenen Ernährungsumstellung stieg die Kalorienzufuhr um satte 250 Kilokalorien pro Tag an! Parallel dazu wurden um die 150 Kalorien pro Tag weniger für körperlichen Einsatz beim Job verbrannt. Die Umstellung auf einen fernbedienten, elektronischen Haushalt tat das Übrige. Somit stieg der Anteil übergewichtiger und adipöser US-Amerikaner von 42 Prozent im Jahr 1971 auf 66 Prozent im Jahr 2011.

Fettbewusst essen! Gut gemeint – aber erfolglos! Warum nur sind große Teile der Ernährungslehre und damit auch der Ernährungsberatung immer noch so sehr auf diese 30-Fett-Prozente fixiert? Es ist wohl die hohe Energiedichte von Fett. Im Grunde bezeichnet die Energiedichte nur die Kalorienmenge bezogen auf 100 g Nahrung. Sie liegt mit 9 Kilokalorien mehr als doppelt so hoch wie bei

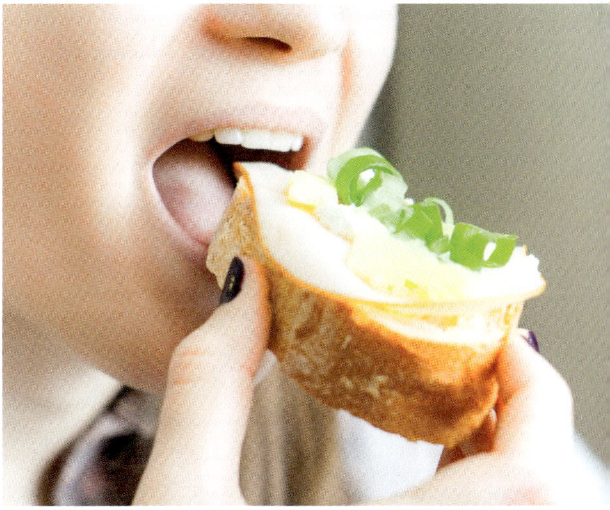

Kohlenhydraten und Eiweiß mit jeweils 4 Kilokalorien. Doch bei dieser Betrachtungsweise übersieht man, dass die Energiedichte einer kompletten Mahlzeit unabhängig vom Fettgehalt erheblich variieren kann. Tatsächlich ist es viel wichtiger, die Energiedichte einer Mahlzeit zu betrachten, das heißt, wie viele Kalorien pro 100 g Mischkost in den Magen gelangen. Der Anteil an wasserreichen Nahrungsmitteln wie Gemüse, Salat und Früchten ist für die Energiedichte der Mahlzeit wesentlicher als der Fettanteil. Hinzu kommt, dass es Nahrungsmittel gibt, die schnell wieder hungrig machen und mehr Speicherhormone aktivieren. So kommt es für eine schlanke Linie offenbar mehr auf die richtige Kombination der Nahrungsmittel an und weniger auf den Kaloriengehalt von einzelnen Nahrungsmitteln.

Im dritten Teil des Buches werden diese Zusammenhänge weiter vertieft.

FAZIT

Was nützt eine fettarm produzierte Wurst, wenn sie nicht richtig sättigt, nicht zufrieden macht und man anschließend vom Appetit getrieben auf Nahrungssuche geht? Sättigung und Sattheit haben nichts mit Kalorien zu tun, sondern mit Gewicht und Volumen des Mageninhalts. Beim Flexi-Carb-Konzept kann man sich mit wasserreicher, schwerer und voluminöser Nahrung trotz erhöhtem Fettanteil so clever sättigen, dass man schlank und rank bleibt.

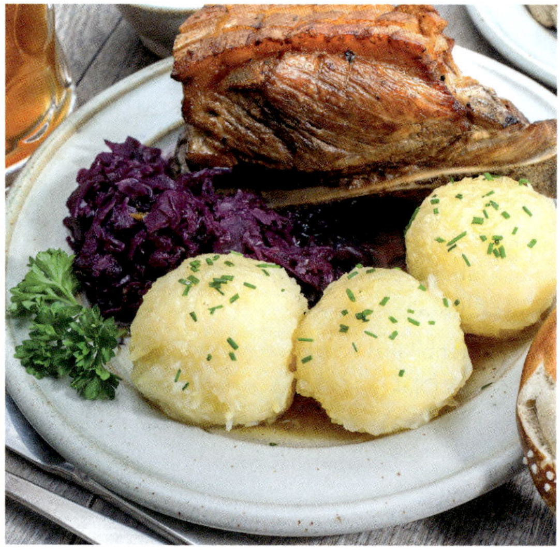

Moderne Menschenmast

Man erkennt die Gewichtszunahme nicht unbedingt im Spiegel, denn die Eigenwahrnehmung trügt oft. Aber der Gürtel lügt nicht und die Jeans auch nicht. Wirklich zufrieden und glücklich sind offenbar die wenigsten und ändern wollen es sehr viele. Die Chefredakteure würden nicht den hundertsten Diät-Titel herausbringen, wenn das kein Verkaufsgarant wäre. Aber mit den medialen Abnehm-Tipps ist es wohl so ähnlich wie mit den Kochbüchern: Man kauft sie ganz neugierig und hoch motiviert, guckt rein und legt sie dann in den Schrank. Warum klappt es so schlecht mit den guten Vorsätzen? Es müsste doch machbar sein, »einfach« nicht mehr so viel zu essen! Oder wenigstens nicht mehr zuzunehmen, wenn schon das Abnehmen nicht klappt! Mehr Disziplin, mehr Willenskraft nimmt man sich in schöner Regelmäßigkeit vor.

Das Schlimmste, was einem Menschen mit Gewichtsproblemen passieren kann, ist einen allzeit ranken und schlanken Partner zu haben, da diese Menschen nicht nachvollziehen können, warum man sich nicht mehr zusammenreißen kann.
Die Krankheit heißt nicht umsonst »Fett-Sucht«!

Die Energiebilanz mit Fragezeichen

Die Übergewichtsforschung steckt seit Jahrzehnten in einer Sackgasse. Die theoretische Lösung – weniger essen, mehr verbrauchen – scheitert auf Dauer überall auf der Welt in der Praxis. So suchen Wissenschaftler mit Hochdruck nach Erklärungen. Einige führende Adipositas-Forscher sind nun offenbar bereit, das goldene Kalb zu schlachten: die Kalorienbilanz! Ist eine Kalorie immer eine potenzielle Dickmacher-Kalorie, unabhängig davon, mit welchen Nahrungsmitteln sie zugeführt wird? Ergibt eine aufgenommene Kalorie minus einer verbrauchten Kalorie immer eine ausgeglichene Bilanz ohne Effekt auf das Körperfett? Es sind Spitzenforscher, die sich aktuell intensiv mit der Frage auseinandersetzen.[2] Werden wir übergewichtig, weil wir mehr essen? Oder gibt es vielleicht auch die Möglichkeit, dass Menschen mehr essen, weil sie fetter geworden sind und deshalb einen höheren Kalorienbedarf haben und entsprechend mehr Hunger entwickeln?

Beim ersten Ansatz der herkömmlichen Denkschule hängt alles nur von der Energiebilanz ab, die verzehrten Nährstoffe oder Nahrungsmittel haben keinen unabhängigen Einfluss: Eine Kalorie ist und bleibt ein und dieselbe Kalorie, egal woher sie kommt. Es gibt viel, was dagegenspricht. Denn der Mensch ist kein Brennofen. Beim alternativen Ansatz kommt ins Spiel, dass die verschiedenen Nährstoffe Fett, Eiweiß und Kohlenhydrate den Hormonhaushalt und damit auch das Fettgewebe sehr unterschiedlich beeinflussen können. Manche Nahrungsmittel stimulieren die Hormonausschüttung zur Aufnahme und Speicherung von Fett, aber auch zur Freigabe von Fett aus den Fettzellen mit dem Ziel der Verbrennung im Muskelgewebe nämlich anders als andere Nahrungsmittel.
Das klingt absurd? Keinesfalls! Es gibt einige Studien, die auf genau diese Zusammenhänge hindeuten.

Wie seriös und spannend diese These ist, erkennt man daran, dass gerade in den USA an sieben unterschiedlichen Universitäten führende Arbeitsgruppen in der Adipositas-Forschung sich genau dieser Fragestellung mit einer multizentrischen Studie angenommen haben.

Entsprechend der alternativen und physiologisch vielleicht zutreffenderen These, dass Übergewicht einen verstärkten Hunger verursacht, würden wir in der heutigen Zeit unsere üppigen, raffinierten Kalorien derart schnell und effektiv ins Fettgewebe wegsperren, dass für die restlichen Gewebe im Körper (mit dem Blut als Transportmedium) zu wenig Energie übrig bleibt. Die Folge: Das zentrale Nervensystem (ZNS) erkennt diese Versorgungsnot und löst zur Behebung des Notstandes erstens Appetit und zweitens Hunger aus und mindert zur Sicherheit auch noch den Bewegungsdrang.

In einem Moment wie diesem zu essen, nützt zwar kurzfristig, fördert aber auch den Zuwachs an Körperfett. Professor David Ludwig von der Harvard-Universität (Erstautor der LOGI-Pyramide!) vergleicht das mit einem Ödem: Der Betroffene hat ständig Durst, und er kann trinken, so viel er will – er hat weiterhin Durst, weil das Wasser sich ins Gewebe absetzt und nicht im Kreislaufsystem verbleibt, wo es gebraucht wird. Ludwig benutzt »Fieber« als weiteres anschauliches Beispiel: Wenn Fieber nur ein Problem der Wärmeentwicklung wäre, genügte es, den Körper in eiskaltes Badewasser zu setzen. Die Ursachen des Fiebers blieben unbeachtet und unverändert, und die Gegenreaktionen des Körpers würden schnell greifen und dafür sorgen, dass die notwendige hohe Körpertemperatur wieder erreicht wird. Unser Körper ist nun mal kein Brennofen, sondern ein Lebewesen, das viel komplizierter reguliert wird.

[2] *http://nusi.org/science-in-progress/energy-balance-consortium/*

Was macht dick und was schlank?

Anfang April 2015 erschien die bislang detaillierteste Langzeitstudie zu den Fragen, welche Nahrungskomponenten eher dick und welche eher schlank machen. Forscher der Harvard-Universität, darunter die angesehenen Epidemiologen Walter Willett und Frank Hu, aber auch die von mir besonders geschätzten David Ludwig und Dariush Mozaffarian – der eine Endokrinologe und der andere Kardiologe –, haben drei riesige Langzeitstudien zum Einfluss der Makronährstoffe auf die Gewichtsentwicklung analysiert.

Die Ergebnisse:

1. Die altbekannte Empfehlung, besser weniger Fleisch und anderes tierisches Eiweiß und dafür mehr pflanzliches Eiweiß zu essen, wurde von den amerikanischen Verbrauchern missverstanden. Sie haben anstelle von tierischem Eiweiß mehr Kohlenhydrate gegessen. Das Mehr bestand nicht aus Vollkorn-Haferflocken und Brot aus Vollkornschrot, sondern aus Weißmehlprodukten, Teigwaren, Reis und Kartoffeln, gesüßten Speisen und Getränken.

2. Die aufwendigen Analysen zeigten, dass Nahrungsmittel mit einem hohen glykämischen Index (GI) bzw. der ständige Verzehr von Nahrungsmitteln mit einer hohen glykämischen Last (GL) ein von anderen Lebensstilfaktoren unabhängiges Risiko für das Dickwerden darstellt. Umgekehrt ging der Verzehr von pflanzlichen Nahrungsmitteln mit niedriger glykämischer Last, zum Beispiel Gemüsen, Salaten und Nüssen, mit einer Gewichtsabnahme einher.

3. Schließlich bestätigten die Forscher noch die Vermutung, dass die Menge der Sättigungsbeilagen eine entscheidende Rolle dafür spielt, ob tierische und eiweißreiche Nahrungsmittel eher dick oder schlank machen.

So wurde der gleichzeitige Konsum von Fleisch und Fleischwaren oder Käse mit Brot als eindeutiges Übergewichtsrisiko identifiziert, während der Konsum einer entsprechenden Menge Fleisch und Fleischwaren oder Käse zusammen mit Tomaten, Gurken, Paprika oder ähnlichem Gemüse bzw. Salaten mit einer Gewichtsabnahme einherging. Und umgekehrt: Während der reichliche Genuss von Joghurt und Fisch schlank machte, verlor sich dieser günstige Effekt, wenn diese Nahrungsmittel mit zucker- oder stärkereichen Beilagen gegessen wurden.

Um es ganz deutlich zu machen: An der Schinken-, Käse- oder Heringssemmel ist die Semmel das Problem und nicht die tierische Auflage! Und das eben nicht nur, weil die Semmel viel mehr Kalorien enthält als die Beläge, sondern weil sie den Hormonhaushalt deutlich beeinflusst – vor allem bei Insulinresistenz (siehe Seite 50).

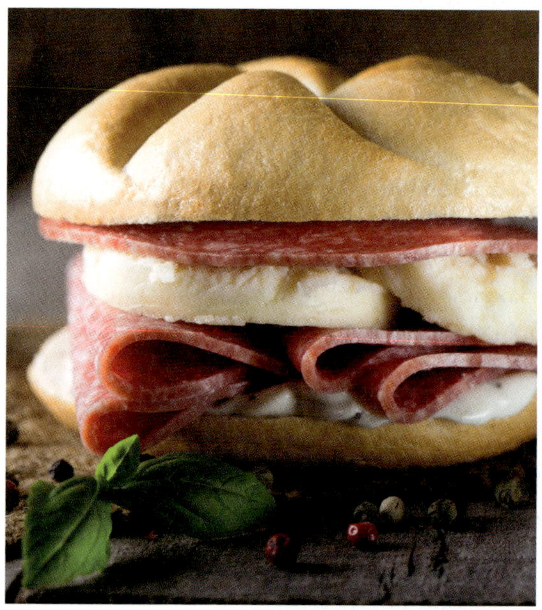

Neue Forschungsergebnisse von David Ludwig

David Ludwig hatte bereits an einer Gruppe von Übergewichtigen belegt, dass eine Mahlzeit mit hohem GI bzw. hoher GL nach einem zunächst hohen Blutzuckeranstieg eine hohe Insulinausschüttung bewirkt und darauf der Blutzucker in der vierten Stunde nach dem Essen stark absinkt.

Die starke Insulinausschüttung infolge der hohen GL schleust den Zucker und die Fette aus dem Blut in Muskel-, Leber- und Fettgewebe, während zugleich so wenig Energiesubstrate zum Gehirn gelangen, dass das zentrale Nervensystem (ZNS) eine Gegenreaktion des Körpers auslöst: Energie tanken! Nur wenige Stunden später wird daher mehr Hunger empfunden als nach einer Mahlzeit mit niedrigerer GL. Gleichzeitig hat David Ludwig die Hirnaktivität mit einem speziellen Scanner gemessen und dabei entdeckt, dass nach der Mahlzeit mit einer hohen GL tatsächlich im Hungerzentrum eine deutlich höhere Aktivität herrscht.

In einer weiteren Studie an Übergewichtigen verglich David Ludwig die Verfügbarkeit der Energiesubstrate Glukose, Fettsäuren und Ketonkörper (aus dem Fettabbau) im Blut nach drei unterschiedlichen Mahlzeiten:

1. einer fettarmen, kohlenhydratbetonten Variante,
2. einer moderat fett- und kohlenhydrathaltigen Mahlzeit mit niedrigem GI,
3. einer fettreichen, sehr kohlenhydratarmen (Low-Carb-)Variante.

Nach zweieinhalb Stunden zeigte sich ein merklicher Unterschied: Die Summe der drei Energielieferanten Zucker, Fette und sogenannte Ketosäuren aus dem Fettstoffwechsel, die im Blut kreisten, war bei der fettarmen, kohlenhydratbetonten Kost geringer als bei den beiden anderen Mahlzeiten – obwohl vorher gleich viele Kalorien gegessen worden waren. Ein höherer Anteil dieser Energielieferanten musste also bereits in irgendwelchen Geweben gelandet sein. Seine Erklärung: Durch den höheren Insulinausstoß werden diese Energiesubstrate bei fettarmer, kohlenhydratbetonter Kost (Low-Fat/High-Carb) viel schneller in die Gewebe geschleust. Gleichzeitig nahm unter Low-Fat/High-Carb der Energieverbrauch des Körpers ab diesem Zeitpunkt ab – offenbar, um das geminderte Energieangebot im ZNS zu kompensieren. Hingegen war der Energieverbrauch unter der Low-Carb-Variante auch noch nach fünf Stunden merklich erhöht. So kam bei vergleichbaren Menschen unter einer exakt identischen Kalorienzufuhr ein um insgesamt 320 Kilokalorien unterschiedlicher Energieverbrauch zustande!

FAZIT

Damit wird klar: Im Brennofen mag eine Kalorie gleich eine Kalorie sein – egal aus welchem Nahrungsmittel. Im Körper wirken sich Kalorien unterschiedlicher Herkunft auch unterschiedlich aus.

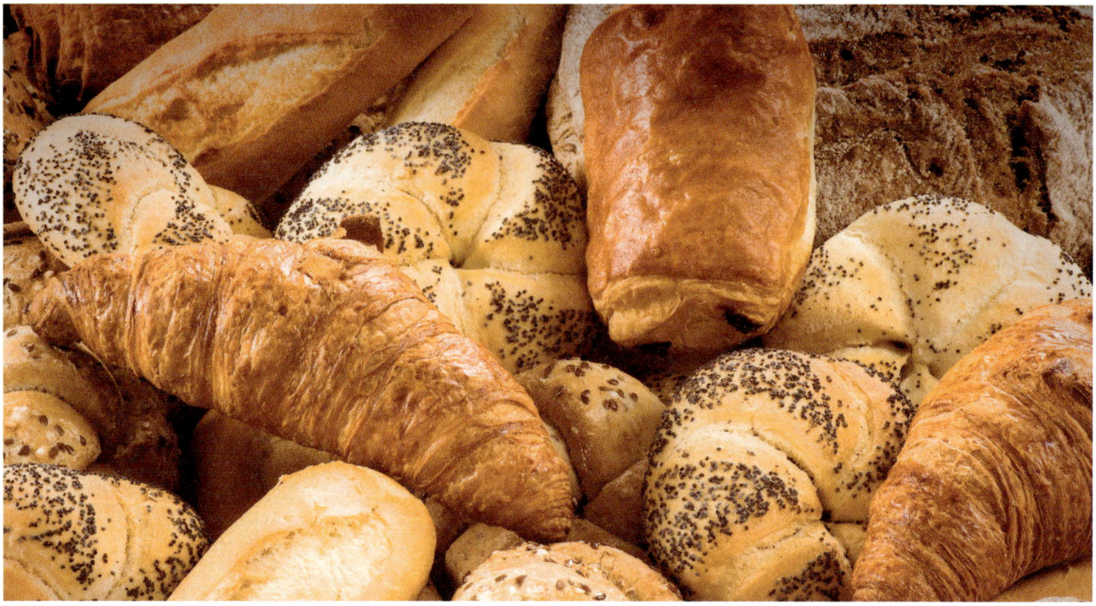

Kohlenhydrate unter der Lupe

Die Menschen in den Industriestaaten haben entsprechend der offiziellen und gängigen Ernährungsempfehlungen beim Fett gespart und bei den Kohlenhydraten mehr zugelangt. Das fällt ganz leicht, werden sie doch allerorts 24 Stunden am Tag für wenig Geld als feste und flüssige Nahrung angeboten. Außerdem sind sie so clever zubereitet, dass sie den meisten Menschen sehr gut schmecken. Warum werden nicht häufiger Frischkornmüsli, Vollkornschrotbrot oder brauner Reis angeboten? Könnte es sein, dass nicht oder wenig Raffiniertes den Massengeschmack nicht trifft und dem Umsatz schadet?

Es sind eindeutig vor allem raffinierte Kohlenhydrate bzw. Kohlenhydratquellen, die den Menschen munden. Raffiniert ist Getreide, das von Ballaststoffen befreit und als feines weißes Mehl verarbeitet ist. Man kann auf dem Weg in die Arbeit, nach Hause oder zum Zug, zum Flugzeug oder nach dem Tanken an jeder Ecke zugreifen: weiße Brötchen, Hörnchen und Brezeln in allen Variationen, Croissants und Baguettes oder Pizzabrote. Die gebackene Stärke wird meist entweder kräftig gesüßt oder mit etwas Fett und Eiweiß in Form von Käse oder Fleischwaren belegt. Und das ist genau die Kombination von Eiweiß mit blutzucker- und insulintreibender Stärke, die den Fettspeicher besonders gut füllt.

Alternativ greifen die Verbraucher gerne als letzte Rettung vor dem drohenden Hunger zu stark verarbeiteten Nahrungsmitteln wie Riegeln, Joghurts, gezuckertem Pudding und anderen Desserts oder Knabberwaren. Das sind erstaunliche Kompositionen aus den kostengünstigsten tierischen und pflanzlichen Grundstoffen wie gehärteten Fetten, Billig-Ölen, Schlachtabfällen, Stärke, Zucker, texturiertem Eiweiß und so weiter – wobei das alles erst durch geschickte Zugabe von Geschmacks-, Aroma- und Farbstoffen genießbar gemacht wird. Dabei investiert die Industrie viel Geld in Chemie, Marktforschung und Werbung, um mit ihren Kreationen die Geschmacksvorlieben möglichst perfekt zu treffen

Überflüssiger Ballast

Die wirklich gesunden Kohlenhydrate tragen einen irreführenden Namen. Er stammt von dem Nestor der modernen Ernährungswissenschaft, dem Mediziner und Hygieniker Max Rubner (1854–1932). Rubner formulierte im Jahr 1904: Das »alte Verfahren, Korn in einer einzigen Prozedur mitsamt der Kleie zu vermahlen, sollte ganz aufgehoben werden«. Damals galten die ballaststoffreichen Randschichten des Getreidekorns als unverdaulicher und damit überflüssiger Ballast. Umgekehrt verklärte diese Sichtweise ballaststoffarme Nahrungsmittel als leichter verdaulich, damit bekömmlicher und deshalb wertvoller.

und um ein Bedürfnis zu schaffen. Das Ziel ist, dass möglichst viele Menschen diese Produkte viel lieber essen als »langweilige« natürliche Nahrung. Gerne nehmen sie gegen ihren Durst noch eine Cola, einen Eistee oder einen Energy-Drink dazu. Oder ein Fruchtmilch-Getränk, die Variante für Gesundheitsbewusste mit nur 0,5 Prozent Fett, aber mit 55 g Zucker und 315 Kilokalorien im Becher!

Nicht verdauliche Kohlenhydrate

Was von der Industrie nicht oder nur in besonders ausgelobten Produkten belassen oder nachträglich wieder zugesetzt wird, sind jene Stoffe in den Kohlenhydratquellen, die wirklich gesund und wichtig wären: die nicht verdaulichen Kohlenhydrate! Die Ballaststoffe! Stärke und Zucker, die verdaulichen Kohlenhydrate, braucht kein Mensch, denn Kohlenhydrate gehören nicht zu den essenziellen Nährstoffen.

Der Körper benötigt zwar eine geringe Menge Glukose für manche Gehirnzellen, für die roten Blutkörperchen und für das Nierenmark, kann diese aber mithilfe seines Stoffwechsels aus Aminosäuren, Glycerin und Laktat (Milchsäure) selbst herstellen. Dieser Prozess heißt Glukoneogenese und ist ein natürliches Stoffwechselverfahren, mit dem die Menschheit seit jeher bei Nahrungs- oder Kohlenhydratknappheit gesund überleben konnte. Als meine Diplomarbeit an der Universität in München anstand, schlug ich meinem Professor ein Thema vor, das mich nach einem längeren Aufenthalt in den USA vollkommen in den Bann gezogen hatte. Er willigte sofort ein. Ich schrieb über die revolutionären neuen Erkenntnisse zur gesundheitlichen Bedeutung von Ballaststoffen. Nach dem Studium hatte ich das Thema lange Zeit nicht mehr intensiv verfolgt, aber nie ganz aus den Augen verloren. Nun haben sie mich wieder in den Bann gezogen.

In den letzten Jahren fanden immer mehr Wissenschaftler noch faszinierendere Effekte dieses »Ballasts«. Es lohnt sich, sich mit diesem Nahrungsbestandteil etwas näher zu beschäftigen.

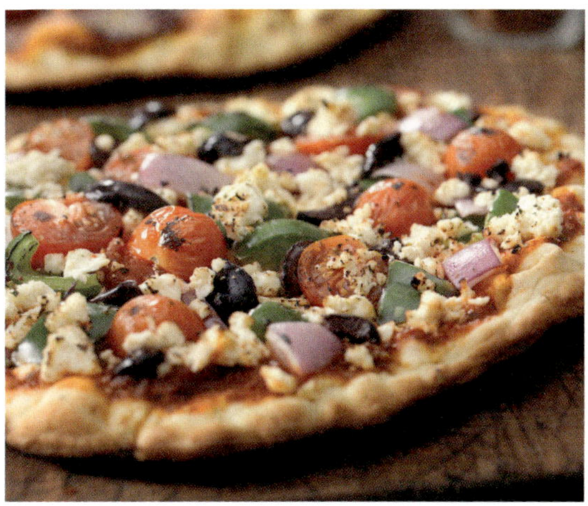

Das Pritikin-Programm

Ich war in den USA auf das Thema Ballaststoffe gestoßen (worden), weil dort gerade das »Pritikin Program« gefeiert wurde. Der amerikanische Self-made-Ernährungsexperte Nathan Pritikin pries eine hohe Zufuhr von »dietary fiber«, also Nahrungsfasern, als Allheilmittel gegen Übergewicht, Diabetes, Herzinfarkt und Krebs. Er berief sich bei seinem Diät- und Bewegungsprogramm hauptsächlich auf Arbeiten der englischen Tropenmediziner Denis P. Burkitt (1911–1993) und Hugh C. Trowell (1904–1989), die aufgrund ihrer Befunde bei afrikanischen Ureinwohnern die »dietary fibre hypothesis« aufgestellt hatten. Demnach seien unsere typischen Zivilisationserkrankungen in erster Linie einer unzureichenden Zufuhr an Ballaststoffen zuzuschreiben. Ja, die Herren haben recht behalten!

Einteilung der Ballaststoffe

Ballaststoffe werden in Abhängigkeit von ihren chemischen, physikochemischen und physiologischen Eigenschaften unterschiedlich eingeteilt.

Die gebräuchlichste ist die nach der Löslichkeit:

> *Lösliche Ballaststoffe können sehr große Mengen Wasser aufnehmen (bis ca. 60 ml pro Gramm).*
> *Unlösliche Ballaststoffe nehmen nur geringe Mengen Wasser auf (ca. 3 ml pro Gramm).*
> *Zellulose, einige Hemizellulosen, Lignin und resistente Stärke sind unlöslich, alle übrigen relevanten Ballaststoffe sind wasserlöslich.*

Der bekannteste Ballaststoff ist sicherlich die Zellulose. Wie die Stärke gehören Zellulose und Hemizellulose zu den »komplexen Kohlenhydraten«. Stärke und Zellulose bestehen sogar zu 100 Prozent aus dem gleichen Grundstoff, dem Glukosemolekül, das hundert- oder tausendfach verknüpft ist. Der Unterschied ist lediglich die Art der Verbindung dieser Glukoseeinheiten: Die eine chemische Bindungsart kann von Verdauungsenzymen aufgespalten werden, die andere nicht. So ist eines leicht und schnell verdaulich und das andere unverdaulich.

Komplexe Kohlenhydrate

Die weitverbreitete Empfehlung zu einer Ernährung »reich an komplexen Kohlenhydraten« ist für mich nicht nachvollziehbar. Wenn wir bei dem heutigen Lebensstil etwas nicht brauchen, dann ist das eine große Menge Stärke, die in Windeseile zu schnell verfügbarem Zucker (Glukose) aufgespalten wird. Was mit dem Rat wahrscheinlich gemeint ist: Man sollte viele unverdauliche Kohlenhydrate, beispielsweise aus den Randschichten des Getreides, essen, das heißt in Form von Frischkornmüsli und Vollkornschrotbrot.

Wir könnten aber auch gekochte Kartoffeln als Salat oder Bratkartoffeln teilweise dazuzählen, da sie eine andere sehr interessante komplexe Kohlenhydratart enthalten – die »resistente Stärke«. Darunter wird jener Anteil der Stärke verstanden, der entweder natürlicherweise oder nach einer Hitzebehandlung der Aufspaltung durch Verdauungsenzyme im Dünndarm entgeht und somit unverändert in den Dickdarm gelangt. Dort leben Milliarden von Darmbakterien und freuen sich darüber.

Früher bezeichnete man diese Mitbewohner als Darmflora, heute als Mikrobiota. Die Bakterien leben vor allem von den Kohlenhydraten, die es bis in den Dickdarm geschafft haben. Das sind natürlich die »unverdaulichen«. Die Mikrobiota steuern unseren Körper offenbar viel stärker, als man sich das bisher vorstellen konnte. Damit die richtigen Darmbakterien in genügender Menge gewünschte Effekte erzielen können, benötigen sie eine geeignete Nahrung. Dabei dreht es sich in erster Linie um die Vergärbarkeit der Ballaststoffe. Wir müssen ihnen ein möglichst breites Spektrum an fermentierbaren Ballaststoffen anbieten, damit alle verschiedenen »guten« und schützenden Darmbakterien im Wachstum gefördert werden.

Zu wenig Ballaststoffe oder eine zu einseitige Versorgung verursachen eine Fehlbesiedelung des Darms, die in der Fachsprache Dysbiose heißt. Dann können sich die »falschen« Bakterien stark vermehren und als Krankheitserreger agieren. Mehr dazu ab Seite 48.

Gutes Futter für die Mitbewohner

Eine Ernährung mit viel Stärke und Zucker, aber nur wenig unverdaulichen Anteilen ist für eine gesundheitsförderliche Darmbesiedelung ungeeignet. Man nennt sie deshalb auch häufig »tote« Nahrung. Diese Bezeichnung ist durchaus treffend, denn hierbei können wichtige Mikrobiota nicht überleben. Die DGE empfiehlt mindestens 30 g Ballaststoffe pro Tag. Die Bakterien brauchen solche für uns unverdaulichen Nahrungspartikel, primär allerdings die löslichen Ballaststoffe und von den unlöslichen die sogenannte resistente Stärke als Energiequelle. Beim Flexi-Carb-Prinzip schließe ich mich der DGE-Empfehlung von 30 g Ballaststoffen an, mein Fokus liegt allerdings mehr auf den löslichen. Erreicht wird diese Menge bei heutiger Durchschnittskost nur von wenigen Verbrauchern.

Schützen Ballaststoffe vor Übergewicht?

Was haben Ballaststoffe mit der Prävention von Übergewicht zu tun? Ein Blick in die Kalorientabelle zeigt den offensichtlichsten Effekt. Je gröber ein Vollkornbrot, desto weniger Kalorien enthält es! Wir essen mit den unverdaulichen Randschichten des Korns etwas, was zwar den Magen füllt und sättigt, was aber keine verwertbaren Kalorien liefert. Um nicht zuzunehmen, müssen wir dafür sorgen, dass nicht mehr Kalorien in den Körper hineinkommen, als von ihm verbraucht werden. Mit einem hohen Ballaststoffanteil sinkt entsprechend das Risiko für eine positive Energiebilanz. Generell gilt für alle Lebensmittel: Je höher der Ballaststoffanteil (und Wassergehalt), desto niedriger ist die Energiedichte, die man praktischerweise so ausdrückt:

Energiedichte = Kilokalorien pro 100 g Nahrungsmittel

Entsprechend wird die Energiedichte einer ganzen Mahlzeit umso geringer ausfallen, je höher der Anteil schwerer und voluminöser, das heißt ballaststoff- und wasserreicher Lebensmittel in der Mahlzeit ist. Ballaststoffe sorgen darüber hinaus für eine gute Sättigung. Die Effekte beginnen bereits in der Mundhöhle. Ballaststoffreiche Lebensmittel muss man länger kauen, dadurch verlangsamt sich die Nahrungsaufnahme. Da erst nach etwa 20 Minuten ein spürbares Sättigungssignal unser Zentralnervensystem (ZNS) erreicht, vermindert sich auch die Kalorienaufnahme.

Weiterhin erhöht sich aufgrund des hohen Wasserbindungs- und Quellvermögens der Ballaststoffe im Magen und Dünndarm das Volumen des Nahrungsbreis, der auch zähflüssiger wird. Ein großes Nahrungsvolumen ist Voraussetzung für die Dehnung der Magenwand, denn erst durch den Dehnungsreiz wird ein hormonelles Sättigungs-

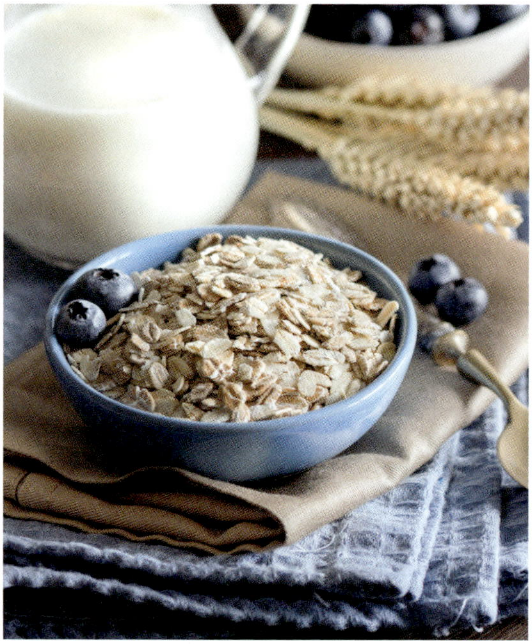

signal an das ZNS gesendet. Wenn der zähe Brei zudem langsamer in den Dünndarm gelangt, bleibt der Sättigungseffekt länger erhalten. Ein ballaststoffreicher Nahrungsbrei im Dünndarm fördert zusätzlich die Ausschüttung zweier Hormone, die dem ZNS als Signalstoffe auf dem Blutweg Sättigung melden: das Cholecystokinin (CKK) und das gastroinhibitorische Polypeptid (GIP, glucagon-like-peptide).

FAZIT

Je ballaststoff- und wasserreicher eine Mahlzeit ist, je mehr Gewicht sie hat und je voluminöser sie ist, desto schneller und stärker erfolgt die Magendehnung und damit die Sättigung – und das unabhängig vom Energiegehalt. Eine gute Sättigung mit wenig Kalorien, also bei niedriger Energiedichte, ist eine wichtige Voraussetzung zur erfolgreichen Gewichtskontrolle und ein wesentliches Prinzip bei meinem Flexi-Carb-Konzept!

Ballaststoffe und Stoffwechsel

Ballaststoffe spielen auch bei Kohlenhydratstoffwechselstörungen und Diabetes eine Rolle. Sie haben nicht nur eine Schutzwirkung, weil sie das Risiko für Übergewicht und Fettsucht mindern, sondern wirken auch direkt, indem sie die Glukosefreisetzung und -aufnahme aus Stärke im Dünndarm hemmen und damit die Aufnahme von Glukose ins Blut verzögern. Eine zähflüssige, gelartige Nahrungskonsistenz unterstützt das noch, indem sie den Zugriff der Verdauungsenzyme auf die Stärke erschwert. Manche Ballaststoffe wie Pektin, Zellulose oder Guar hemmen auch die von der Bauchspeicheldrüse freigesetzten Verdauungsenzyme (Amylase). Und schließlich bewirkt das größere Volumen des Nahrungsbreis eine verlangsamte und erschwerte Wanderung von Glukose zur Darmschleimhaut, sodass die Zuckeraufnahme ins Blut auch dadurch gebremst wird.

Die Folgen sind ein deutlich verzögerter Glukoseanstieg im Blut und eine geringere Insulinausschüttung nach dem Essen. Dadurch wird eine Verfettung des Körpers weniger wahrscheinlich, das Diabetes-Risiko und das Risiko für die Entwicklung von Gefäß- und Herz-Kreislauf-Erkrankungen sinken.

Zahlreiche Langzeitbeobachtungsstudien belegen das. Überraschenderweise ergaben sich dort für Getreide-Ballaststoffe stärkere Schutzeffekte als für die Ballaststoffe aus Gemüse und Obst. Der Grund dafür ist unklar, könnte aber auch nur an der statistischen Aufbereitung liegen, da die löslichen Ballaststoffe aus Gemüse und Früchten eindeutig die stärkeren und günstigeren Stoffwechselwirkungen haben. Zumindest kann man feststellen, dass man bei den wenigen Studien mit langer Beobachtungszeit auch bei Gemüse- und Früchte-Ballaststoffen deutliche Minderungen des Risikos nachweisen kann.

Pluspunkte einer ballaststoffreichen Ernährung

Wie lässt sich im Alltag der Ballaststoffanteil im Essen erhöhen? Ganz einfach, indem man mehr Gemüse, Obst, Hülsenfrüchte, Nüsse und Vollkornprodukte in den Speiseplan einbaut. Bei den meisten gängigen Empfehlungen stehen die Vollkornprodukte an erster Stelle der empfehlenswerten Nahrungsmittel. Bei mir stehen sie an letzter. Warum? Weil diese trotz ihrer relativ vielen Ballaststoffe eine hohe Energiedichte und eine hohe Blutzucker- und Insulinwirkung haben. Vollkornprodukte enthalten immer noch sehr viel Stärke und damit viele Kalorien (100 g Hähnchenbrust ca. 100 kcal gegen 100 g Vollkornbrot mit 190 bis 250 kcal). Nochmals: Es ist nicht so, dass Vollkornprodukte typischerweise einen schwachen Blutzucker- und Insulinanstieg auslösen würden. Je feiner das ganze Korn vermahlen ist, desto ähnlicher wird die Blutzucker- und Insulinwirkung der von Weißmehlprodukten. Wenn man dies mit typisch englischen, australischen oder amerikanischen Vollkornbroten testet, ist kaum ein Unterschied zu herkömmlichen Weißbrotsorten zu sehen. Deutlich günstig wirken nur Produkte, die aus sehr grobem Schrot und unter Natursauerteigführung zubereitet wurden.

Als Sättigungsgrundlagen sind Gemüse, Salate, Hülsenfrüchte, Früchte, Beeren, Pilze und Nüsse die typischen Grundzutaten beim Flexi-Carb-Prinzip. Sie sind in vielerlei Hinsicht günstiger als Vollkornprodukte, nicht nur in Bezug auf Blutzucker und Insulin. Während Vollkornprodukte eine sehr hohe Energiedichte und wegen der vielen Kalorien eine recht niedrige Nährstoffdichte mit sich bringen, weisen Gemüse, Salate, Hülsenfrüchte, Früchte, Beeren und Pilze eine sehr niedrige Energie- und gleichzeitig sehr hohe Nährstoffdichte auf. Deshalb sind Vollkornprodukte trotz ihrer guten Ballaststoffe bei unserem heutigen Lebensstil mit gewisser Vorsicht zu genießen (siehe auch das Vollkorn-Dilemma auf Seite 115).

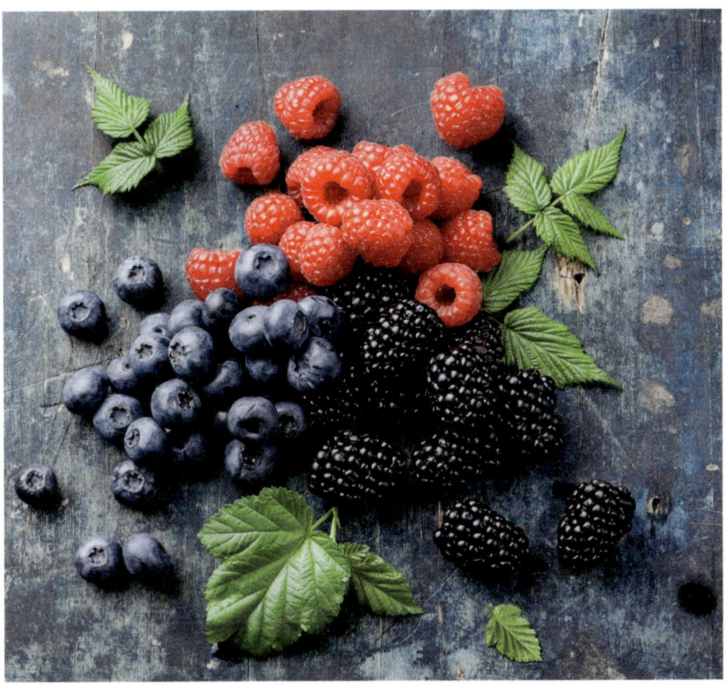

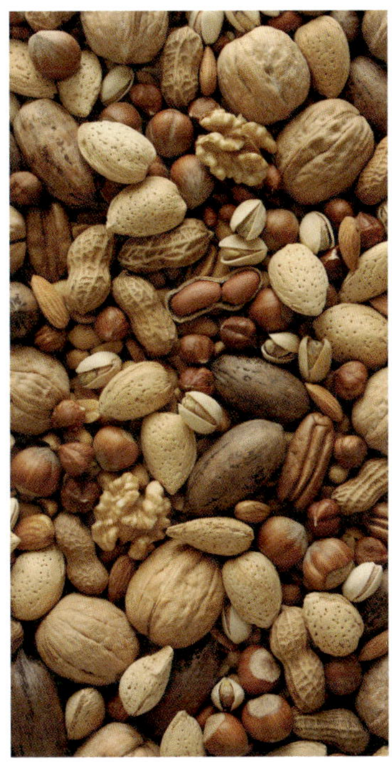

Konzentriertes Milliardengeschäft

Der Handel mit Lebensmitteln gehört zu den ältesten Gewerben. Heute sehen Großkonzerne darin vor allem ein Geschäftsmodell und die maximale Gewinnorientierung steht im Vordergrund, nicht das Wohlbefinden der Abnehmer. Früher boten Bauern ihre Ernte auf Straßenmärkten an und hofften, damit überleben zu können. Heute sind die großen Player Aktiengesellschaften, deren Vorstände außer dem eigenen Konto auch noch das der Shareholder füllen müssen. Mit diesen Tatsachen/Gegebenheiten müssen wir leben.

Solange die Menschen sich von Feld und Weide selbst versorgten, war die Energiedichte der Nahrung niedrig und die Nährstoffdichte hoch – ein wichtiger Aspekt bei meinem Flexi-Carb-Konzept. Wir werden das später noch intensiver beleuchten. Wer mit Lebensmitteln handeln will, stellt schnell fest, dass sie leicht verderben. Dann wird der Gewinn zur Ungewissheit. Um Lebensmittel mit mehr Sicherheit transportieren und lagern zu können, muss man sie bearbeiten, konservieren und verpacken. Wasser und Ballaststoffe sind hierbei hinderlich. Man erfand dafür das Schneiden, Hacken, Reiben, Trennen, Sieben, Filtern, Erhitzen, Braten, Kochen, Backen, Pasteurisieren, Sterilisieren, Kühlen, Trocknen, Konzentrieren, Destillieren und schließlich noch die Beigabe von chemischen Zusatzstoffen, damit alles noch länger hält, besser aussieht, besser riecht und schmeckt.

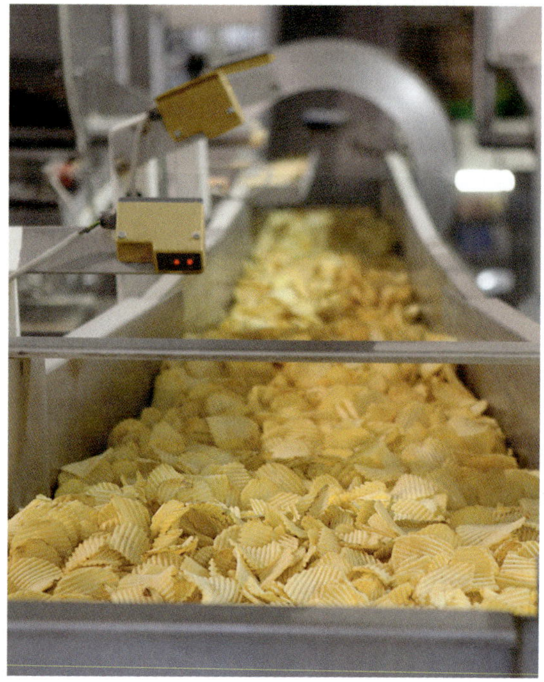

Das Geschäft mit den Kalorien

Mit der Arbeitsteilung und Übernahme der Lebensmittelversorgung durch Profis konnte das Überleben vieler Menschen sichergestellt werden.

Doch je mehr Wohlstand erreicht wird, desto mehr unnötige Produkte gibt es. Das beobachtet man heute in Schwellenländern. Kaum steigt der Wohlstand, sprießen die Supermärkte aus dem Boden und die Produkte werden verführerisch dargeboten. Es wird gekauft – Lebenswichtiges, aber auch reichlich Unwichtiges. Im Supermarkt gibt es viel Verzehrfertiges, auch für den kleinen Hunger zwischendurch. Mit der Dichte der Supermärkte wächst auch in Schwellenländern die Häufigkeit von Übergewicht. Wo Menschen Frisches vom Markt kaufen und zu Hause zubereiten, ist das Risiko für Übergewicht immer geringer. Die Lebensmittelindustrie hat es mit bewundernswerter Fertigkeit verstanden, Nahrungskalorien zu immer günstigeren Preisen zu produzieren und damit für die Verbraucher erschwinglich zu machen. Inzwischen kann man in den Industrieländern den Tagesbedarf von 2000 oder 2400 Kilokalorien bei mittlerem Einkommen in 20 Minuten Arbeitszeit erwirtschaften. Und selbst bei geringster Qualität findet man genügend Abnehmer und macht noch ein gutes Geschäft. Das belegen die Fressstände, die nicht zufällig alle zehn Meter in Fußgängerzonen aufgebaut sind. Die Konzerne geben an gezielter Stelle Produkte auch mal kostenfrei oder supergünstig ab, an Bundesbahn oder Lufthansa beispielsweise, damit die Kunden darauf aufmerksam gemacht werden. Das sind gezielte Marketingmaßnahmen. Letztlich soll die Kasse klingeln! So ist es kein Wunder, dass die Produzenten immer ausgeklügeltere Methoden ergreifen, um den Verbraucher zum Kauf zu verführen.

Zucker bringt viel Umsatz

Eine einfache Maßnahme, die man schon ewig kennt, ist der Zusatz von Zucker. Er verstärkt den Geschmack. Denn vor allem für Kinder muss es süß sein. Viel Zucker in Kombination mit viel Fett funktioniert noch besser! Gut kommt auch die Kombination von Salz, Stärke und Fett an. Alles Konzentrate – auf kleinstem Raum maximale Kalorien ohne nachhaltige Sättigungswirkung. Stylisch verpackt und cool beworben sprechen diese Produkte die Käufer megamäßig an. Man muss dafür nur einen künstlichen Bedarf schaffen. Es wird viel investiert, um die Zusammensetzungen noch ausgeklügelter werden zu lassen. Inzwischen bedient sich die Lebensmittelindustrie altbewährter Methoden der Tabakindustrie, um den Umsatz zu steigern, und untergräbt damit die Bemühungen der staatlichen Gesundheitspolitik – das jedenfalls belegt eine Untersuchung von Medizinern, Soziologen und Gesundheitsexperten aus aller Welt, die in der renommierten medizinischen Fachzeitschrift *The Lancet* veröffentlicht wurde.

Die Rolle von Politik und Staat

Die Politik verlässt sich immer noch darauf, dass es genügt, die Industrie mit einer Selbstverpflichtung dazu anzuhalten, den Absatz von leeren Kalorienbomben zu senken. Brav installiert die Lebensmittelindustrie daraufhin Feigenblatt-Institutionen, die mit bunten Veranstaltungen und kostenfreiem Infomaterial aufklären, wie gesundes Essen aussehen soll und Übergewicht zu meiden ist. Ein Mitautor der *Lancet*-Studie, Ron Moodie von der Universität Melbourne in Australien, meinte dazu: »Selbstverpflichtung ist, als würden Sie Einbrecher damit beauftragen, ein Türschloss einzubauen.«[3] Man kann davon ausgehen, dass die großen Konzerne nichts tun werden, was ihren Umsatz schmälern wird.

Foodwatch weist darauf hin, dass Werbung, Marketing und Sponsoring an Schulen in Deutschland längst Alltag sind und dass das unzureichend reguliert ist. Einige Bundesländer würden hier ausdrücklich Regulierungen fordern. Werbung und Sponsoring an Schulen, insbesondere durch die Lebensmittelindustrie, vermitteln Kindern ein falsches Bild von gesunder Ernährung und untergraben den Bildungsauftrag der Schule.
Dagegen hilft wahrscheinlich nur, staatliche Gelder in unabhängige Bildung zu stecken und Wissen zu vermitteln. Wer weiß, was er sich wann und in welcher Menge figurmäßig leisten kann, wird auch gerne ein Stück köstlicher Schokolade naschen oder einen Müsliriegel in den Rucksack packen. Aber alles zu seiner Zeit und mit Augenmaß.

Laut ist aber stattdessen der Ruf nach einer allgemeinen Regelung durch den Staat. Aus meiner Sicht könnte man eine Gruppe von Lebensmitteln sofort mit einer Steuer verteuern – die gesüßten »Erfrischungsgetränke«. Sie haben wirklich gar keinen Ernährungswert und enthalten nur eine Menge Zucker, Aroma- und Farbstoffe. Kein Mensch braucht das. Sie tragen aber mit durchschnittlich 300 Kilokalorien und mehr pro Tag zur heutigen Überversorgung bei.

[3] *http://www.spiegel.de/wirtschaft/service/studie-lebensmittelkonzerne-nutzen-methoden-wie-die-tabakindustrie-a-882971.html*

Von fitten und kranken Fettzellen

Wir tragen geniale Vorratskammern unter der Haut. Sie wurden ursprünglich dazu geschaffen, in Zeiten des Nahrungsüberflusses Energievorräte anzusammeln, sodass wir uns in Notphasen mühelos davon bedienen können. Bei dauerhaftem Kalorienüberfluss müssen die Vorratskammern allerdings vergrößert werden – und das gelingt zunächst auch sehr gut.

Zuerst dehnen sich Fettzellen aus, wie es ihnen durch die individuell unterschiedlichen genetischen Vorgaben erlaubt wird. Reicht der Speicherplatz dann immer noch nicht aus, werden neue kleine Fettzellen angelegt. Problemlos und rechtzeitig neue Baby-Fettzellen zu bilden und zur veritablen Vorratskammer ausbauen zu können, ist eine wesentliche Schutzmaßnahme für die Gesundheit des Fettgewebes. Funktioniert das nicht, kann das Speicherplatz-Problem nur durch Ausdehnung der vorhandenen Fettzellen gelöst werden. Sobald das Limit erreicht oder überschritten ist, gibt es Probleme. Denn auch Fettzellen reagieren unter Dauerstress mit Krankheit.

Wohin mit dem Kalorienüberschuss?

Dass überschüssige Nahrungsenergie aus dem Genuss von Kohlenhydraten, Eiweiß oder Fett in Form von Fett gespeichert wird, ist eigentlich ideal: Fett hat eine mehr als doppelt so hohe Energiedichte wie die beiden anderen Nährstoffe. Fett benötigt als Energiespeicher vergleichsweise wenig Platz. Würden wir die überschüssigen Kalorien als Zucker im Körper ablagern, bräuchten wir viel größere Vorratskammern und wären noch runder und unbeweglicher. Überschüssige Kalorien werden normalerweise unter der Haut gespeichert. Pro Kilo Fettgewebe, das auch noch Bindegewebe und Wasser enthält, sind etwa 7000 Kalorien gespeichert. Das Polster aus Unterhautfettgewebe schützt nicht nur vor Kälte und Wärme, sondern auch vor Ecken, Kanten und Stößen. Bei normalgewichtigen, gesunden jungen Menschen befinden sich 80 Prozent des gesamten Körperfettes im Unterhautfettgewebe. Der Rest ist überwiegend Bausubstanz: Fett hält die Organe in ihrer Position und polstert Fußsohlen, Handballen, Wangen und Augäpfel. Wie groß der gesamte Fettanteil an der Körpermasse ist, hängt auch vom Geschlecht ab: Bei Männern sind zwischen 15 und 20 Prozent »normal«, bei Frauen eher 22 bis 26 Prozent. Frauen benötigen mehr Fett im Körper, um alle Körperfunktionen gesund zu erhalten. Außerdem müssen in Notzeiten vor allem die Frauen überleben, um das Fortleben der Gesellschaft zu garantieren. Da ist das Mehr an Fett eine Extrareserve für die Schwangerschaft.

Funktionen der Fettzellen

Das Fettgewebe besteht aus Läppchen mit jeweils mehreren Fettzellen (in der Fachsprache heißen sie Adipozyten), die zwischen 20 und 120 Mikrometer groß sein können – je nachdem, wie prall sie gefüllt sind. Früher dachte man, dass Fettzellen zwar schrumpfen, aber nie ganz abgebaut werden. Inzwischen weiß man, dass sie tatsächlich komplett abgebaut werden können, sofern sie über längere Zeit nicht mehr gebraucht werden oder nachdem sie »krank« geworden sind und ihre Aufgabe nicht mehr erfüllen können. Ja, Fettzellen können krank werden! Früher dachte man, das Fettgewebe sei ein bloßer Füllsack. Nunmehr entdeckt die medizinische Forschung immer mehr faszinierende Eigenschaften. So ist das Fettgewebe das größte Organ des Körpers, das Gewebshormone produziert, die als Botenstoffe agieren. Man nennt sie Adipokine. Inzwischen sind mehr als 600 bioaktive

Moleküle identifiziert, die dort produziert und ins Kreislaufsystem abgegeben werden. Sie geben anderen Geweben und Organsystemen Auskunft über den Funktionszustand des Fettgewebes. Adipokine tragen damit zur Steuerung unseres Stoffwechsels bei und sind an der Aufrechterhaltung unzähliger Körperfunktionen beteiligt. Umgekehrt reagieren die Fettzellen auf spezielle Signalstoffe, die aus anderen Körperregionen anfluten, zum Beispiel aus dem Gehirn oder aus den Muskeln.

Das Fettgewebe muss als hochaktives und sensibles Organ stetig mit ausreichend Nährstoffen und Sauerstoff versorgt werden, damit es richtig arbeiten kann. Wie alle Gewebe wird es über das Blut mit Nährstoffen und Sauerstoff versorgt. Und nur wenn die Versorgung ausreichend ist, sind alle Funktionen des Fettgewebes gewährleistet! Dafür werden unzählige kleine Blutgefäße im Fettgewebe angelegt. Wenn das Fettgewebe stetig größer wird, weil man ständig zu viele Kalorien aufnimmt oder zu wenig Energie verbraucht, müssen immer mehr neue Blutgefäße angelegt werden. Dieser Vorgang muss mit der Ausdehnungsgeschwindigkeit des Fettgewebes Schritt halten. Das scheint nicht immer gegeben zu sein. Es entsteht ein Ungleichgewicht zwischen Bedarf und Angebot – und das wird zum gewichtigen Problem.

Entscheidend ist, ob man zu denen gehört, die rasch immer wieder neue Fettzellen anlegen, oder zu denen, die die vorhandenen maximal ausdehnen müssen. Riesige Fettzellen werden schlechter mit Blut, Sauerstoff und Nährstoffen versorgt. Sobald die Versorgung nicht mehr ausreicht, geraten die Fettzellen in Sauerstoffnot. Damit ist ihr Überleben bedroht. Prompt rufen sie ihr Nothilfeprogramm ab: Es werden Botenstoffe in der Fettzelle aktiviert und freigesetzt, um die gesamte Umgebung zur Mithilfe aufzurufen. Das gelingt, indem im umliegenden Gewebe eine Entzündungsreaktion ausgelöst wird (siehe Kasten oben). Mithilfe der entzündungsfördernden Adipokine regt eine in Sauerstoffnot geratene Fettzelle die Durchblutung und die Bildung neuer Blutgefäße an. Gleichzeitig werden die Fettzellen unempfindlich gegenüber dem im Blut schwimmenden Hormon Insulin.

Das bedeutet: Insulin wird den Auftrag, Fett zu speichern, nicht mehr erledigen können. Solche »insulinresistenten« Fettzellen nehmen nach dem Essen kein Fett mehr auf. Das ist für die bereits gestresste Fettzelle sehr erfreulich, denn so schützt sie sich vor einer weiteren Ausdehnung und einer noch stärkeren Sauerstoffnot.
Bleibt eine übermäßige Kalorienzufuhr über eine längere Zeit bestehen, wird die Entzündung allerdings chronisch. So entwickelt sich aus einer sinnvollen Nothilfe langsam eine Bedrohung für

Warum Entzündungen entstehen

Entzündungen sind zunächst nichts Bedrohliches, sondern ein sehr hilfreicher Trick des Immunsystems! Eine Entzündung soll eigentlich immer eine bessere oder beschleunigte Heilung bewirken. Stellen Sie sich vor: Beim Gemüseschnippeln haben Sie sich in den Finger geschnitten und Bakterien sind in die Wunde eingedrungen. Jetzt muss der Körper schnell reagieren, um sie effektiv abzuwehren. Daher entwickelt er an der Wunde eine Entzündung und bewirkt damit eine Mehrdurchblutung, die man als Rötung, Schwellung und Wärme wahrnimmt. Der Körper schleust unzählige Abwehrkörper gegen die Eindringlinge ein. Sobald die Immunzellen ihre Aufgabe erledigt und die Bakterien beseitigt haben, klingt die Entzündung wieder ab.

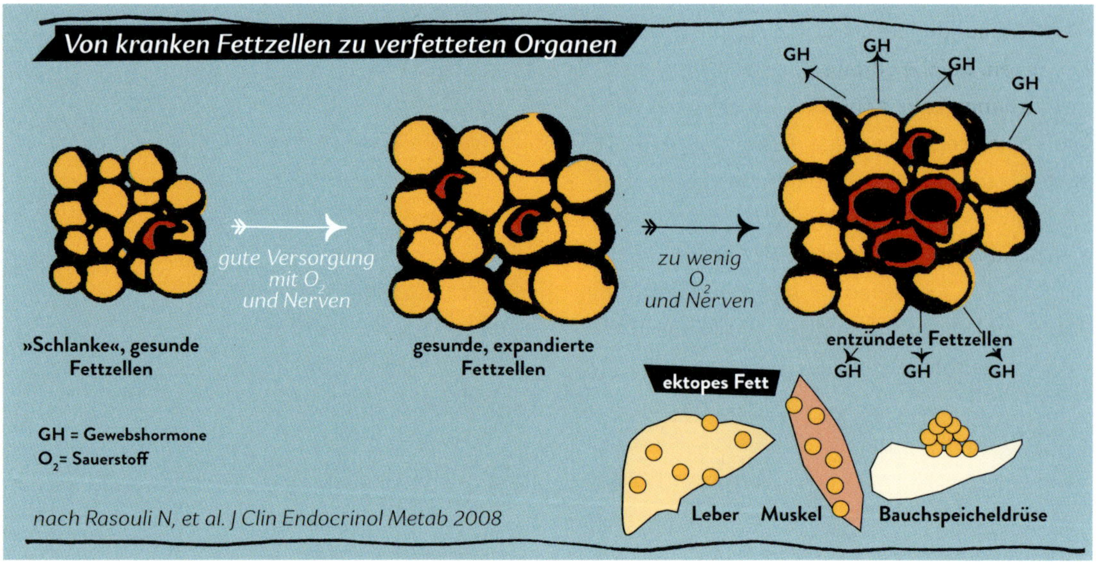

das ganze System. Chronisch entzündete Fettzellen werden dauerhaft insulinresistent. Anstatt Fett zu speichern, entlassen sie sogar vermehrt gespeichertes Fett in den Blutkreislauf. Doch wo soll es hin? Es muss sich neue, alternative Speicherplätze suchen. Je mehr entzündete, also dysfunktionale Fettzellen entstehen, desto mehr alternative Speicherplätze muss sich das Fett im Körper suchen. Sobald es sich an die falschen Orte verirrt und abgelagert hat, nennt man es ektopes Fett. Es gibt ganz verschiedene Orte bzw. Gewebe, in denen sich Fett zur Not ablagern kann, beispielsweise in der Leber (siehe Grafik oben), der Bauchspeicheldrüse, den Muskeln. Doch kann das auf Dauer gut gehen?

Von gesunder und kranker Fettleibigkeit

Fettzellen im Stress! Die Erste-Hilfe-Maßnahme unseres Körpers gegen die Energieüberladung funktioniert zunächst recht gut und ohne größere Nebenwirkung. Wenn es zwischendurch auch mal wieder eine Entlastung gäbe! Doch die kommt in der modernen Zeit kaum mehr vor. Stattdessen wird der energetische Stress mit jedem Tag größer, weil wir täglich mehr essen als verbrennen. Dieser Stress hat eine mächtige Lobby! Die Lebensmittelindustrie unterbietet sich gegenseitig beim Preis für Kalorienreiches. Die kostengünstigsten Lebensmittel sind tatsächlich die mit der höchsten Energiedichte! Die Menschen greifen beglückt zu – es sei denn, sie kennen und fürchten die genannten Zusammenhänge. Womit geringe Bildung und niedriges Einkommen als Risikofaktoren in der Übergewichtsfrage angesprochen sind.

Das dramatische Szenario sieht nach neuestem Wissensstand so aus: Je kranker die Fettzellen im Unterhautfettgewebe werden und je mehr sie ihre eigentliche Funktion der Speicherung verlieren, desto mehr müssen ihr fettiger Inhalt und alles neu gebildete Fett alternative Speicherplätze finden. Dann wird es in Muskeln, Bauchhöhle, Leber, Bauchspeicheldrüse, Herz, Nieren, Hirnregionen und sogar in den Knochen abgelagert. Dazu kommt das Problem, dass sich Fett dort nicht immer nur als harmlose Triglyzeride ablagert, sondern häufig in abgewandelter Form als sogenannte Ceramide oder als Diacylglycerol. Diese Verbindungen lösen Entzündungsreaktionen aus, was in den Organen zu Stoffwechselstörungen und Funktionseinschränkungen führt. Das ist letztlich die Basis, auf der unsere Zivilisationskrankheiten entstehen. Solche chronischen, unterschwelligen Entzündungen, die sich praktisch über den ganzen Körper und seine Organe ausbreiten können, sind nach heutigem Kenntnisstand entscheidend an der Entstehung der größten Killer Herzinfarkt, Schlaganfall und Krebs ursächlich beteiligt.

Äußerlich schlank – innerlich fett

Ob und wie schnell sich das Fettgewebe unter der Haut vergrößert, ist individuell unterschiedlich und zu einem erheblichen Teil genetisch festgelegt. Manche Menschen sind genetisch so programmiert, dass sie nur wenig oder in vielen Bereichen gar kein Fett unter der Haut speichern können! Diese Krankheit nennt man Lipodystrophie. Jede überschüssige Kalorie lagern sie in der Bauchhöhle und den umliegenden Organen ab. Die Betroffenen sind innerlich völlig verfettet, aber man sieht es ihnen äußerlich nicht an. In der Fachsprache nennt man sie auch TOFIs. Das stammt vom Englischen »thin outside and fat inside«. TOFIs entwickeln frühzeitig alle Störungen und Krankheiten, die man von massiv fettleibigen

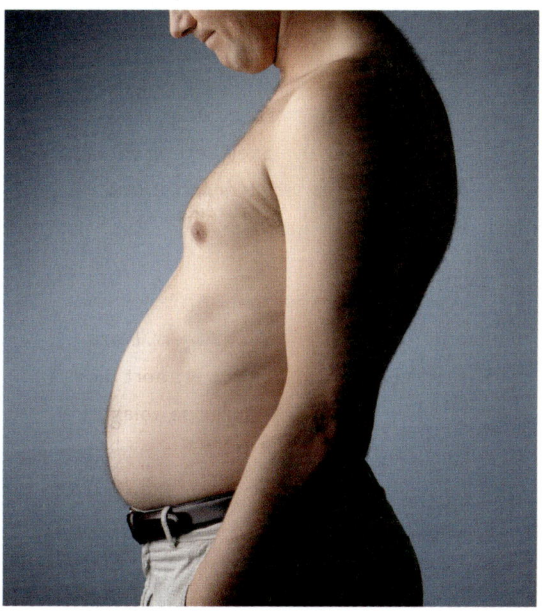

Menschen kennt. Nur wenige Menschen sind von der genetischen Reinform betroffen, aber sehr viele haben einige Stellen an ihrem Körper, die kein Fett unter der Haut speichern können. Wer kennt nicht die Männer mit auffällig dünnen, fettarmen Ärmchen und Beinchen, ohne Po – aber mit aufgetriebenem Bauch? Weil sie wenige Muskeln an Armen und Beinen haben, sind sie häufig noch normalgewichtig. Muskeln sind wasserreiche Gewebe und entsprechend schwer auf der Waage. Diese Menschen sind trotz ihres Normalgewichts wegen der verfetteten Bauchhöhle und der verfetteten Organe tatsächlich Hochrisikopatienten für Diabetes, Herz-Kreislauf-Erkrankungen, Nierenerkrankungen und Krebs! Schätzungsweise 15 Prozent der Schlanken gehören zu den TOFIs.

Dieses Phänomen der Fettspeicherstörung erklärt, warum es relativ viele normalgewichtige Menschen gibt, die Bluthochdruck und die gleichen Stoffwechselstörungen aufweisen wie stark fettleibige. Umgekehrt hat etwa ein Drittel der Adipösen keine Stoffwechselstörungen. Das sind jene, die ihr Übermaß an Kalorien in gut versorgte und gesunde Fettzellen unter der Haut einlagern können. Die Frage ist allerdings, wie lange diese Menschen ihr »gesundes Übergewicht« behalten. Ihr Lebensstil wird darüber entscheiden – allen voran die körperliche Aktivität. Hiermit wird erneut klar, warum der Begriff »Übergewicht« und die Kategorisierung nach dem BMI nicht sehr hilfreich sind. Fett ist eben nicht gleich Fett und Übergewicht nicht gleich Übergewicht.

Bauchhöhlenspeck

Männer neigen eher dazu, Fett statt in der Unterhaut in der Bauchhöhle abzulagern. Dieses sogenannte viszerale Fett galt lange Zeit als gefährliches Fett. Anders als zunächst vermutet, ist der Bauchhöhlenspeck aber nicht die Ursache für das Risiko, sondern lediglich ein Begleitphänomen des eigentlichen Problems, nämlich der Verfettung von Leber, Bauchspeicheldrüse, Gehirn, Niere, Herz und Arterien. Mit der Messung des Taillenumfangs haben wir ein Instrument zur Hand, mit dem wir das Risiko des Betroffenen etwas besser einschätzen können, als es der BMI erlaubt.

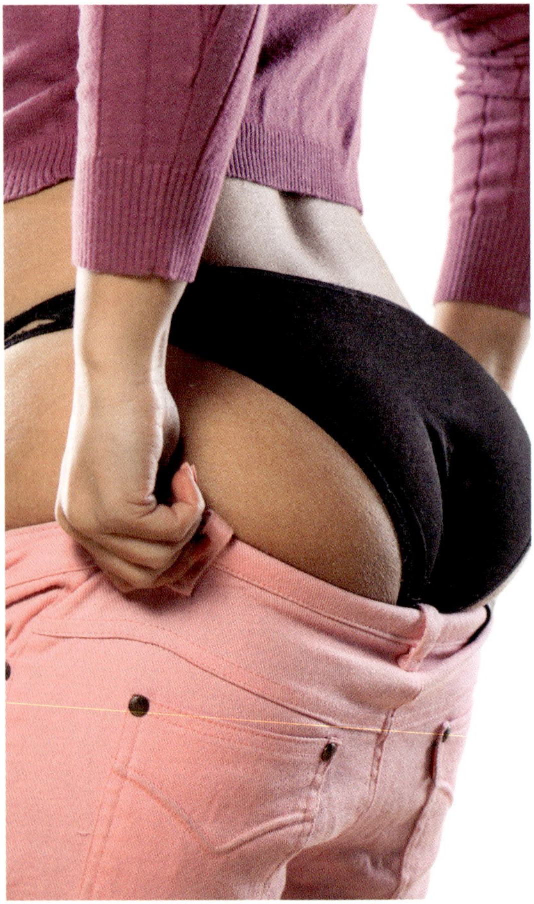

Gutes Fett an Oberschenkeln und Po

Bei Frauen ist das Fett von Natur aus vor allem unter der Haut an Oberschenkeln und Po eingelagert. Selbst wenn sie an diesen Stellen reichlich Fett einlagern, haben sie kein erhöhtes Risiko für Folgekrankheiten. Offenbar bleibt dieses Fettgewebe auch bei größeren Ausdehnungen relativ lange gesund und funktionsfähig. Eine naheliegende Erklärung dafür wäre, dass bereits durch jeden Schritt die Beinmuskulatur aktiviert wird und damit vermehrt Blut durch diese Extremitäten gepumpt wird. Damit dürfte auch das direkt benachbarte Fettgewebe einiges von der Mehrdurchblutung abbekommen. Eine bessere Versorgung dieser Fettzellen wird vermutlich dafür sorgen, dass sie auch länger fit bleiben.

FAZIT

Mit zunehmender Fettleibigkeit ist die Funktion des Fettgewebes häufiger gestört. Es kommt zu Veränderungen im Hormonhaushalt der Fettzellen, und dies erhöht unter anderem das Risiko für die Entstehung von Typ-2-Diabetes, Fettleber, Bluthochdruck und Fettstoffwechselstörungen. Wer die Fähigkeit geerbt hat, bei einer üppigen Ernährung einen ausladenden Po, mächtige Oberschenkel und zu reichhaltige Speckrollen um die Taille auszubilden, ohne dass dadurch Entzündungen ausgelöst werden und dysfunktionale Fettzellen entstehen, hat einen Überlebensvorteil.

Natürlich spielen auch die Gene, gegen die wir machtlos sind, eine Rolle. So könnte die neue Empfehlung für diese Menschen lauten: Haltet die Fettzellen fit! Kümmert euch um diese Vorratskammern! Ein neuer Lebensstil mit täglicher anstrengender Muskelaktivität und Flexi-Carb-Ernährung hält das Unterhautfettgewebe so fit, dass es seinen Inhalt nicht an Bauchhöhle, Leber und Bauchspeicheldrüse, Herz und Niere abgeben muss, und vermeidet so die Entwicklung von Stoffwechselstörungen und Folgeerkrankungen.

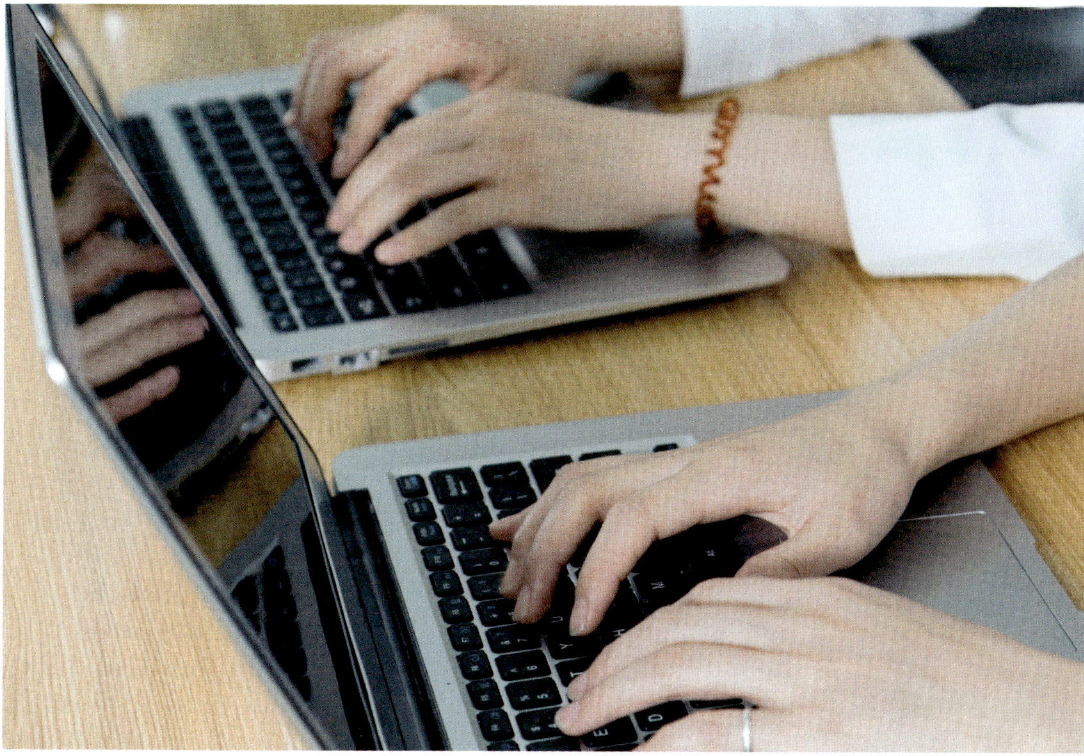

Noch mehr Lebensstilfaktoren

Einige erinnern sich sicherlich noch daran, wie sie als Kinder zu Fuß oder mit dem Fahrrad einen oft kilometerweiten Schulweg zurücklegten. Nach der Schule wurde der Ranzen in die Ecke gepfeffert und dann hieß es erst einmal raus, mit Freunden toben. Die Mutter war meist für den Haushalt zuständig – das hieß viel schleppen, Treppen steigen und mit den Händen waschen, putzen und das Essen vorbereiten.

Männer mussten den Familienunterhalt oft mit körperlicher Arbeit verdienen, wobei allein schon der Weg dahin per Pedes oder mit dem Rad oft kräftezehrend war. Erst abends, falls nichts im Haus zu richten, kein Rasen zu mähen und keine Kohle aus dem Keller zu holen war, versanken sie im Sessel. Sitzen war eher eine Seltenheit. Die Zwangsbewegung hat den Bewegungsapparat täglich trainiert. Daraus resultierte nicht nur eine solide Grundmasse an Muskeln, sondern diese wurden auch noch an fünf oder sechs Tagen pro Woche beansprucht und damit in Schuss gehalten. Nur der Sonntag war der Muße vorbehalten.

Muskelfreie Inaktivität

Im Jahr 2015 ist Dauersitzen Normalzustand. Laut einer aktuellen Studie der Deutschen Krankenversicherung (DKV) mit 3100 repräsentativ ausgewählten Bürgern sitzen Erwachsene an einem normalen Werktag 7,5 Stunden – davon ein Drittel vor dem Fernseher. Die Mehrheit sitzt überwiegend bei der Arbeit und danach erholt man sich meist sitzend oder liegend. Praktischerweise kann man heutzutage die Abendmahlzeit auch fertig per Internet oder Telefon bestellen, sodass man nur noch zum Türöffnen aufstehen muss.

Laut Studie ist die Mehrheit der Kinder nicht einmal eine Stunde am Tag körperlich aktiv. Nachdem sie per Bus, U-Bahn oder besonders bequem per SUV nach Hause chauffiert wurden, müssen erst mal die Berge an Hausaufgaben am Schreibtisch bewältigt werden, wobei zugleich auf Facebook gechattet oder die neuesten Computerspiele getestet werden. Müde machende Muskelaktivität? Fehlanzeige! Könnte es sein, dass die Aufmerksamkeitsdefizit-/Hyperaktivitätsstörung (ADHS) etwas mit dem Lebensstil unserer Kleinen zu tun hat?

Wodurch soll ein Reiz für die Muskeln entstehen, sich zu vergrößern und zu verstärken? Kraft steigert man nur durch regelmäßiges Widerstandstraining. Der Schulsport macht, sofern er überhaupt stattfindet, 1,5 Stunden pro Woche aus. Wenn die Kinder Glück haben, fördern ihre Eltern Sport in der Freizeit. Ist alles gut durchgetaktet, schaffen die Kinder vielleicht noch ein oder zwei Stunden organisierten Sport. Drei oder vier Stunden pro Woche – das wäre eigentlich das Minimalziel! Und die Erwachsenen? Wer zweimal die Woche eine Stunde ins Training geht, ist eine vorbildliche Ausnahme! Leider lässt sich damit keinesfalls das tägliche sieben- bis achtstündige Sitzen kompensieren. Das heutige Leben ermöglicht wenig Muskelmasse und die wenigen Muskelzellen bleiben auch noch ohne Aktivität – das geht auf Dauer nicht gut. Es steigt nicht nur das Übergewichtsrisiko! Muskelgewebe verbraucht selbst in Ruhe viel Energie zum reinen Erhalt – Gramm für Gramm –, viel mehr als das Fettgewebe.

Dummerweise macht der Grundumsatz bei unserem inaktiven Lebensstil bereits den Großteil des täglichen Energieverbrauchs aus. Ein muskelarmer Mensch kann kaum so wenig essen, dass er nicht in die positive Energiebilanz rutscht.

Körperliche Aktivität stärkt – nicht nur die Muskeln

Die Botschaft ist nicht neu, dass Sport gesundheitsförderlich ist. Regelmäßig Sport treibende Menschen geben an, dass sich bei ihnen eine Erhöhung der Lebensqualität eingestellt hat. Sie sind leistungsfähiger und haben ein besseres Selbstwertgefühl. Sie sind toleranter gegenüber Stress und fühlen sich deutlich weniger stressbelastet. Regelmäßige Muskelaktivität verbessert auch viele Aspekte der Herz-Kreislauf-Gesundheit: Stärkt man zum Beispiel die Pumpfunktion des Herzens, senkt sich die Herzfrequenz und damit normalisiert sich der Blutdruck. Zudem hält Sport das Blutgerinnungssystem in Schuss, sodass eine Gerinnselbildung bzw. die gefürchtete Thromboseneigung gemindert wird. Schließlich sorgt Sport auch für eine Senkung des Serum-Triglyzerid-Spiegels und für eine Anhebung des guten HDL-Cholesterins. Beim Sport kann man sich zwar Gelenke verrenken und Knochen brechen, doch die günstigen Effekte auf den Stütz- und Bewegungsapparat überwiegen: Die Knochenstabilität und Knochendichte nehmen zu wie auch Beweglichkeit und Koordination verbessert werden, sodass das Sturz- und Knochenbruchrisiko im Alltag geringer wird.

Der Einfluss auf Fett- und Muskelzellen

Besonders spannend sind die Effekte der regelmäßigen anstrengenden körperlichen Aktivität auf den Hormonhaushalt von Fett- und Muskelzellen. Kürzlich sind Mechanismen entdeckt worden, die uns den Muskel als großes endokrines Organ erkennen lassen, das Hunderte von Gewebshormonen, das heißt Boten- oder Signalstoffe, produziert und durch den Körper schickt. Man nennt sie Myokine. Sie helfen, die Funktionen von Leber und Bauchspeicheldrüse, Fettgewebe, Blutgefäßen, Herz, Gehirn und Knochen zu steuern. Das wichtigste und am besten erforschte Myokin heißt Interleukin-6 (IL-6). Es steht in direkter

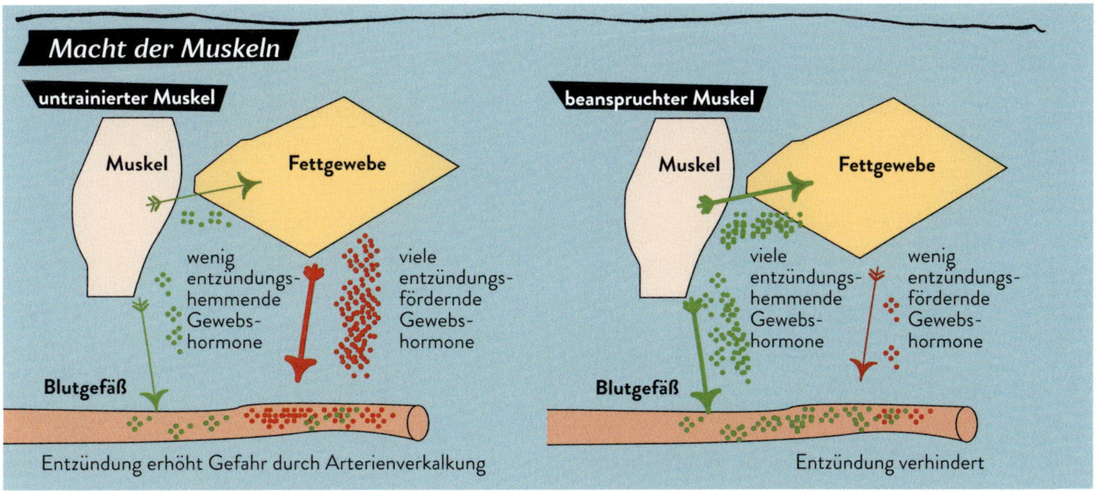

Wechselwirkung mit einigen Adipokinen des Fettgewebes. Entzündetes Fettgewebe gibt, wie im letzten Kapitel beschrieben, ein Übermaß an entzündungsfördernden Adipokinen an das Blut ab. Wenn die Entzündung chronisch wird, fördert dies wiederum Entzündungen in anderen Geweben und letztendlich auch eine Arterienverkalkung mit Folgeerscheinungen wie Herzinfarkt und Schlaganfall.

Durch entzündungshemmende Myokine der Muskulatur – allen voran IL-6 – können entzündete Fettzellen in Schach und funktionsfähig gehalten werden. Dabei gilt: Je intensiver und häufiger der Skelettmuskel trainiert wird, desto mehr IL-6 setzt er frei (siehe Grafik oben). Am Ende eines intensiven Trainings kann die IL-6-Menge im Blut um den Faktor Hundert höher liegen als nach einem Fernsehabend. IL-6 fördert die Verbrennung von Fett in den Fettzellen und wirkt damit der Energieüberladung in der Fettzelle entgegen. Schließlich hemmt IL-6 auch das Wachstum von Tumorzellen, sodass mit Sport das Brust- und Darmkrebsrisiko deutlich gesenkt werden kann. Andere Myokine wie das IGF-1 und FGF-2 regen die Knochenneubildung an und wirken so einer weiteren Volkskrankheit, der Osteoporose, entgegen.

Muskelaktivität und Blutzucker

Durch regelmäßige anstrengende Muskelaktivität gelangt nach dem Essen der Zucker aus dem Blut problemlos in die Muskelzellen. Die Muskelarbeit trägt natürlicherweise dazu bei, dass das Insulinsignal an der Zellwand richtig wahrgenommen und damit der aktive Transport des Zuckers in die Zelle reibungslos eingeleitet werden kann. Anders ausgedrückt: Muskelaktivität macht insulinsensitiv. Oder umgekehrt: Inaktivität macht insulinresistent! Dann bleibt das Insulinsignal an der Zelloberfläche unerkannt. Mehr dazu ab Seite 50.

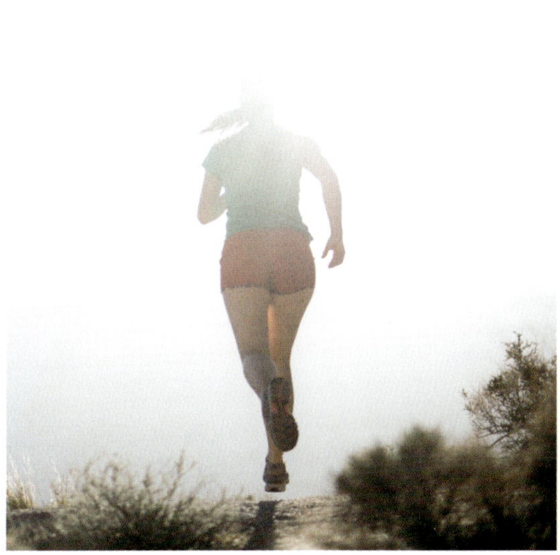

Unsere Muskeln wollen arbeiten

Der Muskel sendet Myokine vor allem dann aus, wenn er sich zusammenzieht – also wenn er arbeitet. Je mehr Muskelbelastung, desto mehr Myokine. Und je besser der Muskel trainiert ist, desto effektiver unterstützen die Myokine die Funktionsfähigkeit der anderen Organe. Umgekehrt fehlen diese Botenstoffe bei Inaktivität, was mit der Zeit zu Fehlsteuerungen im Körper beiträgt. Es geht also nicht nur darum, eine Gewichtszunahme zu vermeiden. Sitzen gilt inzwischen als ein eigenständiger und vom BMI unabhängiger Risikofaktor für Diabetes, Herz-Kreislauf-Erkrankungen und Krebs. Eine australische Studie hat beispielsweise kürzlich demonstriert, dass sich pro Stunde mehr Sitzzeit vor dem Fernseher am Tag das Risiko, vorzeitig zu sterben, um 11 Prozent erhöht.

FAZIT

Betrüblich, aber wohl wahr – der Mensch hat aus seiner evolutionären Vergangenheit ein Bequemlichkeitsgen mitbekommen, um bei der schwierigen Kalorienbeschaffung von damals möglichst wenig Energie zu vergeuden. Heute müssen wir mit dem Verstand dafür sorgen, dass wieder Bewegung in unser Leben kommt! Wir müssen uns überlegen, wie wir unsere Umwelt und das tägliche Leben einrichten, damit wir uns bewegen müssen. Deshalb ist regelmäßige Muskelaktivität ein fester Bestandteil meines neuen Flexi-Carb-Konzepts. Mein Lieblingsvorschlag: einen Fernseher anschaffen, dessen Energieversorgung ausschließlich über einen Dynamo erfolgt, der per Standfahrrad oder Laufband anzutreiben ist.

Der Fantasie sind hier keine Grenzen gesetzt.

Eingespannt und ausgebrannt

Wer jammert nicht über Stress? Zu viel Arbeit und dann noch dank Internet und Smartphones täglich 24 Stunden lang erreichbar. Von wegen Zeitersparnis: Der Termindruck nimmt dadurch noch weiter zu. Zwischendrin entspannen, das können immer weniger Menschen. Nach Ergebnissen des neuesten deutschen Gesundheitssurveys aus dem Jahr 2012 ist mehr als jeder Zehnte in Deutschland stark stressbelastet: Mit 14 Prozent gaben Frauen noch häufiger als Männer mit 8 Prozent eine starke Belastung durch Stress an.

Nach einer weiteren aktuellen Studie, die das Institut Forsa im Auftrag der Techniker Krankenkasse (TK) 2013 durchgeführt hat, klagt mehr als jeder zweite Erwachsene in Deutschland darüber, dass er inzwischen unter noch mehr Druck steht als vor zehn Jahren. Frauen sind auch hier mit 63 Prozent deutlich häufiger betroffen als Männer mit 52 Prozent. Die meisten nennen ihren Beruf als Belastungsfaktor Nummer eins, gefolgt von hohen Ansprüchen an sich selbst und den Konflikten im privaten Umfeld. Mit 80 Prozent besonders betroffen sind jene Frauen, die sich gleichzeitig um Beruf und Kinder und zusätzlich noch um ihre alten Eltern kümmern.

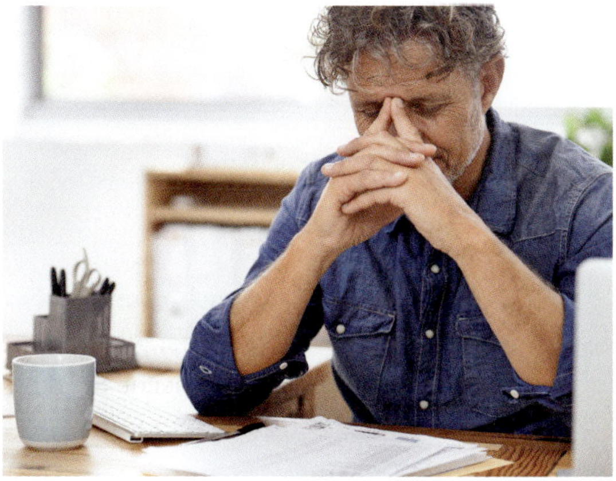

Andererseits ist aber auch klar: Ganz ohne Stress werden wir ebenfalls krank. Ein wenig Stress muss sein, damit der Körper sich an den Umweltreizen messen und daran wachsen kann. Problematisch ist Dauerstress, dem man nicht gewachsen ist. Dieser negative Stress wird auch als Dysstress bezeichnet.

Kampf oder Flucht

Akute mentale und körperliche Anforderungen oder gar Bedrohungen führen blitzartig zu einer sinnvollen und notwendigen Anpassung des Körpers: Kampf oder Flucht! Das ist die Stressreaktion. In beiden Fällen sind die Muskeln auf eine gute Versorgung angewiesen, damit es klappt. Diese wird durch die Ausschüttung der Stresshormone Adrenalin, Noradrenalin und Cortisol ermöglicht, die einen reflexhaften Mechanismus aktivieren. Unter ihrer Regie werden die Blutgefäße erweitert, um Herz, Gehirn und Muskulatur besser mit Blut und energieliefernden Nährstoffen und Sauerstoff zu versorgen. So sind wir gut für die bedrohliche Situation gewappnet.

Die Adrenalin-Noradrenalin-Reaktion ist eher für eine kurzfristige Wirkung ausgelegt. Die Langzeitwirkung hingegen übernimmt das Stresshormon Cortisol. Es gelangt erst nach 20 bis 30 Minuten über die Nebennierenrinde ins Blut. Insbesondere der negative Stress kann zu einem Anstieg der Cortisolkonzentration um mehrere 100 Prozent führen. Dies macht die Zellen nicht nur insulinresistent, sondern führt zu einer Freigabe der Glukosereserven aus Leber und Muskeln und stimuliert sogar noch zusätzlich die Neubildung von Zucker in der Leber (aus Muskeleiweiß). Mit diesem Treibstoff soll der Körper optimal auf eine extreme Belastung vorbereitet werden.

Nebenbei erhöht Cortisol den Blutdruck und fördert die Gerinnungsneigung des Blutes. Sind letztlich alle nötigen körperlichen Umstellungen vollzogen, hemmt das Cortisol den weiteren Ablauf dieses Regelkreises – im Normalfall ist das ein effektiver Rückkoppelungsmechanismus, der vor Überreaktion und Schäden schützt. Allerdings könnte man auch mithelfen, die Stresshormone aktiv abzubauen. Das gelingt am besten durch die eigentlich dafür vorgesehene Aktion, Flucht oder Kampf, oder durch adäquate selbst gewählte, freudvollere Bewegungsaktivitäten.

Chronischer Stress

Anders sieht die Sache beim chronischen Stress aus. Hier versagt mit der Zeit die hemmende Rückkoppelung und es wird ständig zu viel Cortisol in den Kreislauf gebracht. Dadurch entsteht einerseits dauerhaft eine Insulinresistenz der Muskel- und Fettzellen, andererseits erlangt das Cortisol einen nachhaltigen Einfluss auf die Verteilung von Fett im Körper. Die Fettzellen im Bauchinnenraum sind schließlich besonders gut mit Nerven- und Blutbahnen sowie mit speziellen Andockstellen für Stresshormone ausgestattet. Durch chronischen Stress werden sie bevorzugt versorgt, und so kommt es mit der Zeit zu einer Umverteilung des Fettgewebes von den Armen und Beinen weg hin zum Körperstamm in die Bauchhöhle und unter die Oberkörperhaut, Hals und Gesicht. Die Folgen sind ein dicker Bauch über einem weitgehend fehlenden Gesäß mit dünnen Ärmchen und Beinchen.

FAZIT

Unser stressreicher Lebensstil fördert Insulinresistenz und Fetteinlagerungen, die wiederum mit den bereits erwähnten Stoffwechselstörungen einhergehen – allen voran ist die Verarbeitung von Kohlenhydraten gestört. Die Mehrheit der Deutschen gibt an, sich dauerhaft gestresst zu fühlen. Das ist Grund genug, um etwas dagegen zu tun: Man könnte zum Beispiel bei der Formulierung von Ernährungsempfehlungen miteinbeziehen, dass die Mehrheit der Bevölkerung gestresst ist und sitzend lebt. Diesen Lebensstil übernehmen schon frühzeitig unsere Kinder. In meinem Flexi-Carb-Konzept berücksichtige ich das und empfehle je nach Lebensstil mehr oder weniger Kohlenhydrate im Essen.

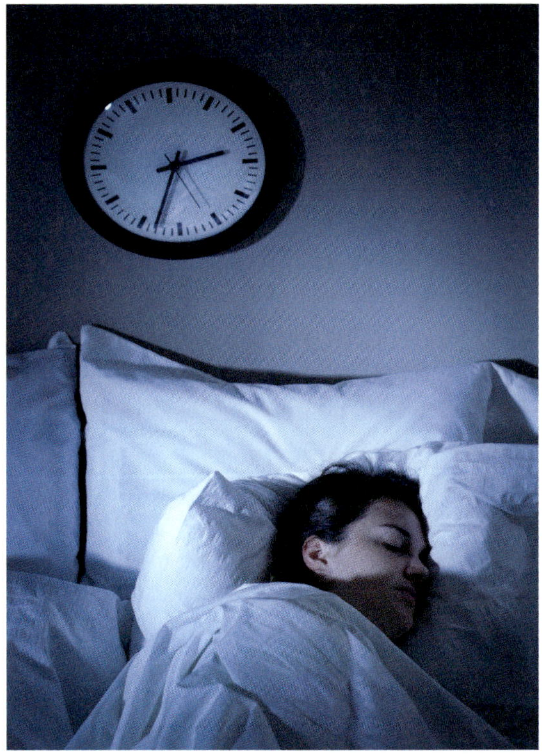

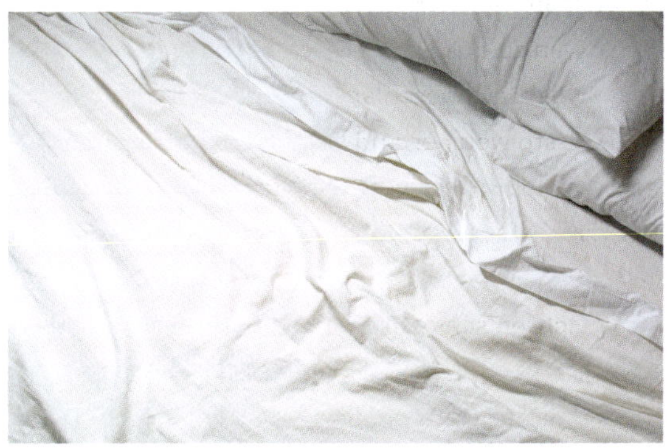

Schlaflos durch die Nacht

Schlaflosigkeit hat sich zur Volkskrankheit entwickelt. In Deutschland stufte im Jahr 2008 laut Nationaler Verzehrsstudie beinahe jeder Fünfte die Qualität seines Nachtschlafs von »ziemlich schlecht« bis »sehr schlecht« ein. Untersuchungen weisen aus, dass mehr als ein Viertel der Erwachsenen regelmäßig an Ein- bzw. Durchschlafstörungen leidet. Und nach neueren Ergebnissen des deutschen Gesundheitssurveys aus dem Jahr 2013 hatte etwa ein Drittel der befragten Erwachsenen während der letzten vier Wochen klinisch relevante Ein- oder Durchschlafstörungen, etwa ein Fünftel berichtete zusätzlich über eine schlechte Schlafqualität. Offenbar lassen die dynamische Arbeitswelt und auch das mobile private Leben das Gehirn nicht ruhen. In den letzten 20 Jahren hat dies zu einer Verkürzung der durchschnittlichen Schlafdauer um eine Stunde geführt. Vor 20 Jahren gönnte sich jeder Bundesbürger im Schnitt noch acht Stunden Nachtschlaf. Heute sind es nur noch sieben Stunden und 14 Minuten, den verlängerten Wochenend- und Urlaubsschlaf eingerechnet. Gleichzeitig haben eine deutliche Zunahme der Schichtarbeit sowie die zeitlich unbegrenzte Verfügbarkeit von Freizeitangeboten dazu geführt, dass immer mehr Menschen zu unterschiedlichen Tages- und Nachtzeiten wach sind oder schlafen. Eine gesellschaftlich akzeptierte Nachtruhe gibt es immer weniger. Darunter leidet nicht nur die Schlafdauer, sondern auch die Schlafqualität.

Schlechter Schlaf macht krank
Immer mehr Studien belegen, wie wichtig ausreichender und qualitativ hochwertiger Schlaf für die psychische und körperliche Fitness ist. Ein- und Durchschlafstörungen sind zweifellos ursächlich an der Entstehung psychischer Erkrankungen, vor allem Depressionen, beteiligt, und es zeigt sich zunehmend, dass Schlafstörungen ganz erheblich die Funktion des Gedächtnisses beeinträchtigen. Unzureichender Schlaf begünstigt darüber hinaus die Entstehung von Fettleibigkeit samt ihren Folgen. Wer in der Nacht nicht gut oder zu wenig geschlafen hat, hat am nächsten Tag mehr Hunger als sonst. Er isst dann auch mehr und öfter, vor allem Süßes und Fettiges, also Lebensmittel, die aufgrund ihrer hohen Energiedichte und geringen Sättigungswirkung besonders effektiv auf den Hüften oder im Bauch landen.

Wenn der Schlafmangel zwei oder drei Nächte lang anhält, entwickelt sich oftmals ein Bärenhunger bis hin zu Fresslust. Körperlich ist man schwach und müde. Je abgeschlagener und träger man sich fühlt, desto weniger und langsamer bewegt man sich. Schließlich reduzieren die Antriebslosigkeit und das Zeitlupentempo auch noch den Energieverbrauch. Gleichzeitig wird man spätestens nach drei Nächten schlechten Schlafs insulinresistent.

Mit Insulinresistenz ist die Tür für unerwünschte Stoffwechselstörungen geöffnet. Daher gilt ausreichender und erholsamer Nachtschlaf als wichtige Säule bei der Vorbeugung und Therapie von Fettleibigkeit, Typ-2-Diabetes und Herz-Kreislauf-Erkrankungen. Empfehlenswert ist eine durchschnittliche Schlafdauer von sieben bis acht Stunden für Erwachsene und zehn bis elf Stunden für Schulkinder. Neue Studien belegen zudem, dass Übergewichtige signifikant besser abnehmen, wenn sie mehr und besser schlafen.

FAZIT

Was aber machen die Millionen Menschen, die gegen Schlafstörungen machtlos sind? Einerseits ist dringend zu empfehlen, einen Schlaftherapeuten aufzusuchen, um diese Ursache für gefährliche Folgekrankheiten auszuschalten. Da sie mit hoher Wahrscheinlichkeit deshalb bereits insulinresistent sind oder es demnächst werden, ist andererseits zu überlegen, welche Ernährungsempfehlungen für ihre Situation sinnvoll sind, um die negativen Folgen möglichst zu beschränken. Kohlenhydrate machen dann die größten Probleme. Eine Umstellung auf das Flexi-Carb-Prinzip, eine Ernährungsform, die den Heißhunger mit geringer Energiedichte stillt und sehr lange satt hält, ist ein empfehlenswerter Anfang.

Sonnenlicht – Universalarznei aus der Natur

Wir sitzen im Flugzeug, in Zügen, in Autos, am Schreibtisch, vor unseren Computern. Wenn nicht dort, dann sitzen wir in Sitzungen. Zwischendurch sitzen wir bei Geschäftsessen und nach getaner Arbeit verbringen wir den größten Teil unserer Freizeit sitzend vor dem Fernseher oder wieder vor dem Computer. Wir haben die Sonne aus unserem Leben verbannt. Mit unserem ständigen Aufenthalt in Innenräumen, dem Tragen von Outdoor-Bekleidung, sobald wir an die frische Luft treten, und dem eifrigen Auftragen von Sonnenschutzmitteln geben wir den Vitamin-D-bildenden Sonnenstrahlen keine Chance mehr, ihre günstige Wirkung zu entfalten. Zudem steht bei uns die Sonne im Winterhalbjahr zu flach, um die notwendige Intensität zur Vitamin-D-Synthese auf der Haut zu erzeugen: Nördlich des 40. Breitengrades ist zwischen Mitte Oktober und Mitte April mit der Sonne kein Vitamin D zu holen. Folglich leiden zwei Drittel der Mitteleuropäer an einer

> **Vitamin D ist lebensnotwendig**
>
> Vitamin D wird durch UVB-Bestrahlung des in der Haut eingelagerten Cholesterins gebildet und an die Blutbahn abgegeben. Bei seiner Aktivierung in der Niere und anderen Zellen wandelt es sich zu einem Steroidhormon, dessen Bedeutung für gesunde Knochen seit Langem bekannt ist. Inzwischen weiß man, dass seine Wirkungen für die Funktion fast aller Organe notwendig sind. So ist es auch für die Steuerung des Immunsystems wichtig – bei schlechter Versorgung erhöht sich das Risiko für Autoimmun- sowie Herz-Kreislauf-Erkrankungen und Krebs. Über den Versorgungsstatus gibt uns die Blutkonzentration der Transportform des Vitamin D Auskunft.
>
> Gemessen wird das sogenannte 25OHD, wobei die Konzentration entweder in Nanogramm pro Milliliter (ng/ml) oder in Millimol pro Liter (mmol/l) angegeben wird. Bei konservativer Sichtweise gelten Konzentrationen von über 20 ng/ml als normal. Um den Wert in mmol/l zu erhalten, muss man mit dem Umrechnungsfaktor 2,5 multiplizieren – das ergibt also 50 mmol/l als Grenzwert. Blutkonzentrationen im Bereich zwischen 10 und 20 ng/ml werden als unzureichende Versorgung und Werte unter 10 ng/ml als Vitamin-D-Mangel bezeichnet. Allerdings spricht sich inzwischen eine Vielzahl von führenden Wissenschaftlern und Vitamin-D-Experten für einen Normalwert von 30 ng/ml aus. Entsprechend wären Werte zwischen 20 und 30 ng/ml eine unzureichende Versorgung und Werte unter 20 ng/ml eine Vitamin-D-Mangelversorgung.

Vitamin-D-Mangelversorgung. Vitamin D ist ein wichtiges Hormon, das Tausende unterschiedlicher Gene in fast allen Zellen und Geweben aktiviert. Wenn wir uns der Sonne entziehen, fehlt uns das Hormon und diese genetischen Anlagen liegen brach und wir sind weniger gut gegen widrige Lebensbedingungen gerüstet. Pflanzen gehen ohne Sonne ein – Menschen auch!

Da unsere Nahrung mit Ausnahme von fettem Seefisch nur Spuren an Vitamin D liefert und nur die wenigsten hochdosierte Vitamin-D-Präparate einnehmen, entsteht eine bedrohliche Mangelversorgung in der Bevölkerung. Selbst im Sommerhalbjahr sind 60 bis 70 Prozent der Erwachsenen unterversorgt und im Winterhalbjahr sind es eher 80 Prozent. Bei unseren Kindern ist die Lage sogar noch dramatischer.

Welchen Einfluss hat Vitamin D?

Was hat das Vitamin mit Übergewicht, Stoffwechselstörungen und Zivilisationskrankheiten zu tun? Einiges! Zunächst aktiviert Vitamin D auch Gene in den Fett- und Muskelzellen, um diese für das Insulinsignal zu sensibilisieren. Überdies wirkt es in den durch den Lebensstil bedrohten Geweben entzündungshemmend. Schließlich ist Vitamin D auch durch eine Genaktivierung für die Insulinproduktion in den Beta-Zellen der Bauchspeicheldrüse mitverantwortlich. Mit einem Vitamin-D-Mangel sollte es demnach für die Mehrheit der Bevölkerung viel schwieriger sein, die lieb gewonnene kohlenhydratbetonte Ernährung folgenfrei zu verstoffwechseln. Eine schlechte Vitamin-D-Versorgung erhöht tatsächlich gemäß Langzeitstudien das Risiko, einen Typ-2-Diabetes zu entwickeln und an Herz-Kreislauf-Erkrankungen oder verschiedenen Krebsarten zu erkranken.

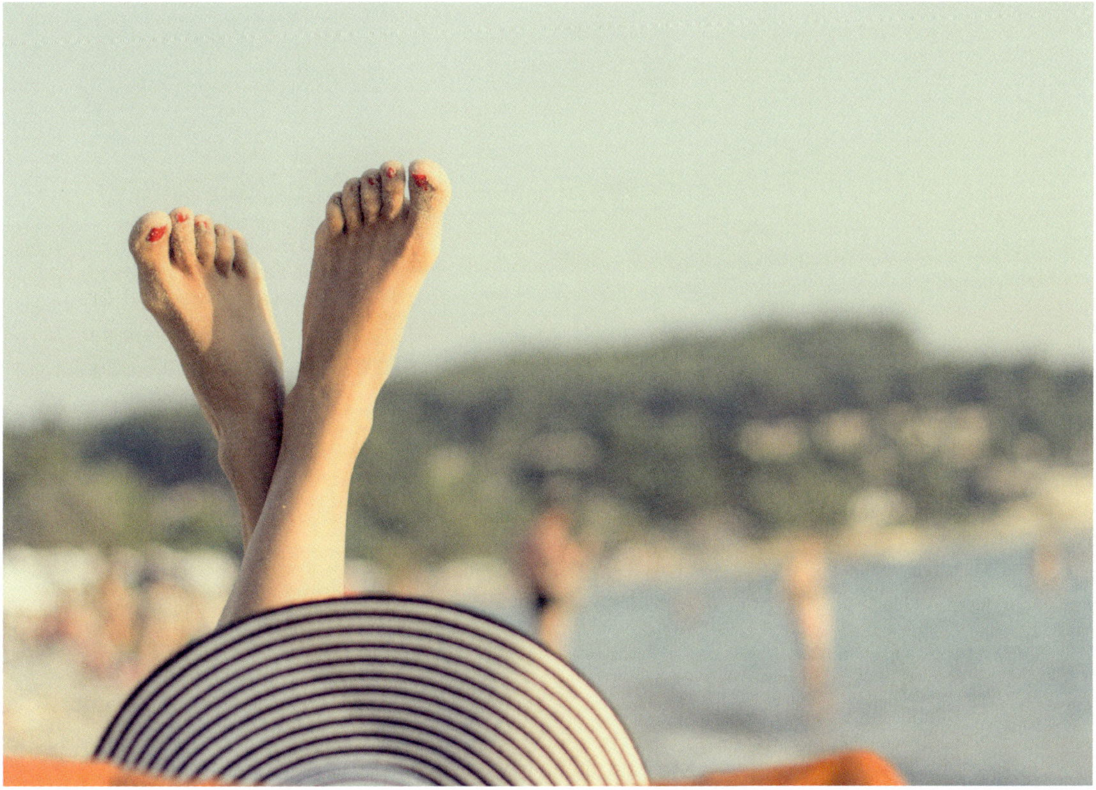

Wie viel Sonne tut gut?
Wie viel Sonne benötigt man, um gut versorgt zu sein? Wenn jemand einen Blutspiegel zwischen 30 und 40 ng/ml erreichen will (siehe Kasten), sollte er sich im Sommerhalbjahr einige Male pro Woche bei hohem Sonnenstand 10 bis 20 Minuten mit weitgehend entblößter Haut ohne Schutz in der Sonne aufhalten.

Aber Vorsicht: Viel hilft nicht viel, sondern schadet! Einen Sonnenbrand gilt es unbedingt zu vermeiden, sonst droht Hautkrebs!

Im Winterhalbjahr, wenn die Sonne bei uns zu flach steht, sind wir entweder auf fetten Meeresfisch oder auf ein Vitamin-D-Präparat angewiesen. Das gilt für alle, die im Sommer versäumt haben, ihren Vitamin-D-Speicher im Fettgewebe zu füllen.

Was aber machen Menschen weltweit, die viele Monate weitgehend ohne Sonne leben müssen, wie die Inuits? Sie haben den einzig möglichen Ausweg gefunden: Sie essen viel fetten Fisch! Denn außer der Sonne ist nur noch fetter Meeresfisch eine effektive Vitamin-D-Quelle.

FAZIT

Sorgen Sie für eine ausreichende Vitamin-D-Versorgung: Im Sommerhalbjahr je nach Hauttyp 10 bis 20 Minuten ohne Sonnenschutz in die Sonne gehen, sobald sie scheint, in den sonnenarmen Monaten ein Vitamin-D-Präparat einnehmen und zudem regelmäßig fetten Fisch wie Lachs oder Makrele genießen. Wer das dauerhaft missachtet, wird mit einem kohlenhydratreichen Essen eher Probleme bekommen.

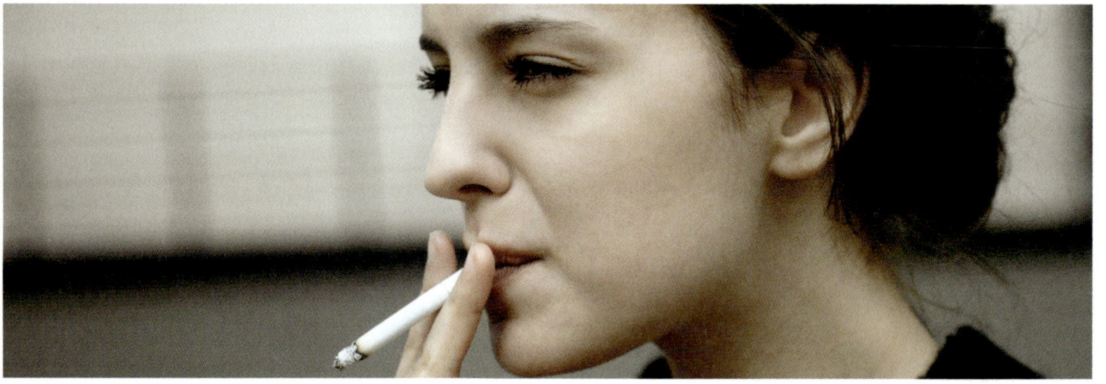

Aus Rauch wird Zucker

Noch immer raucht ein knappes Drittel der Erwachsenen in Deutschland – trotz aller Aufklärung über die verheerende Wirkung des Tabakkonsums. Zwar ist nach Aussagen des Robert-Koch-Instituts (RKI) ein Rückgang zu beobachten, aber beim letzten Gesundheitssurvey waren es bei den Frauen noch 27 Prozent und 33 Prozent bei den Männern. Das entspricht ungefähr 20 Millionen Rauchern in Deutschland. Diese Zahlen überraschen, da Rauchen ohne jeden Zweifel das stärkste selbst beeinflussbare Lebensstilrisiko für die Gesundheit ist. Rauchen begünstigt Lungenerkrankungen und Krebs, ist bekanntlich ein Risikofaktor für Herz-Kreislauf-Erkrankungen und erhöht sogar das Risiko für Diabetes.

Rauchen und Insulinresistenz

Es gibt heute keinen Zweifel mehr: Rauchen macht insulinresistent. Die biologisch plausiblen Mechanismen für diesen unguten Zusammenhang mit Insulinresistenz und Diabetes sind mittlerweile bekannt. Man findet bei Rauchern vermehrt entzündungsfördernde Gewebshormone im Blut – ein Zeichen, dass das Immunsystem gefordert wird. Unter anderem löst Rauchen das »Ranzigwerden« von Fetten in Zellmembranen aus – dies wird oft als »oxidativer Stress« oder »Bildung freier Radikale« bezeichnet. Man findet bei Rauchern eine höhere Aktivität des sympathischen Nervensystems und infolgedessen einen höheren Spiegel an Stresshormonen.

In Experimenten konnte nachgewiesen werden, dass Nikotin eine vermehrte Ausschüttung von Cortisol und Wachstumshormonen initiiert. Dazu passt, dass Raucher einen eher niedrigeren BMI und einen größeren Taillenumfang haben – die Apfelform, die auf viel Fett in der Bauchhöhle schließen lässt. Dafür könnten sowohl das Cortisol als auch der Östrogen-hemmende Effekt des Rauchens verantwortlich sein. Diese Form der Verfettung fördert zusätzlich die Insulinresistenz. Das erhöhte Diabetesrisiko kann man auch damit erklären, dass bei Rauchern die Funktion der insulinproduzierenden Beta-Zellen in der Bauchspeicheldrüse eher nachlässt. Das liegt daran, dass bei Rauchern häufiger eine chronische Entzündung und Vernarbung der Bauchspeicheldrüse auftritt. Die Folge: Mehr Insulinresistenz gepaart mit einer geringeren Insulinproduktion bedeutet Typ-2-Diabetes!

FAZIT

In Deutschland rauchen immer noch 20 Millionen Menschen und sind daher insulinresistent. Den Folgen dieser Kohlenhydratstoffwechselstörung kann man mit einer Umstellung auf eine Flexi-Carb-Ernährung sinnvoll vorbeugen.

Die Macht der Darmbakterien

Man picke sich aus einer großen Gruppe Labormäuse ein paar auffällig ängstliche und ein paar forsche heraus. Dann nehme man von den Draufgängern eine Stuhlprobe und implantiere sie in den Dickdarm der schüchternen Mäuschen: Siehe da – im Nu sind die Zaghaften zu Mutigen mutiert! Wie kann das sein? Im Darm hausen Mitbewohner, die das zentrale Nervensystem (ZNS) derart beeinflussen, dass sie über Angst und Freude, Depression oder Optimismus in der Gefühlslage ihres Wirtes entscheiden können!

Die Forscher beginnen erst allmählich zu verstehen, auf welche Weise die Darmbakterien bzw. Mikrobiota mit dem ZNS kommunizieren und unser geistiges Befinden beeinflussen. Bereits etwas besser erforscht – aber noch weit entfernt von gesichertem Wissen – ist der Zusammenhang zwischen Darm-Mikrobiota und der Entstehung von Fettleber, Diabetes und Herz-Kreislauf-Erkrankungen. Es gibt immer mehr Hinweise, dass die gesundheitlichen Auswirkungen des Lebens- und Ernährungsstils von Darmbakterien mitbestimmt werden.

Das Mikrobiom – Einfluss von Geburt, Umwelt und Ernährung

Haut, Nase, Mund und Darm werden von Mikroorganismen bewohnt. Doch die meisten Bakterien leben im Darm. Diese weisen mit ihren 100 Billionen Zellen etwa zehnmal mehr Zellen auf als unser Körper selbst. Mit dieser Zellkernmasse kommen sie auf sehr viel mehr Gene, als der menschliche Körper zur Verfügung hat – rund 150-mal so viele! Die Gesamtheit der Gene der Darmbakterien wird als Mikrobiom bezeichnet.

Jeder Mensch hat eine individuell sehr unterschiedliche Zusammensetzung der Darm-Mikrobiota, wobei uns allen eine Kernkombination gemeinsam ist: Der Großteil gehört zu den artenreichen Stämmen Firmicutes und Bacteroidetes. Welche der vielen Arten in welchem Mengenverhältnis in uns leben, hängt von vielerlei Einflüssen ab. Den ersten Einfluss auf die Ausbildung der Miktrobiota hat die Geburt. Beim Passieren des Geburtskanals kommt das Neugeborene mit Bakterien der Mutter in Kontakt. Sofort werden nützliche Bakterien angesiedelt, die das Kind vor Krankheitserregern aus der Umwelt schützen. Dagegen haben durch Kaiserschnitt entbundene Babys eine andere Darm-Mikrobiota, die nach heutigen Erkenntnissen ungünstiger ist: Sie haben später ein erhöhtes Risiko für Allergien, Infektionen, Asthma bis hin zu Übergewicht, Adipositas und Diabetes.

Im Lauf des Lebens wird die Darm-Mikrobiota durch viele Umwelteinflüsse beeinflusst und verändert. Besonders relevant sind die Ernährung und die Einnahme von Medikamenten, vor allem Antibiotika! Eine häufige und längere Behandlung mit Breitbandantibiotika kann zu einer nachhaltigen oder sogar endgültigen Schädigung der im Darm angesiedelten Mikroorganismen führen.

Die Ernährung hat einen direkten Einfluss auf das Darmmilieu. Das beginnt mit der Geburt und entwickelt sich mit dem Stillen oder dem Füttern mit industriell gefertigter Säuglingsnahrung in unterschiedliche Richtungen. Abhängig von den Ernährungsgewohnheiten der Familie und Umweltbedingungen am Wohnort bildet sich mit der Zeit die individuelle und typische Darmbesiedelung aus. Den größten Einfluss hat die Menge und Art der Ballaststoffe in den Mahlzeiten. Diese für uns unverdaulichen Nahrungsbestandteile – hauptsächlich aus der Gruppe der Kohlenhydrate – erreichen tiefe Darmabschnitte und werden dort freudig von den Darmbakterien empfangen. Unser Ballast ist ihr Futter. Durch Fermentierung (Gärung) gewinnen sie aus den Ballaststoffen die Energie für ihr Leben. Unterschiedliche Ballaststoffe werden von unterschiedlichen Bakterienarten bevorzugt. Zusätzlich beeinflusst auch die Menge und Kombination der verzehrten Eiweiße, Kohlenhydrate und Fette diese Lebensgemeinschaft im Darm.

Die Rolle der Darmschleimhaut

Auf das Verdauungssystem haben die Darmbakterien den direktesten Einfluss. Der Darm ist die Grenzfläche zwischen der Außenwelt und dem Blutkreislauf. Er muss Wertvolles hereinlassen und Giftiges aussperren. Dabei spielt die Darmschleimhaut eine wichtige Rolle. Sie enthält ein hochaktives Immunsystem, um schädigende Eindringlinge rechtzeitig abzuwehren. Menge und Art der Ernährung und besonders die Ballaststoffversorgung nehmen starken Einfluss auf die Ausprägung dieser Darmbarriere. Eine ballaststoffarme Ernährung fördert eine ungünstige Darmbesiedelung – die Dysbiose –, und die hat Folgen. Die Fehlbesiedelung stört die Produktion der schützenden Schleimschicht und erhöht die Durchlässigkeit der Darmbarriere, wodurch Krankheitserreger in den Blutkreislauf und damit zuerst zur Leber gelangen können. Dort fördern sie eine Entzündung und eine Insulinresistenz des Lebergewebes. Von der Leber aus werden sie mit dem Blut auch zum Fettgewebe transportiert, wo sie ebenfalls für Entzündungen und Insulinresistenz mitverantwortlich sind.

Noch ein bekannter Effekt: Vegetarier und vor allem Veganer haben einen niedrigeren pH-Wert im Darm als Mischkost-Esser. Der hohe Ballaststoffanteil in der gemüsereichen Kost ermöglicht mehr Säurenbildung, und das ist positiv, denn die Ansiedelung von Krankheitserregern wird dadurch unwahrscheinlicher. Allerdings muss man nicht vegetarisch oder vegan leben, um viele Ballaststoffe aufzunehmen. Das erreicht man auch mit dem Verzehr von Fisch, Geflügel oder Fleisch, sofern man dieses mit reichlich Gemüse, Salat, Beeren, Pilzen und Hülsenfrüchten kombiniert.

Optimale Darmbesiedelung

Die Erforschung der Darmbakterien und ihres Einflusses auf unsere Gesundheit ist vielleicht das spannendste Gebiet, das die Ernährungsmedizin in den letzten Jahrzehnten hervorgebracht hat. Vieles ist noch unklar, aber eines ist sicher: Für eine optimale Darmbesiedelung sollte man reichlich lösliche Ballaststoffe essen. Denn nur diese (und die resistenten Stärken) werden nahezu vollständig bakteriell abgebaut, während nichtlösliche Hemizellulosen nur zu 50 bis 70 Prozent, Zellulose gar nur bis zu 30 Prozent und Lignin sowie Cutin überhaupt nicht fermentiert werden.

Eine ballaststoffarme Ernährung drängt genau die Bakterien zurück, die günstige Effekte im Darm haben. Umgekehrt schützen uns die Effekte der Darmbakterien, wenn wir uns sorgsam um sie kümmern. So kann man beispielsweise mit reichlich löslichen Ballaststoffen Bakterienstämme fördern, die kurzkettige Fettsäuren oder konjugierte Fettsäuren (CLA) bilden, oder solche, die Gallensäuren abbauen. Die kurzkettigen Fettsäuren dienen den Dickdarmzellen bekanntermaßen als Energiequelle und halten diese fit. Außerdem sind sie Grundbausteine für wichtige Stoffe im menschlichen Körper (die Azetylsäure als Vorstufe für die Bildung von Cholesterin, Fettsäuren und Propionsäure als Ausgangsmaterial für die Glukoneogenese in der Leber). Darüber hinaus wird ein Teil von ihnen resorbiert, gelangt auf dem Blutweg zum ZNS und wirkt dort als Signalstoffe, unter anderem im Sättigungszentrum, sodass wir daraufhin trotz

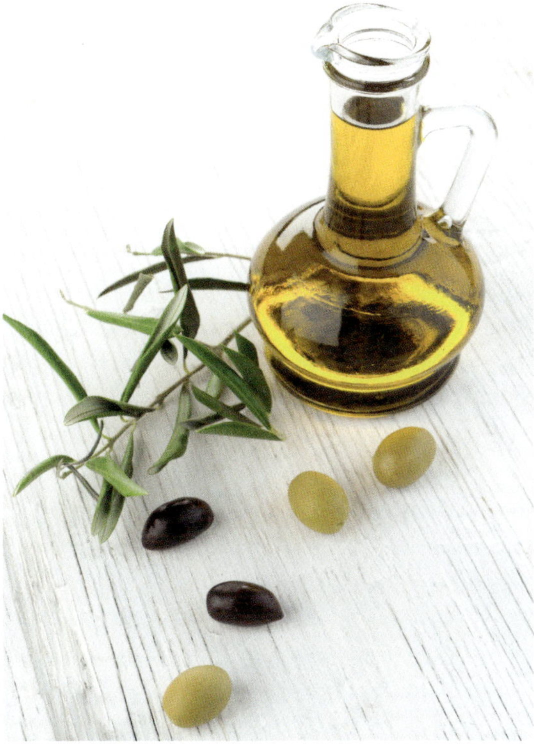

geringerer Kalorienzufuhr ausreichend gesättigt sind. In den Muskel- und Leberzellen fördern kurzkettige Fettsäuren die Insulinsensitivität. Bakteriell gebildete CLA wirken antientzündlich, arteriosklerosehemmend und krebshemmend. Andere Bakterien können Gallensäuren in sekundäre Gallensäuren umbauen, die anschließend auf den Hormonhaushalt des Körpers einwirken.

Darmbakterien und sekundäre Pflanzenstoffe

Eine weitere Eigenheit von Darmbakterien ist ihre Verstoffwechselung von sekundären Pflanzenstoffen wie Polyphenolen. Die sind außer in Gemüse und Früchten in Tee, Kaffee und Wein in sehr hoher Dosis enthalten. Viele Polyphenole sind für den Menschen schlecht resorbierbar und damit nicht verwertbar. Verstoffwechselt fördern sie allerdings das Wachstum günstiger Darmbakterien und hemmen die Bildung einer ungünstigen oder gefährlichen Mikrobiota.

Es existieren auch Darmbakterien, die diese Verbindungen derart umwandeln können, dass für uns pharmakologisch wirksame Substanzen entstehen, die gut resorbiert und im Körper wirksam werden können. So gibt es Darmbakterien, die eine Verbindung namens Tyrosol in Hydroxytyrosol umwandeln. Tyrosol ist ein höherer Alkohol, der als Beiprodukt bei der alkoholischen Gärung entsteht und als Bukettstoff für die gewünschte Geschmacks- und Geruchsbildung – angenehme Weinigkeit und das Spiel des Weins – mit verantwortlich ist. Hydroxytyrosol ist die Wunderverbindung im Olivenöl, die eine sagenhaft starke antioxidative und somit zellschützende Wirkung hat und für den Gesundheitseffekt von Olivenöl verantwortlich gemacht wird.

Seit Langem rätselt man darüber, was für die anhaltend gute Herz-Kreislauf-Gesundheit der Bewohner in den Mittelmeerländern verantwortlich ist. Meist wird auf deren »gesunde Ernährung« getippt. Die Erkenntnisse um die Mikrobiota lassen die Hypothese entstehen, dass es vielleicht gar nicht so sehr der direkte Einfluss ihrer »gesünderen« Ernährung ist, sondern möglicherweise eher den leistungsstarken Darmbakterien geschuldet ist, die unwissentlich über die großen Mengen an Früchten sowie frischem und schonend zubereitetem Gemüse heranwachsen.

FAZIT

Wir merken es kaum, wie unsere Mitbewohner uns offenbar in der Hand haben. Das Gute ist, wir können die »guten« fördern und die »schlechten« verdrängen, indem wir die Ernährung auf mediterran mit mehr löslichen Ballaststoffen umstellen, so wie es im Flexi-Carb-Konzept vorgesehen ist.

Insulinresistenz – vom Schutz zum Dilemma

Insulin ist ein Hormon mit vielen Aufgaben. Unter anderem sorgt es nach dem Essen dafür, dass Kohlenhydrate bzw. der Zucker, aber auch die Fett- und Aminosäuren (Bausteine der Fette und Eiweiße), die im Blut kreisen, in die verschiedenen Zellen gelangen und dort zum Aufbau von Reserven oder Körperstruktur verwendet werden können. Bekannt ist, dass einige Aminosäuren, allen voran jene, die im Milcheiweiß stecken, eine relativ starke Insulinausschüttung bewirken (daher auch die naive Panikmache vor Milch und Milchprodukten im Internet!). Bei den üblicherweise verzehrten Nahrungsmengen sind es jedoch neben dem Traubenzucker vor allem die raffinierten, stärkereichen Getreideprodukte Brot und Backwaren, Chips und Flips und natürlich Sättigungsbeilagen wie Kartoffeln, Reis und Teigwaren, aber auch Kuchen und andere süße Backwaren, Desserts und Süßigkeiten und nicht zuletzt die gezuckerten Getränke, die einen starken Blutzuckeranstieg bewirken und viel Insulin locken.

Glykämischer Index und glykämische Last

Die Blutzucker- und Insulinwirkung eines Kohlenhydratlieferanten kann man am besten an der Höhe seiner glykämischen Last (GL) ablesen. Diese Größe setzt sich zusammen aus der Blutzuckerwirkung von Nahrungsmitteln, dem sogenannten glykämischen Index (GI) und der verzehrten Portionsgröße. Je mehr man von einer bestimmten Kohlenhydratquelle isst, desto höher steigt der Blutzucker- bzw. der Insulinspiegel im Blut an. Die glykämische Last, die den GI und die verzehrte Menge berücksichtigt, ist somit in der Praxis viel aussagekäftiger als der GI allein (siehe Kasten).

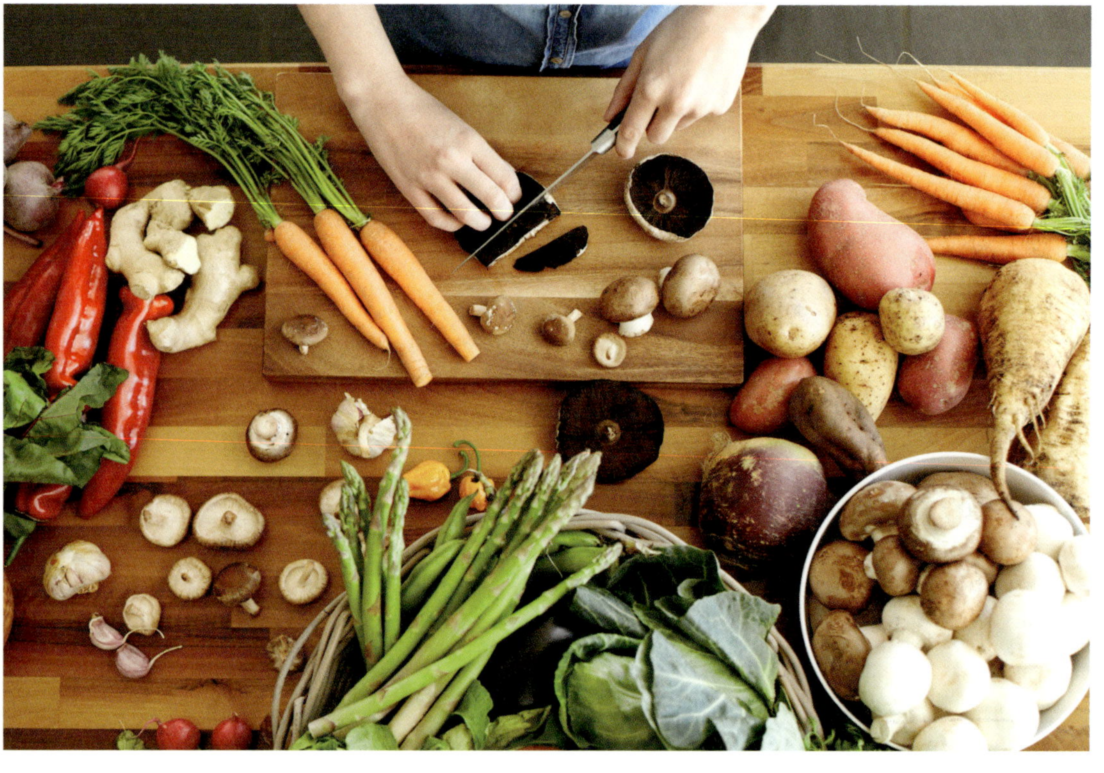

GI und GL – glykämischer Index und glykämische Last

Der glykämische Index (mit GI oder manchmal auch Glyx abgekürzt) gibt an, wie schnell und stark ein kohlenhydrathaltiges Lebensmittel unter standardisierten Bedingungen (nüchterner Verzehr einer Nahrungsmenge, die exakt 50 g Kohlenhydrate liefert) den Blutzuckerspiegel anhebt, verglichen mit der Gabe von 50 g reiner Glukose (Traubenzucker), die den Wert 100 zugeordnet bekommt.
Es gilt:

- ***Kohlenhydratlieferanten mit einem GI von über 70 haben eine schnelle und starke blutzuckersteigernde Wirkung.***
- ***Kohlenhydratlieferanten mit einem GI unter 55 haben eine relativ schwache Wirkung.***
- ***Kohlenhydratlieferanten mit Werten dazwischen haben eine moderate Wirkung.***

Um nicht nur die Qualität, sondern auch die Menge der in einer normalen Portion enthaltenen Kohlenhydrate zu berücksichtigen, wurde das GI-Konzept um die glykämische Last (GL) erweitert.

Man berechnet die GL mithilfe dieser Formel:

$$\frac{\text{GI eines Lebensmittels} \times \text{Kohlenhydratmenge eines Lebensmittels pro verzehrter Portion}}{100}$$

Ein Beispiel:
verzehrte Portion: 100 g Roggen-Vollkornbrot (2 größere Scheiben) mit dem mittleren GI von 57. 100 g Roggen-Vollkornbrot enthalten 37 g verwertbare Kohlenhydrate.

$$\frac{57 \times 37}{100} = 21$$

Da eine GL von mehr als 20 pro Mahlzeit als zu hoch eingestuft wird, muss man feststellen, dass die Empfehlung, 5 bis 6 Scheiben Vollkornbrot pro Tag zu essen, eine zu hohe GL bewirkt.
Alternativen:

- 100 g Kürbis liefern eine GL von 7.
- 100 g rohe Möhren liefern eine GL von 3.
- 100 g Tomaten liefern eine GL zwischen 0 und 1.

Wichtig zu wissen: Die GL entspricht verhältnismäßig in etwa dem Insulinbedarf pro Portion des jeweiligen Lebensmittels, also der Menge an Insulin, die ausgeschüttet wird, um die Kohlenhydratmenge dieser Portion in die Körperzellen zu schleusen.

Glykämische Last (GL)

Um die Blutzucker- und Insulinwirkung von verzehrten Lebensmitteln richtig beurteilen zu können, muss auch die Kohlenhydratmenge pro Portion einkalkuliert werden, und das erfolgt über die glykämische Last (GL). Je niedriger die glykämische Last, desto günstiger ist die Mahlzeit für die Figur und für die Gesundheit.

Bitte beachten Sie die Portionsgrößen! Wenn Sie fünf statt eine Scheibe Vollkornbrot essen, schaltet die Ampel in der Tabelle für eine Scheibe Vollkornbrot mit Grün sofort auf Rot, da die Menge der Kohlenhydrate und somit auch die glykämische Last immens ansteigen.

KLASSIFIZIERUNG DER GLYKÄMISCHEN LAST:

Lebensmittel mit GL bis 10 = geringe glykämische Last (grün)

Lebensmittel mit GL zwischen 11 und 19 = mäßige glykämische Last (gelb)

Lebensmittel mit GL über 19 = hohe glykämische Last (rot)

Getreide, Getreideprodukte und Kartoffeln

Lebensmittel	Portion (g)	Carbs (g) pro Port.	GL pro Portion	Ampel
Baguette	60	36	20	rot
Brötchen	45	24	15	gelb
Bulgur (gegart)	180	31	15	gelb
Cornflakes	30	25	20	rot
Couscous (gegart)	250	58	38	rot
Fladenbrot	50	27	21	rot
Gnocchi (gegart)	180	48	33	rot
Haferflocken	60	38	22	rot
Hirse (gegart)	150	36	26	rot
Kartoffeln (gegart)	200	27–35	20–32	rot
Knäckebrot	30	18	12	gelb
Mais (gegart)	150	32	17	gelb
Nudeln (gegart, 10–15 Minuten)	200	53	26	rot
Nudeln (Vollkorn, gegart)	200	44	18	gelb
Pumpernickel	40	16	8	grün
Reis (natur, gegart)	180	42	29	rot
Reis (weiß, gegart)	180	48	35	rot
Risotto (gegart)	250	88	61	rot
Süßkartoffeln	200	43	30	rot
Vollkornbrot	50	18	10	grün
Weißbrot	60	30	22	rot

Obst und Trockenfrüchte

Lebensmittel	Portion (g)	Carbs (g) pro Port.	GL pro Portion	Ampel
Apfel	125	10	7	🟢
Aprikosen	125	9	3	🟢
Aprikosen (getrocknet)	60	24	7	🟢
Avocado	225	1	<1	🟢
Banane	125	25	15	🟡
Beeren, z. B. Brombeeren, Himbeeren, Erdbeeren, Blaubeeren	125–150	3–11	1–6	🟢
Birnen	125	11	4	🟢
Datteln (getrocknet)	60	40	41	🔴
Feigen (getrocknet)	60	26	16	🟡
Grapefruit	250	23	6	🟢
Honigmelonen	125	6	4	🟢
Kirschen	150	18	11	🟡
Mandarinen	40	4	< 1	🟢
Nektarinen	115	9	4	🟢
Orangen	150	14	5	🟢
Pfirsiche	115	11	5	🟢
Pflaumen	125	13	5	🟢
Wassermelonen	125	6	5	🟢
Weintrauben, dunkel	125	19	11	🟢

Gemüse, Salat und Pilze

Diese Lebensmittelgruppe enthält wenige Kohlenhydrate und die glykämische Last ist sehr gering. Ein paar Ausnahmen gibt es!

Lebensmittel	Portion (g)	Carbs (g) pro Port.	GL pro Portion	Ampel
Kürbis	200	23	15	🟡
Pastinaken	200	20	11	🟡
Rote Bete	200	17	11	🟡

Hülsenfrüchte

Lebensmittel	Portion (g)	Carbs (g) pro Port.	GL pro Portion	Ampel
Bohnen, grün (gegart)	150	30	11	🟠
Bohnen, weiß (gegart)	150	30	11	🟠
Cashewnüsse	60	13	3	🟢
Erbsen (gegart)	150	9	2	🟢
Erdnüsse	100	8	1	🟢
Kichererbsen (Dose, Glas)	150	30	7	🟢
Kidneybohnen (Dose, Glas)	150	17	9	🟢
Linsen (gegart)	150	14–18	4–5	🟢

Milchprodukte

Naturmilchprodukte enthalten 3 bis 5 Gramm Kohlenhydrate pro 100 Gramm.
Die glykämische Last ist gering. Ausnahmen gibt es bei den gezuckerten Varianten.

Lebensmittel	Portion (g)	Carbs (g) pro Port.	GL pro Portion	Ampel
Joghurt (natur)	150	11	2	🟢
Joghurt (Frucht)	150	25	11	🟠
Frozen Yogurt	150	25	13	🟠
Pudding (aus Vollmilch)	200	32	14	🟠

Alkoholfreie Getränke

Lebensmittel	Portion (g)	Carbs (g) pro Port.	GL pro Portion	Ampel
Cola	200	21	12	🔴
Gemüsesaft	200	7	3	🟢
Limonade	200	27	21–27	🔴
Fruchtsaft im Allgemeinen	200	19–27	9–12	🟢🟠

Nüsse, Kerne, Eier, Käse, Fleisch, See- und Süßwasserfische, Schalen- und Krustentiere, Fett und Öle enthalten sehr wenige Kohlenhydrate pro Portion. Die glykämische Last kann aufgrund des geringen Kohlenhydratanteils nicht bestimmt werden.

Quelle: Atkinson, Foster-Powell, Brand-Miller:
International Tables of Glycemic Index and Glycemic Load Values, 2008

Eine hohe Zuckerkonzentration im Blut ist für die Blutgefäße gefährlich. Bei Menschen, deren Körper unempfindlich gegenüber Insulin geworden ist, die also eine Insulinresistenz haben, wird deshalb die Insulinausschüttung und damit der Insulinspiegel im Blut erhöht sein, weil von diesem Botenstoff sofort mehr benötigt wird, damit die Zellen das Insulinsignal doch noch wahrnehmen und den Zucker aus dem Blut aufnehmen. Das kann gewaltige Ausmaße annehmen! Bei massiv Insulinresistenten findet man nach einer Cola mit Kuchen 10- bis 15-mal höhere Insulinspiegel als bei einem schlanken Sportler nach dem gleichen Snack. Der Blutzuckerspiegel wird bei diesen Menschen lange im normalen, gesunden Bereich bleiben, weil durch die krasse Insulinmenge der Zucker immer noch ausreichend aus dem Blut entfernt wird. Erst wenn die Insulinmenge nicht mehr ausreicht, um den Zucker aus dem Blut in die Zellen zu schleusen, steigt auch der Blutzuckerspiegel in den ungesunden Bereichen. Wenn also ein insulinresistenter Mensch nach Cola und Kuchen die 15-fache Insulindosis benötigt, seine Bauchspeicheldrüse aber nur die 14-fache Insulindosis schafft, steigt der Blutzuckerspiegel an, obwohl der Mensch gerade im Insulin »schwimmt«.

Aufgepasst: Insulinresistente Menschen können die Stärke bzw. den daraus entstandenen Zucker nach dem Essen aus dem Blutkreislauf entfernen – doch deswegen gelangen diese noch längst nicht in die eigentlichen Zielgewebe Muskeln und Leber.

Die Schutzfunktion der Insulinresistenz

Die Insulinresistenz der Muskelzellen ist zunächst ein Versuch des Körpers, die Zellen vor einem energetischen Überfluss zu schützen. Wenn Menschen mehr essen, als sie an Energie benötigen, herrscht in den Zellen ein Überangebot von Energiesubstraten. Die Kraftwerke in den Muskelzellen, die Mitochondrien, müssen aus den energiereichen Substraten (Kohlenhydraten und Fett und unter Umständen auch Eiweiß oder Alkohol) das ATP (Adenosintriphosphat) für die Muskelarbeit aufbauen. Wenn aber ständig mehr Zucker und Fett in die Zellen gelangen, als die Mitochondrien verarbeiten können, geraten diese schnell in Stress – denn sie sind sehr empfindlich für ein energetisches Ungleichgewicht. Statt reines ATP produzieren sie unphysiologische Fettverbindungen und viele freie Radikale, die die Mitochondrien schädigen, was alles andere als ein Überlebensvorteil ist.

Um dem vorzubeugen, löst das Gehirn eine Insulinresistenz in den Muskeln aus, sodass viel weniger energiereiche Substrate in die Muskelzellen gelangen. Stattdessen werden diese vermehrt in das Fettgewebe und die Leber geschleust. Beide sind Speicherorgane – die Leber ist ein kleiner Fettspeicher, ein riesiger und ausbaufähiger Speicher ist das Unterhautfettgewebe! Dazu kann die Fettzelle Glukose schnell in Fett umwandeln. Das heißt: Die Insulinresistenz der Muskeln schützt diese zunächst vor metabolischem Stress und leitet den Energieüberschuss ins Fettgewebe um.

Unter gewissen Bedingungen kann Insulinresistenz sogar für das Überleben wichtig sein – zum Beispiel bei einer schweren Verletzung. In dieser Situation sind arbeitende Muskeln nicht von Bedeutung. Dann ist vor allem ein fittes Gehirn gefragt. Damit die Energieversorgung des Gehirns in solchen kritischen Situationen sichergestellt bleibt, schaltet der Körper bei den Muskelzellen auf Insulinresistenz um, sodass die Muskeln dem Gehirn den Zucker nicht wegnehmen und die Energieversorgung und Funktionsfähigkeit des Gehirns erhalten bleiben. Auch beim Fasten werden die Muskeln insulinresistent, damit wenigstens das

Gehirn genügend süßen Treibstoff bekommt. Die Muskeln können problemlos mit Fett arbeiten, sofern ihnen nicht eine Höchstleistung abverlangt wird. Entsprechend wird für die Muskeln auch bei einer sehr kohlenhydratarmen Ernährung eine Insulinresistenz eingeschaltet, damit sie dem Gehirn nicht die raren Zuckermoleküle wegschnappen. Schwangere werden auch insulinresistent – selbst das ist genetisch sinnvoll angelegt –, damit bei unsicheren Lebensverhältnissen wenigstens das Kind im Bauch ausreichend mit Zucker-Energie versorgt wird.

Nachteil einer Insulinresistenz

Doch die Zeiten ändern sich. Inzwischen bewirken die geschilderten Facetten des modernen Lebensstils und der chronische Überschuss an Nahrungsenergie, dass diese genetisch verankerte Möglichkeit zum Überleben permanent eingeschaltet ist. Das bleibt auf Dauer nicht ohne Nebenwirkungen: Wie oben geschildert, kann bei Insulinresistenz trotz erhöhtem Insulinausstoß ins Blut die Glukose nur zum Teil in die Muskelzellen gelangen und als Glykogen abgelagert werden – das heißt niemals in der Menge wie bei einem Menschen mit insulinsensitiven Muskeln.

Auf die Insulinresistenz folgt eine Kohlenhydratspeicherstörung

Insulinresistenz hat auch eine Störung der Glykogensynthese zur Folge – Glykogen ist die Speicherform von Glukose in Muskel und Leber. Bei Insulinresistenz kann der Zucker nur noch sehr beschränkt in die Muskel- und auch nicht in normaler Menge in die Leberzellen aufgenommen werden. Was aber geschieht mit dem Rest der Kohlenhydrate aus der Speise? Mithilfe des vielen Insulins im Blut wird die überschüssige Glukose bevorzugt aus dem Blut in die Fettzellen geschleust, wo sie in Fett umgewandelt wird. Natürlich wird auch das Fett aus der Nahrung mit viel Insulin besonders effektiv und schnell in die Fettzellen geleitet. Dann sind die wichtigsten Energielieferanten nach dem Essen wegen des hohen Insulinspiegels flugs im Fettgewebe eingesperrt und fördern dort die Überladung der Fettzellen – bis diese sich entzünden und insulinresistent werden. So entstehen »kranke«, dysfunktionale Fettzellen (siehe Seite 32).

Inaktivität, Insulinresistenz und Fettspeicherstörungen

Bei Inaktivität werden zuerst die Muskeln insulinresistent. Ein chronisch inaktives Leben ist offenbar genetisch nicht vorgesehen! Da die sich immer stärker füllenden Fettzellen bzw. das weiter expandierende Fettgewebe bei Menschen, die vor allem sitzen, anstatt zu sammeln und zu jagen, nicht mit genügend Blut versorgt werden, geraten die Zellen in Not. Wie reagiert ein unter Sauerstoffmangel leidendes Fettgewebe? Es schaltet das Programm »Entzündung« ein (siehe Seite 32), das sofort mehr Energie zur Wärmeproduktion abzieht und den energetischen Überfluss im Zellinneren auf diese Weise leidlich bekämpfen kann.

Gegen Insulinresistenz hilft Aufklärung, Bildung und Wissen. Betroffene müssen wissen: Wenn sich an meinem Lebensstil nichts ändert, läuft eines Tages alles aus dem Ruder. Die Entzündung der Fettzellen wird chronisch. Entzündete Fettzellen speichern das Fett nicht mehr richtig. Die Fettsäuren »laufen über« und suchen sich neue Speicherplätze, vor allem in Leber und Bauchhöhle.

Aufgaben der Leber

Eine der zahlreichen Aufgaben der Leber ist die Versorgung des Gehirns bzw. gewisser Hirnareale mit Zucker in den Stunden zwischen der Nahrungsaufnahme. In dieser Zeit gibt sie ihre als Glykogen gespeicherte Glukose peu à peu ans Blut ab. Auf diesem Weg gelangt der Zucker stetig zum Gehirn. Die längste Nüchternphase haben wir nachts. Wer um 19 Uhr zu Abend isst und um sieben Uhr frühstückt, muss zwölf Stunden überbrücken. Da das Gehirn für seine nächtlich besonders intensive Arbeit Zucker benötigt, entnimmt es dem Blut ständig die angebotene Glukose. Ohne Nachschub würde es bald zur »Unterzuckerung« kommen. Also gibt die Leber über Nacht kontinuierlich Glukose aus ihrem rund 80 bis 100 g großen Reservoir ans Blut ab. Das reicht locker für die Versorgung in der Nacht. Mit dem Frühstück gelangen wieder Kohlenhydrate ins Blut. Ab diesem Moment wird die Leber als Glukosespender für das Gehirn nicht mehr gebraucht. Also bekommt sie ein Stopp-Signal. Nach dem Frühstück wird sofort Insulin ausgeschüttet, das nicht nur alle Zellen für Zucker öffnet, sondern auch der Leber meldet: keine Zuckerabgabe mehr! Eine verfettete Leber ist aber insulinresistent. Sie reagiert nicht mehr auf das Insulinsignal. Selbst das Basisinsulin, das nachts in der Nüchternphase ausgeschieden wird, bleibt unbeachtet. Die Leber gibt weiterhin mehr Glukose ans Blut ab, als das Gehirn benötigt. So gelangt nach jedem Essen nicht nur der Zucker aus der Nahrung, sondern auch noch Zucker aus der Leber ins Blut! Ein Teufelskreis beginnt: Je fetter die Leber, desto unkontrollierter agiert sie.

Fettleber und die Folgen

Bei einer Fettleber wird der Arzt bei einer Routinekontrolle wahrscheinlich einen erhöhten Triglyzeridspiegel feststellen. Vielleicht stellt er auch einen erhöhten Nüchternblutzuckerspiegel fest. Dafür ist allein die Fettleber verantwortlich.

Wegen einer insulinresistenenten, verfetteten Leber wachen Menschen, die sich auf dem Weg zur Diabetes befinden, mit hohen Nüchternblutzuckerspiegeln auf. Diese werden von Jahr zu Jahr höher. Die Betroffenen merken von alledem nichts. Eines Tages wird der Arzt einen oralen Blutzuckerbelastungstest durchführen, um Diabetes auszuschließen. Gut möglich, dass der Patient danach wegen seines zu hohen Blutzuckerspiegels als Diabetiker eingestuft wird. Falls nicht, kann man keineswegs aufatmen. Der Diabetes ist nur das Endstadium einer langen Krankheitsgeschichte, bei der der Körper kapituliert. Der erhöhte Nüchternblutzuckerspiegel ist der frühzeitige Hinweis, dass man sich bereits auf dem Weg zum Diabetes befindet.

Je fettleibiger jemand ist, desto höher ist die Wahrscheinlichkeit, dass er insulinresistent ist. Wenn er es noch nicht ist, besteht zumindest das Risiko, dass er es bald sein wird. Kommen Bewegungsmangel, Dysstress, Schlaf- und Sonnenlichtmangel sowie Rauchen noch dazu, ist die Wahrscheinlichkeit, insulinresistent zu werden, umso höher. Das erklärt, warum auch schlanke oder nur leicht übergewichtige Menschen eine chronische Insulinresistenz entwickeln können. Da zwei Drittel der Bevölkerung übergewichtig oder fettleibig sind und eine noch größere Mehrheit den ungesunden Lebensstil lebt, dürfte die Mehrheit der Bevölkerung mehr oder minder insulinresistent sein.

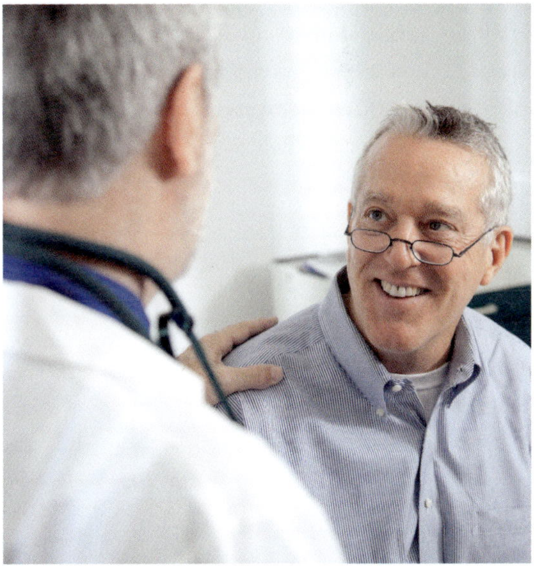

FAZIT

Fett und faul fördert Insulinresistenz.
Hierbei kommt es nach einer üblichen kohlenhydratbetonten Mischkost zu einer besonders hohen Insulinausschüttung ins Blut – in der Fachsprache »Hyperinsulinämie« genannt.

Je insulinresistenter man ist, desto höher steigt nach dem Essen die Insulinkonzentration im Blut an – und das über einige Stunden hinweg. Reicht diese wegen der starken Insulinresistenz aber nicht aus, um den Zucker aus dem Blut zu schleusen, wird man zum Typ-2- Diabetiker. Insulinresistenz bedingt trotz dieses hohen oder sehr hohen Insulinspiegels immer eine Glykogensynthese-Störung. Bei Menschen mit Insulinresistenz bereiten folglich verdauliche Kohlenhydrate Stoffwechselprobleme. Je mehr Kohlenhydrate sie essen, desto größer werden die Probleme.

Dauerhafte Insulinresistenz gerät damit zur wichtigsten Ursache für unsere Zivilisationskrankheiten. Dagegen hilft vor allem: kein Energieüberschuss mehr in den Zellen! Es gibt hierfür zwei Möglichkeiten: erstens weniger Energie mit der Nahrung aufzunehmen und dabei die Kohlenhydratzufuhr zu senken, zweitens durch körperliche Aktivität mehr Energie zu verbrauchen. Idealerweise kombiniert man beides! Beide Empfehlungen sind Bestandteil meines Flexi-Carb-Konzepts.

Die nichtalkoholische Fettleber

Fettleber ist die neue Volkskrankheit! 30 bis 40 Prozent der Erwachsenen haben sie. Bei Übergewichtigen sind es 70 und bei Typ-2-Diabetikern rund 80 Prozent. Doch die wenigsten ahnen es. Sie schmerzt nicht und macht sich auch sonst nicht bemerkbar. Dennoch ist sie brandgefährlich – die nichtalkoholische Fettleber. 1980 wurde der erste medizinische Fachartikel über dieses Krankheitsbild veröffentlicht. Vorher war es so gut wie unbekannt. Erst in den letzten Jahren mehrten sich die Studien über das Auftreten und die Folgen. Wie erklärt sich das? Es muss sich seit den 1970er-Jahren Entscheidendes verändert haben. Vor allem hat sich der Lebens- und Ernährungsstil dramatisch gewandelt, zunächst in der westlichen Welt, in jüngerer Zeit auch im Orient und in Asien.

In der Fachsprache kürzt man die nichtalkoholische Fettlebererkrankung mit NAFLD (englisch: »Non-Alcoholic Fatty Liver Disease«) ab. Sie liegt vor, wenn mehr als 5 Prozent des Lebergewichts aus Fetteinlagerungen bestehen. Nichtalkoholisch deshalb, weil sie nicht durch erhöhten Alkoholkonsum entsteht, das heißt, wenn eine Frau regelmäßig höchstens 20 g und ein Mann maximal 30 g Alkohol pro Tag trinkt. Die NAFLD ist eine von allen anderen Risikofaktoren unabhängige Ursache für Diabetes und Herz-Kreislauf-Erkrankungen.

Zur Erinnerung:
Durch zu viele Kalorien in der Ernährung wird das Zuviel der zugeführten Nährstoffe in Fett verwandelt und für schlechte Zeiten als Tröpfchen in den Zellen abgelagert. Kranke, entzündete und insulinresistente Fettzellen verlieren ihre ureigenste Aufgabe, Fett kontrolliert zu speichern. Etwa 50 bis 60 Prozent des Fettes,

Foie gras – Stopfleber

Wie produziert man eine Gänse- oder Entenstopfleber? Die Tiere werden drei Wochen lang drei- bis viermal täglich mit einem Nahrungsbrei aus Mais oder anderem Getreide und etwas Schweineschmalz zwangsernährt. Das Mastfutter besteht fast nur aus Kohlenhydraten!

Wenn heute Produzenten den Tierschutz-Gedanken beachten und auf das brutale Stopfen verzichten, verfüttern sie große Mengen überreifer Früchte. Das fressen die Vögel gerne – Smoothies für Gänse! Der hohe Fruchtzuckergehalt verfettet die Leber besonders effektiv. Was bei den Gänsen prächtig funktioniert, gelingt auch bei Menschen – mit dem Unterschied: Wir mästen uns freiwillig.

das man in einer nichtalkoholischen Fettleber antrifft, stammen aus solchen dysfunktionalen, »kranken« Fettzellen des Unterhautfettgewebes (siehe Seite 32). Der geringere Teil entstammt der Nahrung. Bei Insulinresistenz und hohen Insulinspiegeln ist nicht das Nahrungsfett das große Problem, sondern es sind die Kohlenhydrate, die die Menschenleber besonders fett machen! Seit den 1980er-Jahren isst die Welt immer mehr Kohlenhydrate in Form von Weißmehlprodukten, ballaststoffarmen, stärke- und zuckerreichen Speisen und trinkt zuckerreiche Getränke. Kombiniert mit geringer körperlicher Aktivität, wenig Schlaf und Sonnenlicht sowie Rauchen und Stress – eben den typischen Lebensstilfaktoren – ist das eine perfekte Grundlage für die Verfettung der Leber!

Fruchtzucker – besonders effektiv

Besonders effektiv verfettet die Leber durch Fruchtzucker, wenn eine »normale« Dosis überschritten wird. Nur Leberzellen können Fruchtzucker verarbeiten und daraus für alle Zellen verwertbare Glukose (Traubenzucker) machen. Das bedeutet, der Fruchtzucker aus der Nahrung landet zunächst in der Leber. Ist die angeflutete Menge so groß, dass die Leber mit der Umwandlung in Traubenzucker nicht nachkommt, macht sie blitzschnell Fett daraus.

Fettbildung aus Kohlenhydraten

Wenn gesunde, schlanke Menschen einige Wochen lang bei ausgeglichener Energiebilanz (siehe Seite 21) sehr kohlenhydratbetont und relativ eiweißarm essen, nimmt die Fettbildung in der Leber bereits zu. Essen sie dagegen bei vergleichbarer Energiezufuhr über den gleichen Zeitraum kohlenhydratbeschränkt, eiweiß- und fettbetont, nimmt der Fettgehalt der Leber ab.

Besonders krass ist die Fettbildung aus Kohlenhydraten in der Leber, wenn Menschen mit Insulinresistenz bei den ach so gesunden komplexen Kohlenhydraten kräftig zugreifen! Ob komplexe Kohlenhydrate wie Stärke oder einfache wie die Zucker – verdauliche Kohlenhydrate werden immer ganz schnell zu ein und derselben Substanz

ab- und umgebaut: Glukose. Viele Kohlenhydrate in der Nahrung bedeuten folglich immer einen hohen Glukoseeinstrom ins Blut. Entsprechend kommt es dabei stets zu einer hohen Insulinausschüttung ins Blut. Das viele Insulin aktiviert dann Gene in der Leber, die Enzyme hervorbringen, welche die Umwandlung von Kohlenhydraten in Fett höchst effizient vorantreiben.
Diese Zusammenhänge wurden erst in den letzten Jahren erforscht und stehen noch nicht in den Lehrbüchern. Entsprechend empfehlen viele Ärzte und Ernährungsberater bei Fettleber fatalerweise immer noch eine besonders fettarme, kohlenhydratbetonte Diät.

Wie wehrt sich die Fettleber?

Die fetter werdende Leber versucht immer dringlicher, das Fett wieder loszuwerden, und schickt es in den Blutkreislauf. So verteilt sich das Fett mehr und mehr auf die anderen Organe. Eines der Ziele: die Bauchspeicheldrüse. Auch sie verfettet mit der Zeit. Ihre Zellen entzünden sich und werden ebenfalls insulinresistent. Ihre Beta-Zellen, die das Insulin produzieren, werden normalerweise selbst von außen über Insulin gesteuert, damit sie ihre Funktion erfüllen und geregelt werden können. Fette, kranke Beta-Zellen verlieren jedoch ihre Funktionsfähigkeit und stellen Stück für Stück ihre Arbeit ein. Damit wird es immer schwieriger, den besonders hohen Insulinbedarf eines Insulinresistenten nach den Mahlzeiten zu decken.

Schließlich verfetten auch noch die Alpha-Zellen der Bauchspeicheldrüse und entzünden sich. Deren Aufgabe ist die Produktion des Hormons Glukagon, einer Art Gegenspieler des Insulins. Es signalisiert der Leber bei niedrigem Insulinspiegel, Glukose ans Blut abzugeben. Fette und kranke Alpha-Zellen werden nicht mehr optimal reguliert. Sie geben eines Tages zu viel und zu häufig Glukagon ans Blut ab, was die Leber wiederum zu einer ständigen Glukoseabgabe ans Blut animiert. Das sind zwei in sich greifende Teufelskreise, die sich über Jahre langsam aufbauen und ohne Gegenmaßnahmen nicht zu stoppen sind. Etwa nach sieben bis zehn Jahren erreicht einen dann, nachdem ein hoher Nüchternblutzucker festgestellt wurde, völlig »überraschend« die Diagnose: Typ-2-Diabetes!
Früher, als fast ausschließlich Senioren betroffen waren, hat man Typ-2-Diabetes als »Altersdiabetes« bezeichnet. Diese Bezeichnung erübrigt sich nunmehr, da immer mehr junge Menschen daran erkranken. Die wesentlichen Merkmale dieser Zuckerkrankheit sind zu hohe Blutzuckerkonzentrationen sowohl nüchtern in der Früh als auch nach dem Essen. Durch die täglich über Stunden andauernde hohe Blutzuckerkonzentration wird eine Eiweißverbindung des roten Blutfarbstoffs (Hämoglobin) »verzuckert«. Sie nennt sich HbA1c. Der Grad dieser Verzuckerung ist ein Indikator dafür, wie hoch die durchschnittliche Blutzuckerkonzentration der letzten Wochen war. Deshalb nennt man das HbA1c auch den Langzeit-Blutzuckerwert.

Das metabolische Syndrom

Hohe Blutfettkonzentration und hoher Nüchternblutzucker sind direkte Folgen einer Fettleber. Bei einem hohen Triglyzeridspiegel stellt der Körper auch zu wenig von dem guten HDL-Cholesterin her – alle drei sind leberabhängige Risikofaktoren für Herz- und Gefäßkrankheiten. Nur indirekt ist hingegen der Zusammenhang mit dem Bauchumfang. Wenn die Taille eine Apfelform bekommt, ist das ein Hinweis, dass in der Bauchhöhle kein Platz mehr war und die weitere Fettspeicherung nur durch eine Ausdehnung der Bauchwand möglich war. Auch ein erhöhter Blutdruck ist häufig indirekt mit einer Fettleber verbunden. Hohe Insulinkonzentrationen hemmen unter anderem die Salzausscheidung in der Niere, wodurch sich das Blutvolumen und damit auch der Druck erhöhen.

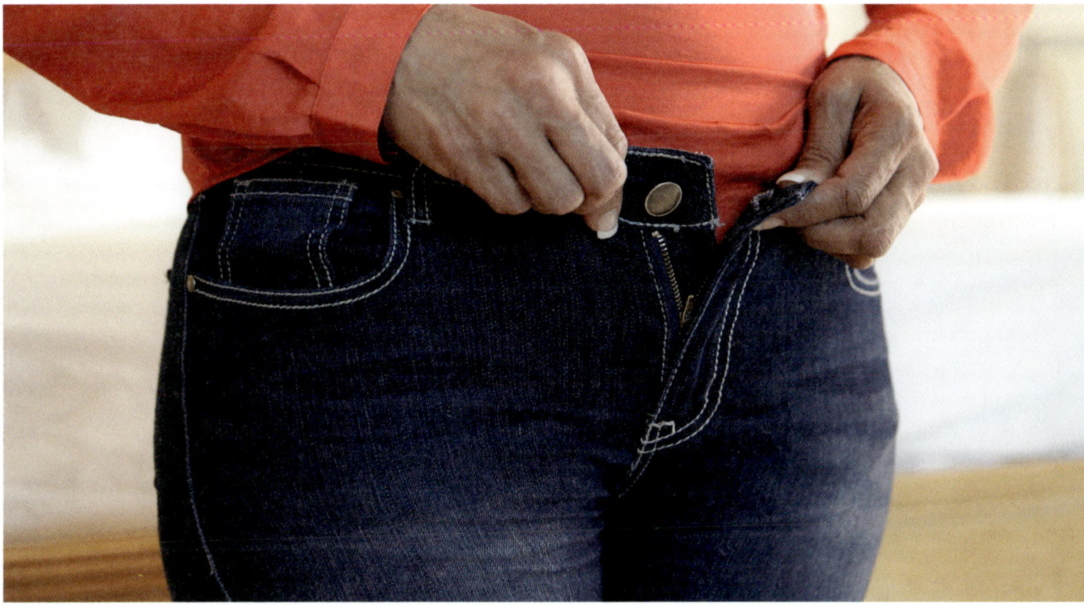

Damit sind fünf Risikofaktoren für Herz- und Hirninfarkt genannt. Wenn bei einem Menschen gleichzeitig drei dieser fünf Merkmale festgestellt werden, spricht man von einem metabolischen Syndrom (MetS). Bei vielen Menschen treten vier oder alle fünf gleichzeitig auf.

Definition des metabolischen Syndroms

- *Blutdruck ist größer oder gleich 135:85 mmHG*
- *Taillenumfang von mindestens 80 Zentimetern bei Frauen bzw. mindestens 94 Zentimetern bei Männern*
- *Nüchtern-Blutzucker von mindestens 100 Milligramm pro Deziliter*
- *Triglyzeride von mindestens 150 Milligramm pro Deziliter*
- *HDL-Cholesterin kleiner oder gleich 50 Milligramm pro Deziliter bei Frauen bzw. 40 Milligramm pro Deziliter beim Mann*

Es ist durchaus möglich, dass noch ein sechster, siebter oder achter Risikofaktor dazukommt. Das wäre nicht ungewöhnlich bei einer nichtalkoholischen Fettleber: gestörte Blutgerinnung bzw. Thromboseneigung, systemische Entzündungen und erhöhte Harnsäure. Auch dies sind Risikofaktoren für Herz- und Hirninfarkt.

FAZIT

Wenn 30 bis 40 Prozent der Erwachsenen eine nichtalkoholische Fettleber haben und die wenigsten davon wissen, sollte man sich für dieses Thema endlich mehr interessieren und eine entsprechende Untersuchung einleiten. Da für eine Fettleber und ihre Folgen Kohlenhydrate besonders kritisch sind, sollte man den Betroffenen zu einer Ernährungsweise raten, die das berücksichtigt. Doch woher weiß man, dass man betroffen ist? Dafür sind Vorsorgeuntersuchungen da und immer mehr Ärzte bieten diese an.

Prevention First

Ich kooperiere seit vielen Jahren mit einer Gruppe von Ärzten, die sich der Präventivmedizin verschrieben hat und sich »Prevention First« nennt.[4] Der Gründer, Dr. Johannes Scholl aus Rüdesheim, ist gleichzeitig Präsident der Deutschen Akademie für Präventivmedizin.[5] Im Rahmen ihres sehr seriösen Check-up-Konzepts, das primär die Lebenszeitperspektive der Gesundheit im Blick hat, bewertet Prevention First grundsätzlich auch das Diabetesrisiko. Prevention First hat Tausende Untersuchungen durchgeführt, meist an Angestellten im mittleren und höheren Management. Dabei haben sie bei mehr als 40 Prozent der Männer und rund 20 Prozent der Frauen eine Vorstufe der Zuckerkrankheit festgestellt.

Grundsätzlich wird bei dem Check-up neben der Messung des Bauchumfanges, der Beurteilung einer möglichen Leberverfettung im Ultraschall und der Bestimmung von Nüchternblutzucker und HbA1c auch die Insulinresistenz ermittelt. Letzteres errechnet sich mit dem sogenannten HOMA-Index. In den gehen Nüchternblutzucker- und Nüchterninsulinspiegel über eine Formel ein. Ein HOMA-Index von 6, der für eine schwere Insulinresistenz spricht, besagt beispielsweise, dass die Bauchspeicheldrüse mehr als sechsmal so viel Insulin produzieren muss wie normalerweise üblich. Somit stellt sich die Frage: Wie lange hält sie das durch? Zum Vergleich: Eine normale Insulinsensitivität weist einen HOMA-Index-Wert von weniger als 2,6 aus. Im Zweifelsfall wird auch ein Blutzucker-Belastungstest gemacht. Man muss 75 g Traubenzucker in Wasser gelöst nüchtern trinken, und dann werden die Blutzucker- wie auch die Insulinkonzentration im Blut nach einer und nach zwei Stunden gemessen. Damit lässt sich noch genauer beurteilen, wie insulinresistent ein Patient ist: Je mehr Insulin im Verhältnis zur Zuckerkonzentration im Blut vorliegt, desto stärker ist die Insulinresistenz.

Bei Insulinresistenz empfehlen die Prevention-First-Ärzte den Betroffenen bereits seit vielen Jahren, den Kohlenhydratanteil in der Ernährung umso strenger zu beschränken, je ausgeprägter die festgestellte Insulinresistenz ist. Der Erfolg gibt ihnen recht: Auf dem Europäischen Diabetespräventionskongress haben sie kürzlich Langzeitdaten präsentiert, die belegen, dass ihre Empfehlung einer mediterranen Low-Carb-Ernährung sowie von Ausdauer- und Krafttraining das Risiko für Diabetes um 80 bis 90 Prozent senkt.[6]

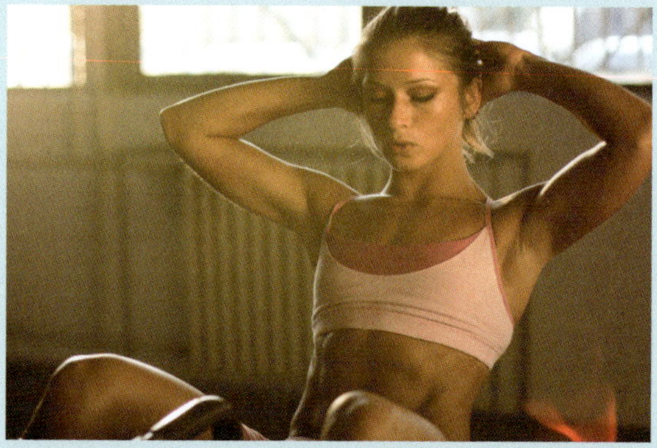

4 https://www.preventionfirst.de
5 https://www.akaprev.de
6 Scholl, J.; Kurz, P.: "A Contemporary Health Check-up with Individual Lifestyle Coaching Can Substantially Lower Diabetes Risk in Patients with Pre-diabetes – the PF Study." Abstract P496, EuroPRevent Kongress, Lissabon, 19.05.2015

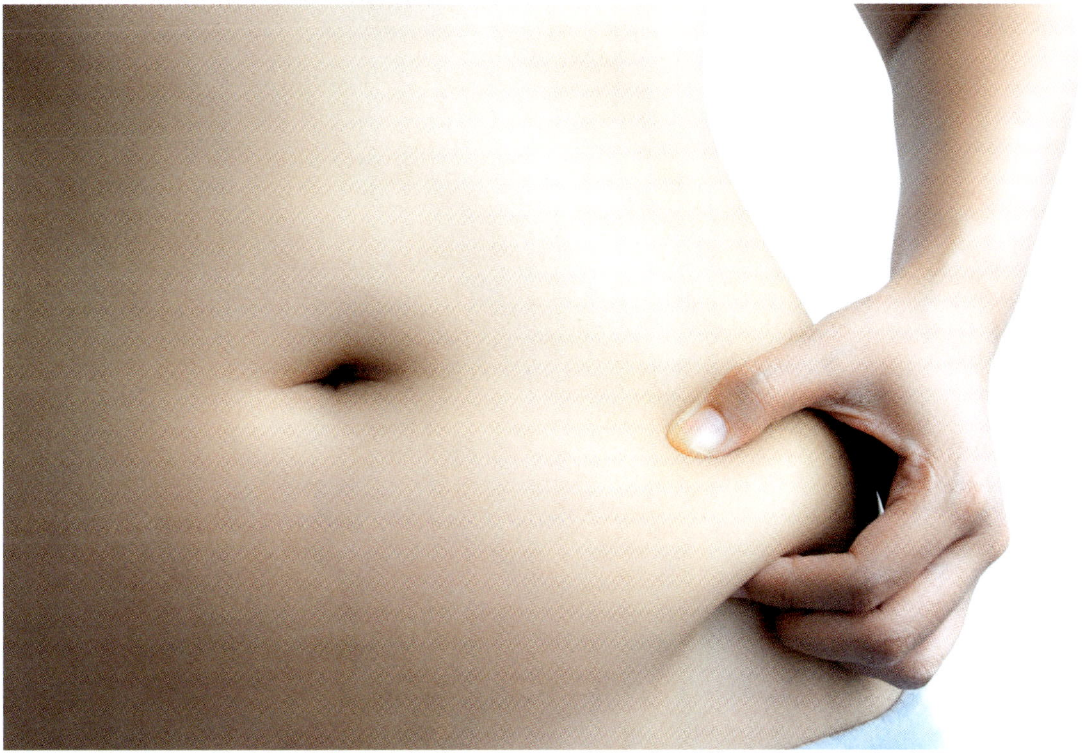

Fettleber-Index beachten

Auf Insulinresistenz sollten sich zumindest alle testen lassen, die einen dicken Bauch entwickelt haben und sich wenig körperlich aktivieren. Da der HOMA-Index primär die Insulinresistenz der Leber wiedergibt und da eine nichtalkoholische Fettleber noch deutlicher als das metabolische Syndrom vorhersagt, ob man sich auf dem Weg zu Diabetes und Herz-Kreislauf-Erkrankungen befindet, sollte man auch die Leber rechtzeitig untersuchen lassen, um bei entsprechender Diagnose durch Umstellung seines Lebens diesem Schicksal noch entfliehen zu können.

Bei Verdacht auf Leberverfettung wird vom Arzt in der Regel eine Ultraschalluntersuchung gemacht. Diese einfache Technik ist leider nicht sehr sensibel: Sie reagiert erst, wenn über 10 oder 15 Prozent der Zellen sichtbar Fett eingelagert haben, und erlaubt keine genaue Einschätzung des Ausmaßes der Verfettung. Viel genauer wäre eine Biopsie, bei der mit einer Hohlnadel Gewebe aus dem Organ entnommen und dann mikroskopisch untersucht wird. Da sie mit viel Unannehmlichkeiten und Risiken verbunden ist, wird sie ungern zur Diagnose von Frühstadien der Fettleber eingesetzt.

Die berühmten »Leberwerte« für sich betrachtet zeigen leider eine Fettleber nicht sicher an. In 80 Prozent der Fälle erscheinen die Leberwerte bei einer Verfettung unauffällig. Nur im Rahmen einer Rechenformel, des von italienischen Forschern entwickelten »Fatty Liver Index« (FLI), gewinnt einer davon, der Gamma-GT (GGT), eine größere Aussagekraft. Der FLI hat sich in Studien bewährt, ist aber noch nicht vielen Ärzten bekannt. Um ihn zu berechnen, benötigt man ein paar einfache Laborwerte: neben dem GGT (in U/l) noch den Triglyzeridspiegel (in mg/dl), den BMI und den

Bauchumfang (in cm). Diese Werte gibt man in einen Laborrechner ein. Das System rechnet dann automatisch Ihren FLI aus. Diese finden Sie kostenlos im Internet.

Ein FLI von 60 und höher gibt mit 78-prozentiger Wahrscheinlichkeit an, dass eine Fettleber vorliegt. Umgekehrt weist ein FLI von weniger als 20 darauf hin, dass mit 91-prozentiger Wahrscheinlichkeit keine Fettleber vorliegt. Bei einem hohen Wert ist eine Ernährungs- und Lebensstiländerung dringend angezeigt. Das Ziel muss sein, auf unter 60 zu kommen.

Flexi-Carb ist dazu die richtige Basis-Ernährung. Wer seine Leber schnell und effektiv entfetten will, kann auch ein speziell von mir konzipiertes »Leberfasten« durchführen.[7] *Damit lässt sich die Leber besonders schnell und effektiv entfetten, um den Folgeerkrankungen der Fettleber vorzubeugen.*

[7] *www.leberfasten.de*

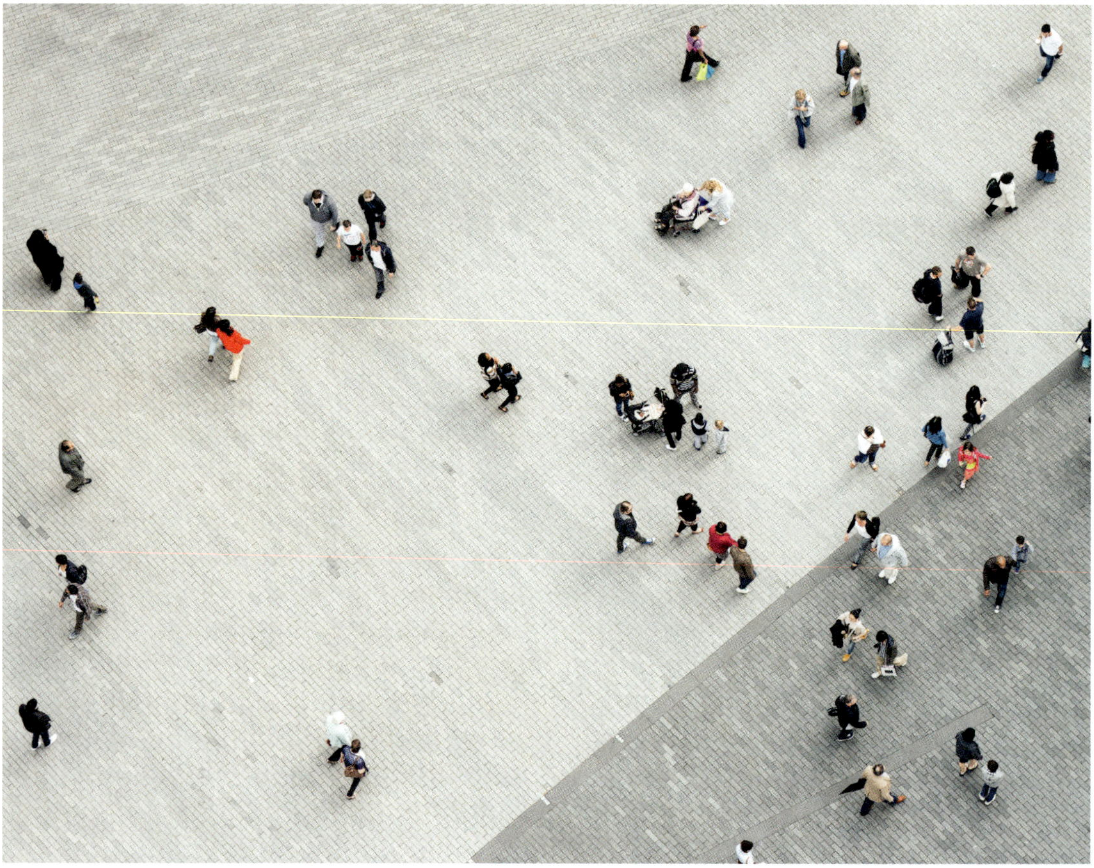

Gibt es eine Ernährung für alle?

Nach 36 Berufsjahren kann ich die zentrale Frage meines Fachgebiets noch immer nicht beantworten: Was ist gesunde Ernährung? Genau diese Frage wird mir aber ständig gestellt, von Studenten und Journalisten, Kollegen, Freunden und Bekannten. Offenbar ist der Glaube tief verankert, dass es dort draußen irgendwo eine Zauberformel gibt, die ewige Gesundheit garantiert. Es ist wohl der unbändige Wunsch nach der Patentlösung, verpackt in ein paar Regeln, natürlich leicht umsetzbar und für alle passend. Vor allem haben uns die Jahrzehnte der Forschung gelehrt, dass ein und dieselbe Ernährungsweise bzw. Nährstoffzufuhr bei verschiedenen Menschen sehr unterschiedliche, teils sogar gegensätzliche Wirkungen zeigen kann.

Die Rolle der Fachgesellschaften

In den meisten zivilisierten Ländern haben sich Fachgesellschaften formiert, die Ergebnisse der wissenschaftlichen Arbeiten auswerten und daraus Empfehlungen für die Bevölkerung ableiten. In Deutschland ist dafür die Deutsche Gesellschaft für Ernährung (DGE) zuständig (siehe Seite 17), in Österreich und in der Schweiz gibt es vergleichbare Fachgesellschaften. Bislang folgt die DGE dem bevölkerungsbezogenen Ansatz mit dem Ziel, den Großteil der Bürger adäquat mit Nährstoffen zu versorgen. Entsprechend pauschalisiert fallen ihre konkreten Empfehlungen aus. Unterschieden wird lediglich zwischen bestimmten Personengruppen wie Schwangeren, Stillenden oder Senioren.

Diese Fachgesellschaften definieren eine »vollwertige Ernährung« als Basis für bedarfsgerechtes, gesundheitsförderndes Essen und Trinken, was dazu beiträgt, Wachstum, Entwicklung und Leistungsfähigkeit sowie die Gesundheit des Menschen ein Leben lang zu fördern bzw. zu erhalten. Sie propagieren offenbar die Hose, die allen passt. Faszinierend finde ich immer wieder, dass sie heute noch die gleiche Hosengröße anpreisen wie vor 50 Jahren, als die Menschen noch schlank und bewegungsaktiv waren! Wenn sich bei den »offiziellen« Ernährungsempfehlungen nie etwas ändert – würde das nicht bedeuten, dass die Ergebnisse der vielen Forschungsarbeiten aus den letzten Jahrzehnten die DGE-Regeln weitgehend stützen? Oder zumindest, dass sie nichts erbracht hätten, was zu einer Änderung der bestehenden Sichtweise gezwungen hätte? Wahnsinn – was man sich an Milliarden Forschungsgelder hätte sparen können!

Vorbeugen ist besser als heilen

Das Flexi-Carb-Konzept integriert die aktuellsten Erkenntnisse aus der Wissenschaft zur Frage, welche und wie viele Nahrungsmittel gesundheitlich förderlich sind. Und es basiert auf der Erkenntnis, dass unterschiedliche körperliche Voraussetzungen und Lebensstile mit anderen Ernährungsstrategien beantwortet werden müssen, um die Gesundheit optimal zu fördern. Flexi-Carb passt die Kohlenhydratzufuhr so flexibel an die individuellen Bedingungen an, dass die negativen Folgen des modernen Lebensstils möglichst gering sind oder ganz vermieden werden. Umso wichtiger ist es natürlich, sich an die Regeln von Flexi-Carb zu halten, je mehr man bereits von Fettleibigkeit, Insulinresistenz und Fettleber betroffen ist. Handeln Sie, bevor es zu spät ist. Sind die Krankheiten erst einmal etabliert, reichen Lebensstiländerungen und Ernährungsumstellung oftmals nicht mehr aus.

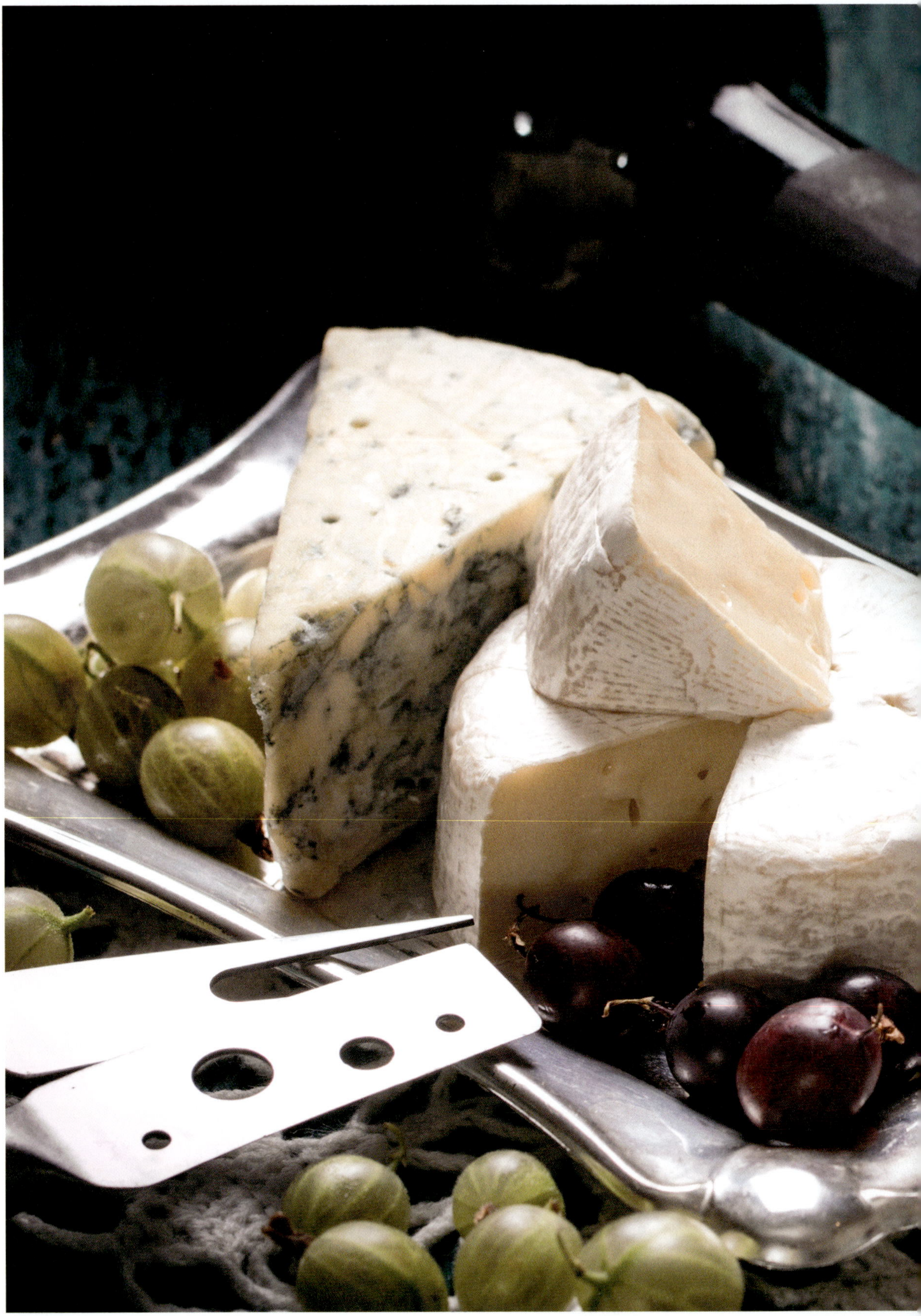

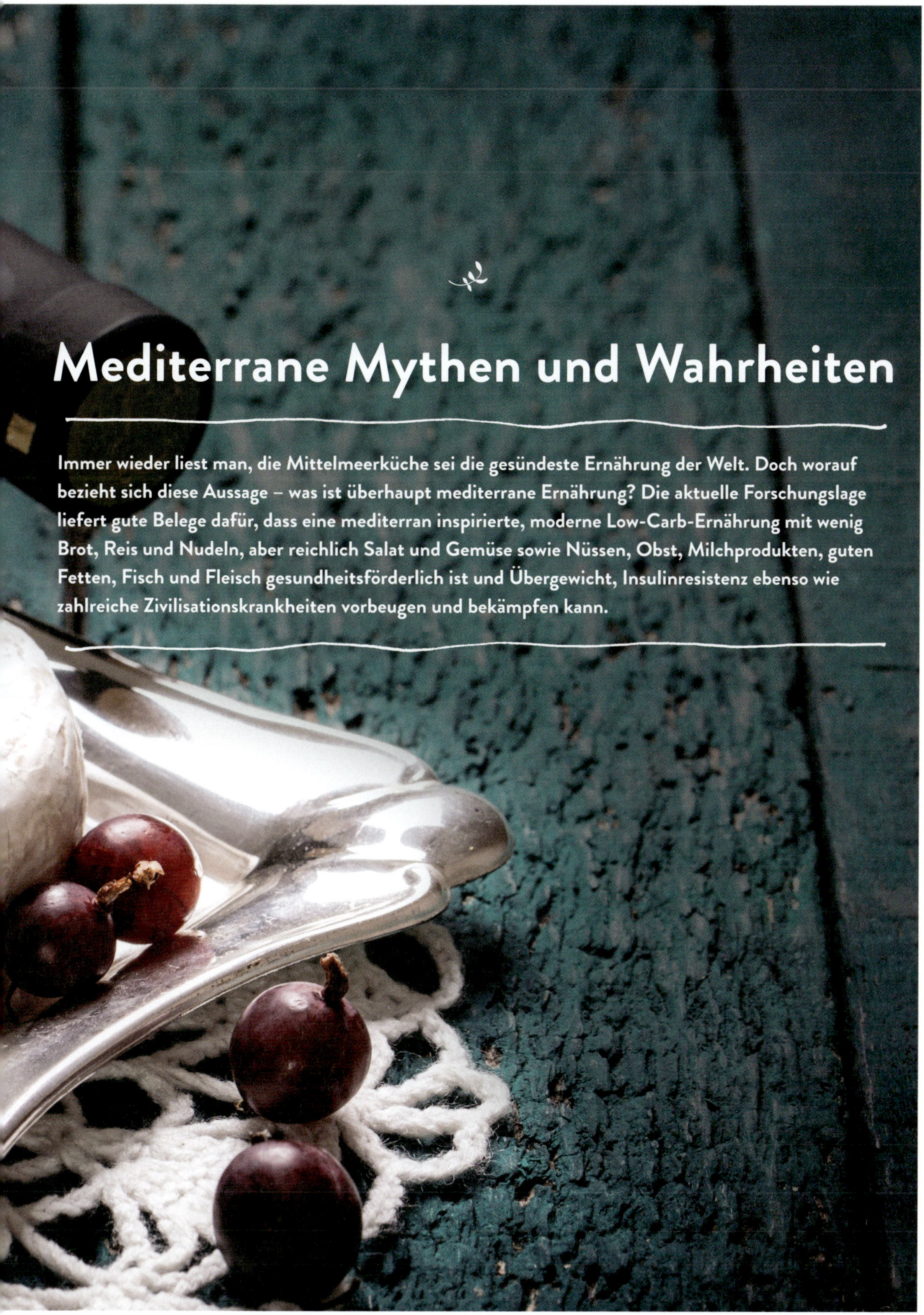

Mediterrane Mythen und Wahrheiten

Immer wieder liest man, die Mittelmeerküche sei die gesündeste Ernährung der Welt. Doch worauf bezieht sich diese Aussage – was ist überhaupt mediterrane Ernährung? Die aktuelle Forschungslage liefert gute Belege dafür, dass eine mediterran inspirierte, moderne Low-Carb-Ernährung mit wenig Brot, Reis und Nudeln, aber reichlich Salat und Gemüse sowie Nüssen, Obst, Milchprodukten, guten Fetten, Fisch und Fleisch gesundheitsförderlich ist und Übergewicht, Insulinresistenz ebenso wie zahlreiche Zivilisationskrankheiten vorbeugen und bekämpfen kann.

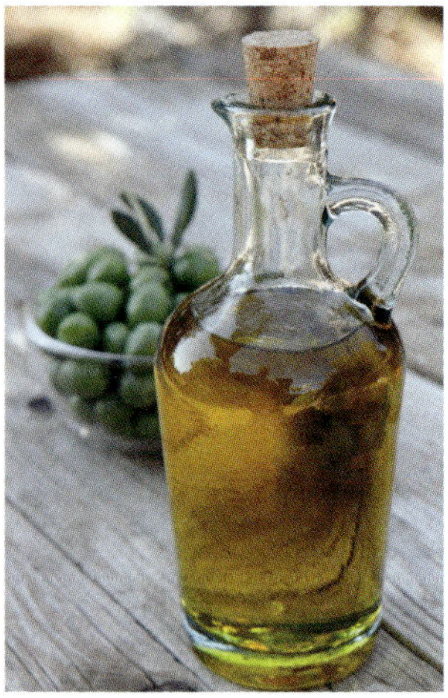

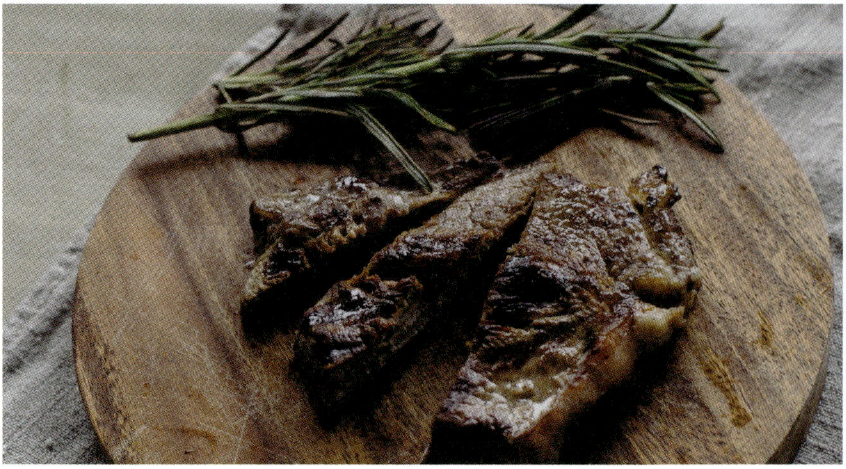

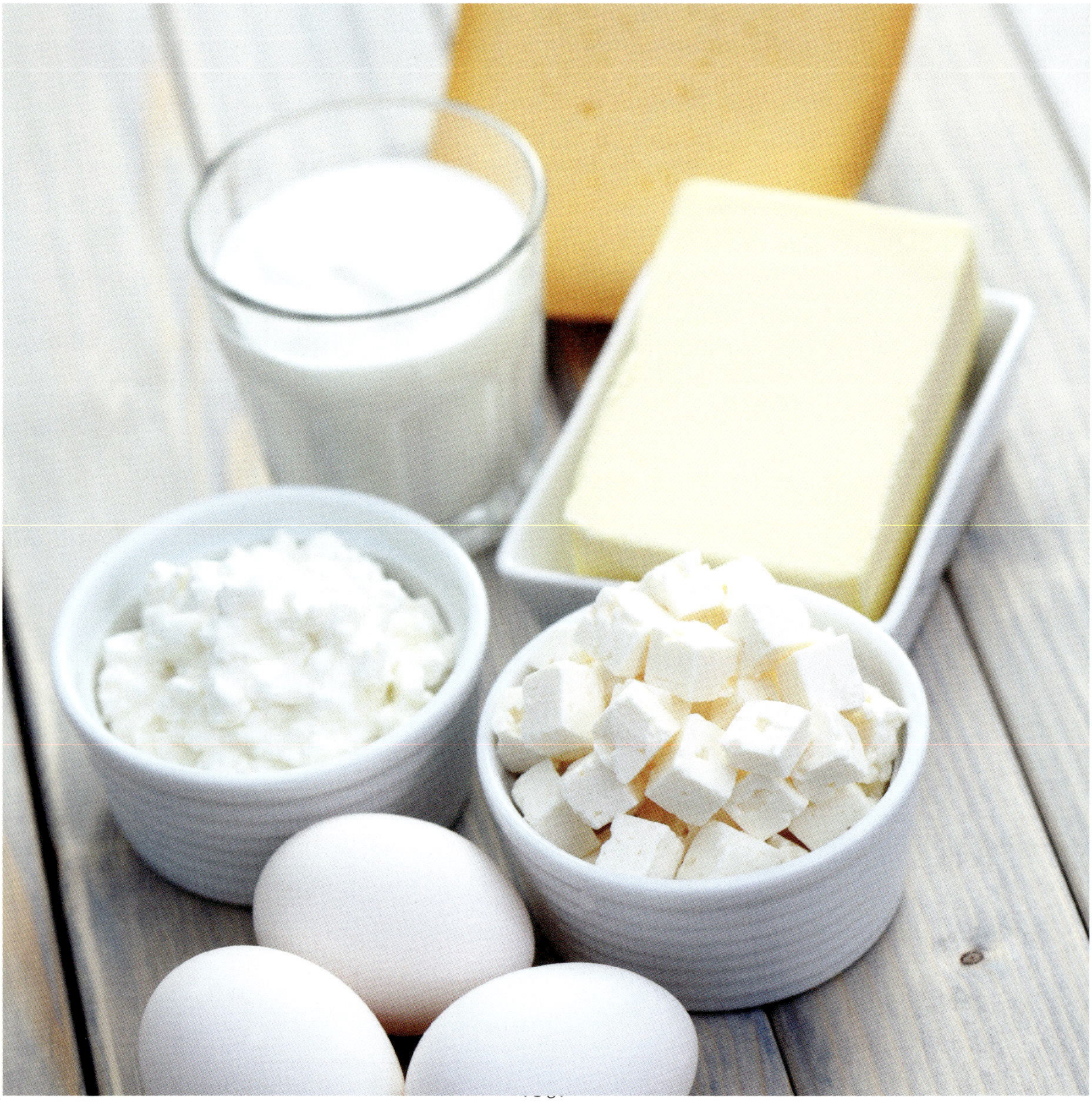

Welche Ernährung darf als die gesündeste gelten?

Wenn »gesunde Ernährung« thematisiert wird, dreht es sich im Allgemeinen um die Frage, wie man ernährungsabhängigen Krankheiten vorbeugen kann. Damit sind die sogenannten Zivilisationskrankheiten gemeint, allen voran Übergewicht, Diabetes, Herz-Kreislauf-Erkrankungen und viele Krebsarten. Wenn es darum geht, welche Kostform am gesündesten ist, kommt man an der mediterranen Ernährung nicht vorbei. Seit vielen Jahren gilt sie bei der Mehrheit der Ernährungsexperten auf der Welt als vorteilhafteste Ernährungsform. Doch gibt es die eine mediterrane Ernährung? Bei genauer Betrachtung wird schnell klar, dass es nicht nur in der Ernährungsweise große Unterschiede zwischen den verschiedenen Regionen am Mittelmeer gibt, sondern auch bei der Häufigkeit der genannten Zivilisationskrankheiten. Insofern stellt sich die Frage: Von welcher mediterranen Ernährung können die Menschen in der heutigen Zeit in Deutschland und im Rest der Welt profitieren?

In diesem Teil des Buches möchte ich zur Klärung zunächst einen kleinen historischen Abriss geben und weiterhin darstellen, welche Aspekte einer traditionellen mediterranen Ernährung angesichts der neuesten Erkenntnisse der Ernährungswissenschaft auch heute noch als präventiv wirksam gelten können. Im Zuge dessen werde ich einige wesentliche Studien der letzten Jahrzehnte vorstellen und kritisch beleuchten. Leider liefert die Wissenschaft nicht immer klare, eindeutige Ergebnisse, sondern durchaus Widersprüchliches und Gegensätzliches. Da meine Bücher nicht nur von interessierten Laien, sondern auch von Ernährungsfachkräften und Ärzten gelesen werden, möchte ich dabei etwas tiefer in die komplexe Materie einsteigen. Mit dem Hintergrund meiner nunmehr 36-jährigen Berufserfahrung werde ich jene Erkenntnisse aus den vielen Forschungsergebnissen destillieren, die ich mit gutem Gewissen weitergeben kann. Dabei beschäftigen mich vor allem folgende Fragen: Was kann als das am besten gesicherte Wissen gelten? Mit welchen Nahrungsmitteln ist die beste präventive Wirkung zu erwarten? Aber auch: Welche der alten Vorstellungen sind unhaltbar und müssen endlich über Bord geworfen werden?

Solch eine Abhandlung wissenschaftlicher Hintergründe und Zusammenhänge wird vielleicht nicht alle, aber erfahrungsgemäß doch viele Leser interessieren.

Die Schlussfolgerungen, die ich aus meiner Beschäftigung mit der Studienlage gezogen habe, werden im dritten Teil ab Seite 103 noch ausführlich und praxisgerecht dargestellt. Dort wird eine Lebensmittelkomposition präsentiert, die man als modifizierte oder auch moderne mediterrane Ernährung bezeichnen kann, die ausreichend wissenschaftlich belegt ist und die sich sehr gut an den individuellen Lebensstil der heutigen Zeit anpassen lässt: mein Flexi-Carb-Konzept!

Mediterrane Ernährung – eine Wunder-Ernährung?

Über Ernährungsthemen wird mehr gestritten denn je. Trotz der zahllosen neuen und detaillierten Erkenntnisse über die Zusammenhänge von Nahrung und Körperfunktionen, die die Forschung in den letzten Jahren geliefert hat, gibt es leider immer noch mehr Fragen als Antworten. Wenn man die Experten dieser Welt nach der gesündesten Ernährungsform fragen würde, gäbe es dennoch einen Konsens – und ich gehe jede Wette ein, die mediterrane Ernährung würde mit riesigem Abstand auf Rang eins landen.

Zu dieser Einschätzung mag auch beitragen, dass mediterran essen emotional positiv besetzt ist. Das klingt nach Urlaub, Sonne, Sand und Meer, lauen Abenden mit Familie und Freunden, mit Wein, Spaß und Entspannung. All das fördert zweifellos das Wohlbefinden und damit die Gesundheit. Hinzu kommt, dass mediterranes Essen aus frischen, regionalen und saisonalen Zutaten komponiert ist, den meisten Menschen hervorragend mundet und eine willkommene Abwechslung zum heimischen Essen bietet. Bei keiner anderen Ernährungsweise verbindet man pralle Lebensfreude so stark mit gesundem Genuss. Zudem hat die UNESCO die Mittelmeerküche auch noch – auf Antrag Spaniens, Griechenlands, Italiens und Marokkos – auf die Liste des Weltkulturerbes der Menschheit aufgenommen.

Die Küchen der Mittelmeerregion

Im Grunde gibt es »die« mediterrane Küche nicht. Unter diesem Oberbegriff fasst man die verschiedenen Landesküchen der Mittelmeerregion zusammen: Die italienische, griechische, südfranzösische, spanische, kroatische und türkische Küche ist den meisten geläufig. Es gibt aber auch noch die albanische, zyprische, maltesische, libanesische, israelische, ägyptische, libysche, algerische und marokkanische Küche, die sich durchaus unterscheiden. Selbst innerhalb der verschiedenen Anrainerstaaten gibt es erhebliche Unterschiede. Nicht einmal Olivenöl wird in allen Regionen mit Vorliebe verwendet, so spielen beispielsweise im nördlicheren Italien Butter und Sahne eine wichtigere Rolle. Eine Gemeinsamkeit ist das Würzen mit regional wachsenden Kräutern wie Thymian, Rosmarin, Koriander, Salbei, Fenchel, Kümmel, Anis, Oregano und Basilikum sowie Knoblauch. Nicht zuletzt vereint der Weingenuss zum Essen, mit Ausnahme der nordafrikanischen und arabischen Länder, die kulinarischen Sitten am Mittelmeer.

Die Grundelemente der mediterranen Landesküchen sind frisches Gemüse wie Tomaten, Auberginen, Paprika, Zucchini, Lauch, Zwiebeln, aber auch Fisch und Meeresfrüchte sowie Brot, Backwaren und Teigwaren aus hellem Auszugsmehl oder auch weißer Reis. Kartoffeln landen nur in wenigen Gegenden häufiger auf dem Teller. Traditionell wurde gerne das Fleisch von Lamm, Schaf und Ziege zubereitet und deren Milch verwertet. Dazu kamen Geflügel, Wild und Wildschwein. Mit steigendem Wohlstand wurde auch immer mehr Rind- und Schweinefleisch verzehrt.

Traditionelle mediterrane Ernährung

Ist bei Ernährungsexperten im Zusammenhang mit Gesundheit von mediterraner Ernährung die Rede, so meinen sie damit nicht die heute übliche, sondern die traditionelle mediterrane Ernährung.

Diese bezieht sich auf eine Lebensmittelauswahl und Zubereitungsarten, die in den 1950er- und 1960er-Jahren speziell in Kreta, Korfu und Süditalien von Teilen der Bevölkerung praktiziert wurden. Diese Kost sei generell relativ fettreich mit Olivenöl als Hauptfettquelle gewesen, heißt es. Neben dem üppigen Verzehr von Gemüse, Hülsenfrüchten, Obst, Nüssen, Kernen und Samen seien reichlich Vollkorn-Getreideprodukte verzehrt worden. Frischmilch und Milchprodukte, mit Ausnahme von Joghurt und Käse, seien nur in geringem Maße konsumiert worden. Rotes Fleisch soll es selten und Fleischwaren noch seltener gegeben haben. Nur gelegentlich aß man demnach weißes Fleisch und Geflügel und auch nur bis zu vier Eier pro Woche. War das wirklich so? Ist eine Beschränkung auf diese drei Regionen vor der langen Historie der Küchen aller großen Anrainerländer nicht ziemlich überheblich? Und warum hat sich diese enge Definition in der Ernährungsszene derart durchgesetzt?

Was macht die traditionelle Kost so interessant?
Die derart definierte traditionelle mediterrane Ernährung wird von zahlreichen Ernährungsexperten auf der ganzen Welt dafür verantwortlich gemacht, dass in den 1950er- und 1960er-Jahren Italien, Spanien, Griechenland und Südfrankreich das niedrigste Vorkommen von koronarer Herzkrankheit bzw. Herzinfarkt aufwiesen. Dort traten auch Übergewicht, Diabetes und verschiedene Krebsarten viel seltener auf als in anderen Ländern. Das schlug sich in einer hohen Lebenserwartung nieder.
Die daraus abgeleitete These ist, dass diese traditionelle mediterrane Ernährung alle Menschen auch heute noch unabhängig von Überernährung und Fettleibigkeit vor allen Erkrankungen der Neuzeit wie Diabetes, Herz- und Hirninfarkt, Alzheimer und Demenzerkrankungen und natürlich vor Krebs bewahren kann. Und falls man bereits erkrankt sein

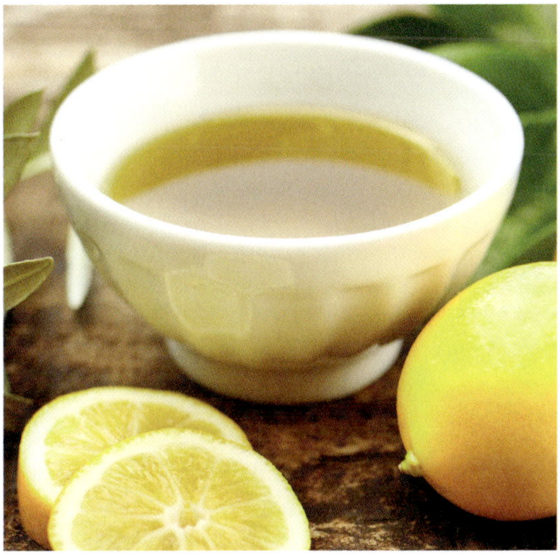

sollte, würde sie helfen, wieder gesund zu werden! Das gleicht einem Wunder.

FAZIT

Wenn diese traditionelle Mittelmeerküche wirklich so gesund ist, dann wäre sie die optimale Lösung für unser gebeuteltes Gesundheitssystem!

Wie die mediterrane Mär begann

Herzinfarkt – der Killer Nummer eins! Diese Todesursache begann um das Jahr 1900 unaufhaltsam zuzunehmen. Nach dem Zweiten Weltkrieg erhöhte sich die Herzinfarktrate in den USA wirklich dramatisch. Spätestens als im September 1955 Präsident Dwight Eisenhower einen Herzinfarkt erlitt, waren die Sorge um den Politiker und die Frage nach den Ursachen für diesen »Killer« zum öffentlichen Thema geworden. Anfang bis Mitte der 1960er-Jahre erreichte die Herzinfarktsterblichkeit in den USA ihren Höhepunkt. Seitdem sinkt die Rate wieder. In den Ländern Mitteleuropas geschah Ähnliches, allerdings mit einer Verzögerung von zehn Jahren.

Ancel Keys und seine Fetttheorie

Anfang der 1950er-Jahre trat Ancel Keys auf die internationale Bühne. Der amerikanische Biochemiker, der sich besonders für Nahrungsfette interessierte, hatte eine Stelle als Gastprofessor an der Oxford-Universität in England angenommen. Er hatte bereits einen gewissen Bekanntheitsgrad und war 1951 von der FAO (Food and Agriculture Organization of the United Nations, d. h. der Ernährungs- und Landwirtschaftsorganisation der Vereinten Nationen) eingeladen worden, um in Rom auf deren erstem Kongress über Ernährungsfragen den Vorsitz zu übernehmen. Keys schaffte es, auch das Thema Ernährung und Herzinfarkt auf die Tagesordnung zu bringen. Von dem anwesenden Professor Gino Bergami aus Neapel bekam er postwendend zu hören, dass Herzinfarkt in Neapel überhaupt kein Thema sei.

Keys kam auf die Idee, zusammen mit seiner Frau dem kalten, kargen Oxford bei nächster Gelegenheit zu entfliehen und Professor Bergami in Neapel zu besuchen. Er lernte die einfache Küche Neapels kennen und lieben und konnte selbst an der Uniklinik feststellen, dass Herzinfarkt dort eine überaus rare Angelegenheit war – außer in der Oberschicht, die gerne täglich und reichlich Fleisch und Fleischwaren aß. Frau Keys vergnügte sich mit Cholesterinspiegel-Bestimmungen und fand in der Durchschnittsbevölkerung bemerkenswert niedrige Werte – ganz im Gegensatz zu den hohen Cholesterinspiegeln bei den Mitgliedern des Rotary-Clubs. Das war für Ancel Keys das Schlüsselerlebnis!

Er ging zurück an seine Heimat-Universität von Minnesota und führte fortan in seinem Labor Stoffwechselstudien über den Einfluss von Nahrungsfetten auf den Cholesterinspiegel durch.
Er fand schnell heraus, dass einige gesättigte Fettsäuren den Cholesterinspiegel ansteigen lassen

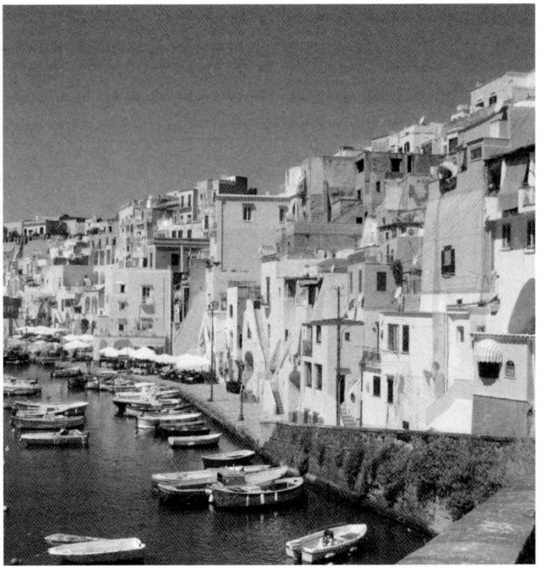

und einige ungesättigte ihn senken. Erstere fand er häufiger in tierischen Fetten, Letztere in höheren Anteilen in pflanzlichen Fetten. Das untermauerte seine Überzeugung, dass Fettkonsum eine entscheidende Größe für die Herzinfarktproblematik war. Die tierischen Fette wurden so zu den bösen, die es zu vermeiden galt, pflanzliche zu den guten, deren Mehrkonsum propagiert werden müsse.
Zur Untermauerung seiner These besorgte sich Keys 1953 die Fettverbrauchsdaten aus sechs Ländern (Japan, Italien, England, Australien, Kanada und USA) und setzte die jeweiligen Herzinfarktraten dagegen. Er kam zu dem Schluss: je mehr tierisches Fett, desto mehr Herzinfarkte. Diese Erkenntnis publizierte er – aber noch interessierte sie niemanden. Warum beschränkte er sich gerade auf diese sechs Länder? Zu diesem Zeitpunkt waren vergleichbare Daten aus sehr vielen weiteren Staaten bekannt. Hätte Keys die Daten von sechs anderen Ländern, beispielsweise von Finnland, Israel, den Niederlanden, Deutschland, der Schweiz, Frankreich und Schweden, miteinander verglichen, wäre er exakt zum gegenteiligen Zusammenhang gekommen, nämlich: je mehr gesättigte Fette, umso geringer die Herzinfarktrate!

Die Sieben-Länder-Studie

Im Jahr 1958 wählte Keys Gemeinden aus sieben Ländern aus (Italien, Griechenland, Jugoslawien, den Niederlanden, Finnland, Japan und den USA) und bildete vor Ort insgesamt 16 Gruppen (Kohorten), deren Lebensgewohnheiten und Risikofaktoren bestimmt werden sollten. Man wollte diese Gruppen über lange Zeit beobachten, um ihre Sterblichkeit mit der Ernährung und den Risikofaktoren in Beziehung zu setzen. Das war der Startschuss für die berühmte Sieben-Länder-Studie.

Sie ist eine Pionierarbeit der Ernährungsepidemiologie und wahrscheinlich der wichtigste Meilenstein für die Fett-Empfehlungen der letzten Jahrzehnte. Keys faszinierte mit seiner naiven Botschaft die Laien und umgab sich geschickt mit einflussreichen Freunden. Auf diese Weise bekam er in Politiker- und Medienkreisen immer mehr Gehör.

Noch bevor relevante Ergebnisse seiner Studie oder andere epidemiologische oder klinische Studien zu seiner Position vorlagen, schaffte es Ancel Keys, am 13. Februar 1961 auf das Cover des amerikanischen *Time*-Magazins zu kommen. Unter dem Titel »Diet and Health« durfte er als Autor seine einfache und klare Botschaft verbreiten: »Die Amerikaner essen zu viel Fett. Mit all dem Fleisch, der Milch, der Butter und der Eiscreme kommt man in den USA auf 40 Prozent Fettkalorien – wobei der Großteil auf die gesättigten Fettsäuren entfällt. Dies erhöht den Cholesterinspiegel, schädigt die Gefäße und führt zu koronarer Herzkrankheit. Empfehlenswert ist es, wie am Mittelmeer zu essen.«

Die Details der Studie

Im Rahmen dieser Sieben-Länder-Studie wurden auf den Inseln Kreta und Korfu jeweils 30 Männer im Alter von 40 bis 59 Jahren zwei- oder dreimal im Hinblick auf ihre Ernährungsgewohnheiten untersucht. Die Details der Erhebung bleiben bis heute nebulös, wie Zeitzeugen berichten. Offenbar ging ein Teil der Originaldatenträger verloren und musste von Ancel Keys rekonstruiert werden.
Ein Problem war auch, dass es damals keine griechischen Nährwerttabellen gab. Außerdem fehlten Angaben zum Gemüse- und Obstkonsum. Immerhin wurden zur Kontrolle Replikate der verzehrten Gerichte gesammelt und der Fettanteil chemisch analysiert. Die Ergebnisse waren sehr uneinheitlich.

Während für Kreta eine relativ fettreiche Kost mit 37 bis 42 Energieprozent Fett aus den Ernährungserhebungen geschätzt wurde, deuteten die chemischen Analysen eher auf 35 bis 38 Prozent Fett. In Korfu ergaben die Ernährungserhebungen eher magerere 31 bis 34 Prozent Fett, bei den chemischen Analysen der Kost kamen sogar nur 26 bis 28 Prozent Fett heraus. Hinzu kommt nach Berichten von Zeitzeugen, dass etwa 60 Prozent der griechischen Männer ihr Ernährungsprotokoll während der orthodoxen Fastenperiode geführt hatten – was kaum repräsentativ für die Ernährungsgewohnheiten dieser Zeit gewesen sein dürfte.

In drei italienischen Gruppen, einer in Norditalien (im Binnenland), einer in Mittelitalien und einer in Süditalien, wurden ebenfalls die Ernährungsweisen von Männern im Alter von 40 bis 59 Jahren dokumentiert. Die Analyse ergab, dass die Italiener im Gegensatz zu den Kretern mit Fettanteilen unter 30 Prozent eher fettarm aßen. Außerdem waren die Unterschiede in der Ernährungsweise zwischen den drei italienischen Regionen erheblich.

Als mediterran kann man eine weitere Gruppe bezeichnen, die Ancel Keys an der dalmatischen Küste im Ernähungsverhalten überprüfte. Wenn man sie einbezieht, ergeben sich mit Mittel- und Süditalien, Kreta und Korfu sowie Dalmatien typisch mediterrane Regionen, für die allerdings erhebliche Schwankungen bei der Nahrungsmittelauswahl gefunden wurden:

Dabei lag pro Tag der Konsum von:
- Brot und Zerealien zwischen 410 und 490 g,
- Gemüse zwischen 191 und 243 g,
- Hülsenfrüchten zwischen 7 und 30 g,
- Fisch zwischen 15 und 96 g,
- Milch und Milchprodukten zwischen 84 und 438 g,
- Fleisch zwischen 35 und 117 g,
- Früchten zwischen 6 und 464 g.

Innerhalb dieses bemerkenswert breiten Schwankungsbereichs ließe sich die von Ancel Keys erfasste, eigentliche traditionelle mediterrane Ernährung Anfang der 1960er-Jahre bei den relativ armen Küstenbewohnern darstellen. Welche Ernährungsform wurde aber damals von Keys und wird heute von seinen Anhängern als die einzig wahre mediterrane Version angesehen? Die kretische! Warum versteifte er sich gerade auf diese Region? Weil sie im Vergleich zu den Mittel- und Nordeuropäern und vor allem im Vergleich zu den Amerikanern eine besonders niedrige Herzinfarktrate und hohe Lebenserwartung aufwies. In den anderen Mittelmeerregionen war die Herzinfarktrate aber ebenfalls deutlich niedriger und die Lebenserwartung höher als in Mittel- und Nordeuropa und den USA, nur nicht so ausgeprägt. Warum soll sich die ganze moderne Welt heute so wie die Kreter damals ernähren? Sind denn etwa nur die Ernährungsgewohnheiten für Herzinfarkt und Lebenserwartung verantwortlich?

Andere Ernährungsvorbilder beachten

Ein Gegenbeispiel: Japan konnte mit der Herzinfarktrate und Lebenserwartung mit Kreta gut mithalten – aber dort aß man ganz anders. Ein Gebiet in Europa weist auch extrem niedrige Herzinfarktraten auf: das Perigord in Südwestfrankreich. Dort aß und isst man mit starkem mediterranen Einfluss, allerdings gerne in Kombination mit reichlich tierischem Fett, vor allem in Form von Sahne und Eiern und Gänsestopfleber (siehe Seite 59)! Davon wusste Keys entweder nichts oder er hat diese Gegend bewusst gemieden. Keys hatte sich wohl vorher genau überlegt, in welche Länder er gehen würde, um seine These zu stützen. Was wäre gewesen, wenn statt Keys ein anderer Wissenschaftler die Ernährungsgewohnheiten von Perigordianern mit der Herzinfarktrate in Beziehung gesetzt, eine These damit verknüpft und sich sechs weitere passende Länder gesucht hätte?

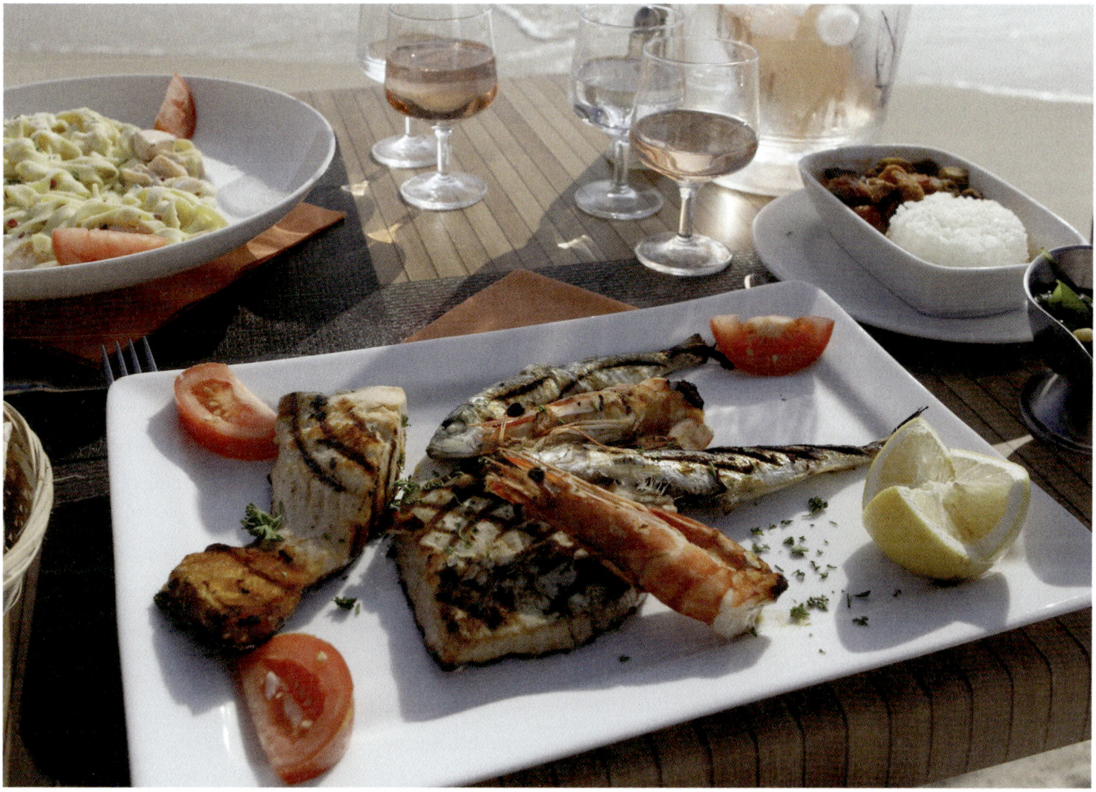

Essen und genießen im Süden

Alte Kochbücher der Griechen, Kreter und Süditaliener zeugen davon, dass Fleischlastiges und Fettes in Kombination mit reichlich frischem Gemüse auch im Süden besonders begehrt waren und gerne verspeist wurden bzw. worden wären, hätte man es sich häufiger leisten können. Auffallend ist, dass nicht nur Steaks oder Schnitzel zubereitet wurden. Es wurde das ganze Tier verwertet und zum Teil gilt das bis heute. Nichts sollte verschwendet werden – nicht nur aus Sparsamkeit, sondern auch aus Respekt vor dem getöteten Tier. Knochen und Karkassen, Sehnen und Fleischreste, Füße, Schnäbel und Krallen wurden zu Brühen und Soßen verarbeitet. So stehen im Süden Europas auch heute noch oft Gerichte aus Innereien auf der Speisekarte.

Viele von Ihnen haben wahrscheinlich eigene Erfahrungen mit dem Essen am Mittelmeer gemacht. Diese Eindrücke stimmen vielleicht nicht mit Keys' Darstellung der mediterranen Ernährung überein. Ich machte meine ersten Erfahrungen mit der Küche des Südens just zur gleichen Zeit wie Ancel Keys. Zu meinen frühesten und für immer bleibenden Erinnerungen gehört der erste Familienurlaub im Sommer 1956 mit Eltern, Bruder und Freunden an der italienischen Adriaküste. Essen war seit meiner Geburt der wichtigste Lebensinhalt für mich, und da ich, etwas moppelig, zum Leid meiner Mutter mit fünf Jahren bereits ein Gerne-gut-Esser war, hatte Italien viel Interessantes und Neues zu bieten. Probieren wollte ich aus Neugier alles.

Frühe kulinarische Erfahrungen

Unvergesslich mein Staunen über die riesigen grünen Bomben, die sich auf den Terrassen türmten – Wassermelonen genannt –, mit dem zartroten Fleisch und den unzähligen Kernen. Alle haben ständig an einer großen Scheibe gelutscht, geknabbert und gespuckt – nur ich mochte sie nicht und mag sie immer noch nicht. Eine besondere Erfahrung waren die bedrohlich aussehenden, bissigen Krabben, denen ich täglich beim Waten im Meer panisch auszuweichen versuchte. Da waren einige Männer, die fischten sie tatsächlich mit bloßen Händen geschickt aus dem Wasser, brachen die Scheren ab und den Panzer auf und verschlangen sie sofort genüsslich an Ort und Stelle! Ich nannte sie Krabbenfresser – das war nichts für mich, aber wie ich bald feststellte, schmeckte ihr Fleisch gegart und in Öl und Zitrone eingelegt ganz hervorragend. Oder Cozze, da fand ich zwar den Namen abartig, aber diese dampfenden Töpfe mit den schwarzen Muscheln in Tomatensoße und Knoblauch hatten es mir sofort angetan. Völlig ungläubig stand ich auch vor riesigen Einmachgläsern halb so groß wie ich, in denen rote Paprika, grüne Tomaten, braune Pilze und beige, mir völlig unbekannte Gemüsestücke in vielen Litern puren Öls schwammen. Mein Vater erklärte mir, aus den dazugehörigen Blättern könne man auch einen roten Likör machen.

Die leckersten Salamis machen die Italiener, und diese Einschätzung hat sich seit meinem ersten Kosten nie mehr verdrängen lassen. Sofort verliebt war ich auch in diese hauchdünnen, riesigen Scheiben blassroter Wust mit ein paar grünen, weichen Kernen drin, die man Pistazien nennt. Angeblich Nüsse – die ich auch noch nie gesehen hatte. Getoppt wurde das alles noch von dem herbwürzig duftenden rohen Schinken, der ebenfalls hauchdünn aufgeschnitten wurde und im Mund schier zerschmolz. Noch beeindruckender war höchstens dieser schwere Laib Käse, der so hart war, dass er nicht geschnitten wurde, sondern mit einem kleinen stumpfen Messer Stücke aus der Masse herausgebrochen werden mussten. Diese haben unsere italienischen Freunde entweder zusammen mit Birne, Apfel oder Trauben zum Nachtisch verspeist oder gerieben über alle möglichen Gerichte gestreut. Obst mit Käse – das ist bis heute meine Lieblingsnachspeise.

Das Tunken des faden Weißbrots in Olivenöl hingegen kannte ich schon von zu Hause. Diese Sitte hatte meine Mutter aus ihrer dalmatinischen Heimat nach München mitgebracht. Besonders gemundet hat es mir immer mit einem Spritzer Zitrone, einer Prise Meersalz und etwas geriebenem Parmesan. Beim Fleisch hingegen musste ich mich erst etwas umgewöhnen: Es gab häufiger Kaninchen als Braten in einer zarten hellen Soße oder Hühnchen aus einem Tontopf, in dem auch Gemüse und Kartoffeln mit viel Rosmarin schmorten. Oder es gab Lamm in Milch gekocht oder vom Rost mit Knoblauch und Kräutern stark gewürzt. Dann lernte ich noch ein Gericht schätzen – es waren hellbeige, etwas dickere und schwammartige Streifen in unterschiedlicher Größe in einer pikant gewürzten, leichten Tomatensoße angemacht. Meine Mutter wollte mir merkwürdigerweise nie sagen, was Trippa bedeutete. Dazu gab es entweder nur Brot oder auch mal ein Stück gebratene Polenta, was ich auch nicht kannte, aber schon wegen des Namens spannend fand.

Ungebrochen – die Begeisterung für die südliche Küche

Im Grunde fand ich alles lecker – außer Wassermelone und Weißbrot. Etwas, was mich auch später bei den vielen Aufenthalten im Süden Italiens an der tyrrhenischen Küste bei italienischen Freunden und Bekannten immer wieder verwundert hat, war, dass sie aus meiner Sicht weder Brot

noch Brötchen backen konnten. Reich waren meine Gastfamilien nicht, eher untere Mittelschicht, aber Essen stand immer im Mittelpunkt. Jeden Tag wurde auf dem Markt frisch eingekauft. Und es fehlte an nichts. Die Teller wurden blitzschnell nachgefüllt. Täglich habe ich in süditalienischen Köstlichkeiten geschwelgt, bis ich schier platzte. Falls ich den vierten Nachschlag verweigern wollte, kam prompt die Frage: »Schmeckt's dir nicht?«
Im Laufe der Zeit lernte ich immer mehr italienische Gerichte kennen. In späteren Jahren gab es häufiger Fleisch, oft in mir fremden Zubereitungsarten, und zur Pasta vermehrt Ragu statt nur pure Butter mit Parmesan oder Tomatensoße. Nicht selten wurde Bistecca vom Grill oder Porcetta aus dem Ofen gereicht. Zur Nachspeise machten viele Käsesorten die Runde, die zwar alle mundeten, aber dennoch nicht an meinen geliebten Parmesan heranreichten. Was über Jahrzehnte unverändert blieb, war das immer gleich geschmacklose, leblose Weißbrot, das zu allem gegessen wurde.

Vollkorn in der Küche des Südens

Vor 26 Jahren hatte ich mich endlich entschlossen, mir einen zweiten Wohnsitz am Mittelmeer zuzulegen, und zwar in Südfrankreich. Hier begegnet einem noch der italienische Einfluss beim Blick auf die Häuserfassaden und auch die Küche gleicht eher der Italiens als der Mittel- und Nordfrankreichs. Die Sonne, das Meer und die Märkte mit ihrem Überangebot an frischen bunten Gemüsen und Früchten, auch der Wein, die Luft, das Licht – alles ist und bleibt für immer ein Hochgenuss für mich.
Was ich mein Leben lang weder in Südfrankreich noch in Italien, Spanien oder Griechenland jemals gesehen habe, sind Einheimische, die Vollkornbrot, Vollkornpasta oder Vollkornreis essen. Das steht im Gegensatz zu den Aussagen von Ernährungsexperten, dass die mediterrane Ernährung besonders reich an Vollkornprodukten sei.

Erst seitdem es im Süden auch Bioläden gibt, erhält man allerorts »pain complet«. Auch die eine oder andere Bäckerei hat eine kleine Auswahl an Brotsorten aus »Vollkornmehl« im Sortiment.
Mit viel gutem Willen erkennt man darin winzige bräunliche Partikel, die Weizenkleie sein könnten. Mit dem deutschen Vollkornbrot oder gar dem Vollkornschrotbrot ist das aber nicht vergleichbar, weder im Aussehen noch im Geschmack. Ganz zu schweigen von der Blutzucker- und Insulinwirkung. Diese fein vermahlenen Vollkornmehle unterscheiden sich ernährungsphysiologisch kaum von purem Weißmehl. Brote aus diesen Mehlen liefern pro Portion eine hohe glykämische Last (GL, siehe Seite 51) – das heißt, ihr Verzehr bewirkt eine hohe Blutzucker- und Insulinwirkung. Ideal wären Brote mit Sauerteigführung, doch diese findet man kaum mehr.

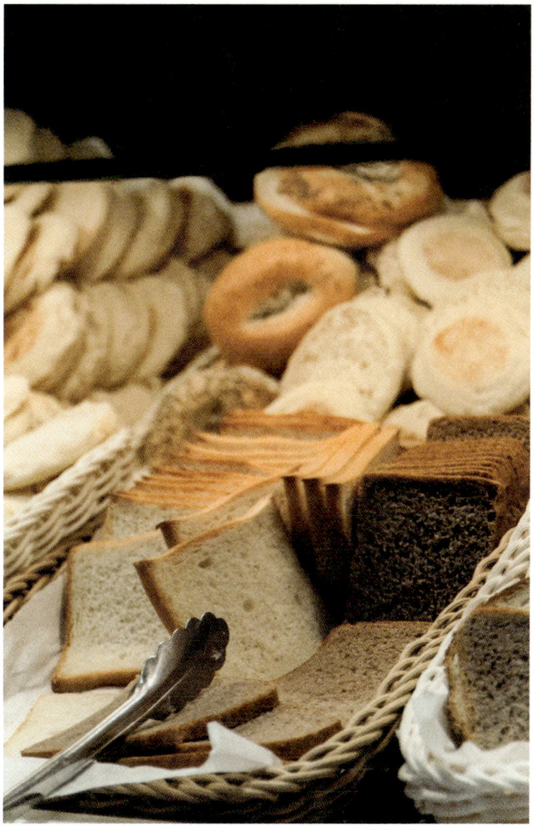

Für dieses Buch habe ich einige meiner deutlich älteren süditalienischen Freunde interviewt, um von Zeitzeugen mehr über die Vollkornfrage in der Nachkriegszeit zu erfahren. Ja, so etwas gab es! Damals war man froh, wenn es überhaupt genügend Getreide für die hungrige Familie gab. Dann haben die Frauen die Körner zu Hause in ihre hölzernen Steinmühlen gekippt, das ganze Mehl als Sauerteig angesetzt und zu Hause oder im Gemeindeofen verbacken.

Doch sobald man es sich in den 1960ern wieder leisten konnte, ist man lieber täglich zum Bäcker gelaufen und hat das frische feine Weißbrot besorgt.

Sauerteigführung

Bei der Sauerteigführung von Brot vermehren sich Milchsäure produzierende Bakterien. Der pH-Wert des Teiges sinkt deutlich ab. Dadurch verzögert sich die Magenpassage und es entstehen spaltbare Verbindungen zwischen der Stärke und dem Weizeneiweiß (Gluten), sodass das Gluten bei Empfindlichen weniger ungünstige Wirkungen entfalten kann. Und die entstandene Säure hemmt im Dünndarm die stärkespaltenden Verdauungssäfte.

Das gilt bei der Sauerteigführung für Auszugsmehl wie auch für Vollkornmehl. Wenn Steinmühlenmehl verwendet wird, sind auch noch Schalenbestandteile im Teig, was weitere günstige Effekte durch die Ballaststoffe auslöst. Studien zeigen sogar, dass helle mit Sauerteig angesetzte Mehle niedrigere Blutzucker- und Insulinspiegel verursachen als Vollkornbrot, das mit Bäckerhefe zubereitet ist.

Nachkriegsjahre und wirtschaftlicher Aufschwung

In den Nachkriegsjahren war das Lebensmittelangebot übersichtlich. Noch in den 1950er-Jahren verdienten die meisten Menschen zu wenig, um sich begehrte Nahrungsmittel öfter leisten zu können.

Fleisch, Fleischwaren und Käse waren und sind die teuersten Nahrungsmittel. Die Mittelmeerländer gehörten zu den Armenhäusern Europas. Die teuren tierischen Produkte wurden dort deshalb nur wenig konsumiert. Doch mit wachsendem Wohlstand griff man auch im Süden gerne zu tierischen Produkten.

Mit dem wirtschaftlichen Aufschwung haben sich auch im Mittelmeerraum die Ernährungs- und Lebensgewohnheiten gravierend verändert. Im Laufe der 1960er-, 1970er- und 1980er-Jahre verzehrten die Griechen, Italiener, Franzosen und Spanier von Jahr zu Jahr mehr Milch, Sahne, Butter, Käse, Fleisch und Fleischwaren. Das bedeutete auch immer mehr tierisches Fett, mehr Cholesterin und mehr gesättigte Fettsäuren.

Inzwischen verzehren die Italiener mehr Fleisch als die Deutschen. Neben Dänemark steht Spanien in Europa an der Spitze beim Fleischkonsum, gefolgt von Frankreich. Nur die Griechen essen immer noch weniger Fleisch als die Deutschen. Angesichts dieser Entwicklung würde es den Blutgefäßen und dem Herzen der Südländer bald an den Kragen gehen, meinten viele Experten. Doch es kam ganz anders.

Paradoxe Entwicklungen

Das »französische Paradox« war das erste. Danach entdeckte man das »spanische«. Kürzlich hat man auch in der Schweiz ein Paradox gefunden, das von den eidgenössischen Entdeckern lieber international als »alpines Paradox« bezeichnet wird. Wahrscheinlich gibt es weitere, ähnliche Entwicklungen in der Ernährungsmedizin, die man als paradox bezeichnen könnte.

Viele Experten können es immer noch nicht fassen, dass Frankreich und insbesondere Südwestfrankreich nach Japan die niedrigste Herzinfarktrate der industrialisierten Welt aufweist – obwohl doch die Franzosen alles falsch machen! Sie lieben Sahne und Käse, Eier und Pâté, Fleisch und Wurst und essen das auch noch in reichlichen Mengen! Darin sind tierische Fette enthalten, und die liefern etliche, wenn auch keineswegs überwiegend gesättigte Fettsäuren. Auf alle Fälle lassen diese bösen Substanzen doch den Cholesterinspiegel ansteigen und sollen deshalb für ein hohes Herzinfarktrisiko verantwortlich sein. Wie kann das sein?

Das französische Paradox

Ausgelöst wurde der Hype um das »french paradox« von der genialen Idee eines französischen Medizinprofessors. Serge Renaud erklärte der Welt, der Grund für die niedrige Herzinfarktrate sei trotz des risikoreichen Essens (und des vielen Rauchens) der tägliche moderate Weinkonsum zum Essen. Insbesondere der gehaltvolle französische Rotwein würde Herz und Gefäße schützen! Diese für viele überaus sympathische Erklärung ging in Windeseile um die Welt. Mithilfe französischer Weinbauern wurde diese Erkenntnis bald den Verbrauchern vermittelt. Die Weinbauverbände anderer Länder schlossen sich an und verkündeten ebenfalls die frohe Botschaft. Wie erfolgreich diese Story war, konnte ich in Japan beobachten. Diverse Male erlebte ich, wie Einheimische in Restaurants schweren französischen Rotwein bestellten, der das feine Sushi geschmacklich völlig untergebuttert haben dürfte.

Das spanische Paradox

Die Spanier schätzen ihr eigenes Paradox. Zwischen Anfang der 1960er- und Anfang der 1990er-Jahre ging in Spanien der Verzehr von Brot, Reis, Nudeln und Kartoffeln dramatisch zurück. Beim Wein sank der Konsum von weltmeisterlichen 131 Litern pro Kopf und Jahr auf moderate 69 Liter. Auch beim gesunden Olivenöl gab es im gleichen Zeitraum fast eine Halbierung auf 37 Liter. Ersatzweise mussten die Spanier etwas anderes essen. Also verzehrten sie rund 6 Prozent mehr Gemüse und 100 Prozent mehr Obst. Das hat sie offensichtlich noch nicht satt gemacht, denn so richtig zugegriffen haben die Spanier erst bei tierischen Nahrungsmitteln. Den Fleischkonsum steigerten sie um rund 300 Prozent, beim Geflügel waren es sogar 400 Prozent, bei Fisch hingegen nur 40 Prozent, bei Milch aber immerhin 70 Prozent und beim Käse sagenhafte 350 Prozent! Auf diese Weise wurden Tag für Tag 50 Prozent mehr von den angeblich ungesunden tierischen Fetten mit den vielen gesättigten Fettsäuren vertilgt.

Bemerkenswert wird die Entwicklung in Spanien erst, wenn man sie mit der herkömmlichen Betrachtungsweise von gesunder Ernährung in Beziehung setzt. Denn parallel zu dem bedrohlich scheinenden Wandel der Ernährungsgewohnheiten waren die Spanier im Durchschnitt schlanker geworden und die Herz-Kreislauf-Sterblichkeit hatte zwischen dem Beginn der 1960er-Jahre und Anfang der 1990er-Jahre um 30 bis 40 Prozent abgenommen. Als spanische Wissenschaftler diese Entwicklung näher untersuchten, wurde klar, dass just in den Regionen, in denen der Konsum an gesättigten Fettsäuren und tierischen Fetten besonders stark zugenommen hatte, die Herz-Kreislauf-Sterblichkeit rapide abgesunken war.

Das Schweizer Paradox

Neuerdings kommt noch das »alpine Paradox« hinzu. In einer Langzeitstudie, an der über 16 Jahre 17 861 Schweizerinnen und Schweizern teilnahmen, die zum Großteil in der französischen und italienischen Schweiz lebten und deren Ernährungsweise der mediterranen nahe kam, hatten die Forscher den Konsum von Grundnahrungsmitteln mit der Sterblichkeit in Beziehung gesetzt. Dabei erwiesen sich Frischmilch, Joghurt und Käse neben Früchten als die einzige »protektive« Nahrung, das heißt, dass mit ihrem Mehrkonsum das statistische Risiko zu sterben sank.

Was ist so paradox daran?

Paradox an diesen Geschichten ist, dass Experten tierische Fette für schädlich erklärten und es zum Teil immer noch tun. Tierische Fette sind aber exakt jene, aus denen unser Körper aufgebaut ist – um zu leben! Warum sollten sie uns umbringen? Besonders paraox ist nur die krasse Diskrepanz zwischen wissenschaftlichen Erkenntnissen und der herrschenden Ernährungslehre.

Ernährungsexperten sollten die wissenschaftliche Datenlage kritisch bewerten, bevor sie Verbraucher mit Warnungen vor beliebten traditionellen Grundnahrungsmitteln verunsichern. Die Datenlage ist eindeutig: Mehr als zwei Dutzend Langzeitbeobachtungsstudien aus den letzten Jahrzehnten zeigen weitgehend übereinstimmend, dass ein erhöhter Konsum von gesättigten Fettsäuren nicht mit einem erhöhten Risiko für Herz- und Hirninfarkt einhergeht. Klinische Studien mit fettbewusster Diät konnten keine Senkung der Herz-Kreislauf- oder Gesamt-Sterblichkeit nachweisen, wenn die Zufuhr von gesättigten Fettsäuren bei Risikopatienten drastisch gesenkt wurde. Inzwischen liegen auch mehrere zusammenfassende Auswertungen dieser Langzeitstudien vor, die meine langjährige Position nur noch bekräftigen. Selbst die ultrakonservative Deutsche Gesellschaft für Ernährung (DGE) hat in ihrer aktuellen »Fett-Leitlinie« aus dem Jahr 2015 erstmals zugegeben, dass kein Risiko für Zivilisationskrankheiten durch den Konsum gesättigter Fettsäuren belegbar ist.

Tierische Fette und Herz-Kreislauf-Risiko

Auch der Verzehr von tierischen Fetten ist nicht mit einem erhöhten Herz-Kreislauf-Risiko verbunden. Die meisten tierischen Fette bestehen zudem, entgegen landläufiger Vorurteile, überwiegend aus den hochgelobten ungesättigten Fettsäuren: Rinderfett zu ca. 55 Prozent, Schweinefett zu ca. 60 Prozent, Geflügelfett zu ca. 70 Prozent und Fischfett zu ca. 80 Prozent.
Nur Milchfett besteht zu mehr als der Hälfte aus gesättigten Fettsäuren. Davon sind ein Großteil kurz- und mittelkettige gesättigte Fettsäuren, die keinen Einfluss auf den Cholesterinspiegel haben.

Dennoch heißt es in den etablierten Ernährungsempfehlungen immer noch, den Verzehr von vollfetten Milchprodukten und Butter zu reduzieren und stattdessen fettreduzierte Milchprodukte zu wählen. Langzeitbeobachtungsstudien deuten darauf hin, dass ein erhöhter Konsum von Milch und Milchprodukten, auch den vollfetten, keine Erhöhung, sondern eine Senkung des Übergewichts-, Diabetes- und Herz-Kreislaufrisikos bewirkt. Wann wachen die »Experten« endlich auf und distanzieren sich von längst widerlegten Thesen über eine angeblich gesunde Ernährung? Wann hören sie damit auf, die Verbraucher in die falsche Richtung zu führen?

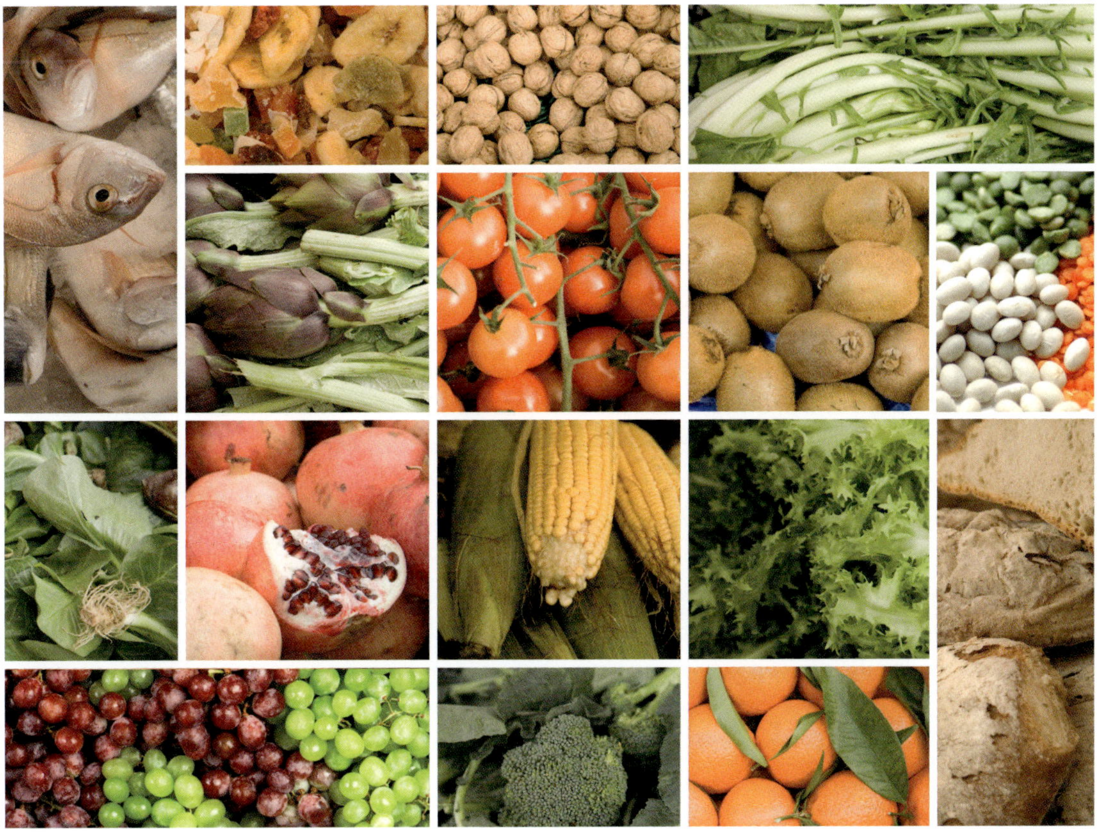

Gewagte Definitionen

Zurück zu Herrn Keys: Weil die Herzinfarktrate in den 1950er- und 1960er-Jahren bei Männern in Kreta, Korfu und Süditalien nicht einmal halb so hoch war wie bei gleichaltrigen US-amerikanischen Geschlechtsgenossen, wurde nur die damalige kretische Armenkost zur einzig wahren traditionellen mediterranen Ernährung und bald für den Rest der Welt zu dem Modell für die gesündeste Ernährung.

In einigen Aspekten sollte Ancel Keys recht behalten, in anderen jedoch hatte er sich getäuscht. Heerscharen von Epidemiologen haben in den letzten Jahrzehnten überprüft, ob die Einhaltung der traditionellen mediterranen Ernährung nach Keys mit der Entstehung oder mit der Vermeidung von Krankheiten in Beziehung steht. Allen voran die griechische Ernährungswissenschaftlerin Antonia Trichopoulou. Sie hat im Jahr 2003 ein Bewertungssystem erfunden, das sie »Mediterranean Diet Score« (MDS) nannte.

Mediterranean Diet Score (MDS)

Der MDS funktionierte so: Aus den Erhebungsbögen der Studienteilnehmer entnahm man den Teil der Nahrungsmittel, der zur Keys'schen These passt. Danach wurden »gute« und »schützende«, »schlechte« und »schädigende« Nahrungsmittel unterschieden. Die »guten« kamen ins Töpfchen – das waren Gemüse, Hülsenfrüchte, Obst, Nüsse, Getreideprodukte und Fisch. Für sie wurde jeweils ein Pluspunkt vergeben, sofern der Verzehr über dem Durchschnitt der untersuchten Studienteilnehmer lag. Die angeblich »schlechten« kamen ins Kröpfchen – also Fleisch, Fleischwaren und Geflügel, Milch und Milchprodukte. Für diese wurden null Punkte vergeben, wenn der Konsum höher als beim Durchschnitt der Teilnehmer lag. Umgekehrt bekam man einen Punkt gutgeschrieben, wenn weniger als im Durchschnitt davon gegessen wurde. Für Alkohol wurde ein Pluspunkt vergeben, wenn der tägliche Genuss bei Frauen unter 25 g blieb und bei Männern unter 50 g. Schließlich wurde noch ein Pluspunkt vergeben, wenn das Verhältnis von einfach ungesättigten zu gesättigten Fettsäuren hoch war, und eine Null, wenn es niedrig war. Maximal erreichte man so neun MDS-Punkte.

Etliche Langzeitbeobachtungsstudien wurden auf dieser Basis analysiert. Viele ergaben tatsächlich einen »Schutzeffekt« der derartig definierten traditionellen mediterranen Ernährung: Je höher die Punktzahl beim MDS, desto niedriger die Wahrscheinlichkeit, an diversen Zivilisationskrankheiten, allen voran an Herz-Kreislauf-Erkrankungen, zu leiden oder zu sterben. Das war eine großartige Bestätigung für Keys und seine Anhänger! Doch das Problem liegt im Detail.

Auf der Basis dieser problematischen Rechenbeispiele haben im Jahr 2011 zahlreiche Wissenschaftler aus dem Mittelmeerraum eine mediterrane Ernährungspyramide veröffentlicht, um den Verbrauchern einfache, verständliche Lebensmittelempfehlungen zu geben.

Dabei wurden einige Empfehlungen präzisiert: Zu jeder Hauptmahlzeit sollten zwei Portionen (!) Brot und/oder andere Getreideprodukte gegessen werden, wenn möglich aus vollem Korn. Dazu ein bis zwei Portionen Gemüse sowie ein bis zwei Portionen Früchte pro Mahlzeit. Bei zwei Hauptmahlzeiten durften Milch und Milchprodukte dabei sein, allerdings in der fettärmsten Variante und möglichst fermentiert. Dazu pro Tag ein bis zwei Portionen Oliven, Nüsse und Samen. Von den Hülsenfrüchten sollte man mindestens zwei Portionen pro Woche essen. Pro Woche waren zwei bis vier Eier erlaubt. Von rotem Fleisch sollte man weniger als zwei Portionen und von Wurst höchstens eine Portion pro Woche zu sich nehmen.

Nachteile des Bewertungssystems

Das Problem bei Bewertungssystemen wie dem MDS ist, dass man nicht erkennen kann, welche Nahrungsmittel mehr oder weniger zum Schutz oder umgekehrt zum Risiko beitragen. Das ist aber nicht unerheblich. Warum sollte man beispielsweise nicht öfter Milch, Käse und Joghurt der Vollfettstufe genießen, wenn diese Lebensmittel zwar als negativ im MDS integriert sind, de facto aber gar nicht zum Risiko beitragen? Oder warum soll man so viel Brot und Backwaren essen, wenn sie gar nicht schützen, sondern andere Lebensmittel, die im MDS verankert sind, für die Schutzwirkung verantwortlich sind? Deshalb ist es offensichtlich viel wichtiger, dass die Forschung die Zusammenhänge zwischen einzelnen Nahrungsmitteln und der Gesundheit hinterfragt und klärt! Neue Analysen aus Langzeitbeobachtungsstudien zeigen, dass beispielsweise ein hoher Konsum an Früchten und Nüssen allein bereits eine stärkere Risikominderung bzw. »Schutzwirkung« erklärt als eine volle Punktzahl beim MDS für die »perfekte traditionelle« mediterrane Ernährung nach Ancel Keys!

Oder das Schweizer Paradox: Für die Langzeitbeobachtung in dieser Alpenregion hatte man die Verzehrgewohnheiten wiederum nach dem MDS kategorisiert. Tatsächlich fanden die Wissenschaftler heraus, dass die Wahrscheinlichkeit, innerhalb der 16 Jahre der Studiendauer zu sterben, geringfügig sank, je höher die erreichte Punktzahl beim MDS war. Die Forscher überprüften aber auch noch gesondert das Sterblichkeitsrisiko in Bezug auf den Konsum von Milch und Milchprodukten. Und siehe da –deren hoher Konsum erwies sich als Schutzeffekt (obwohl der MDS fälschlicherweise davon ausgeht, dass Milch und Milchprodukte schädlich sind!). Daraufhin bildeten die Wissenschaftler einen »alternativen« MDS, wobei Milch und Milchprodukte positiv bewertet wurden und einen Pluspunkt bekamen. Letztlich ergab sich statistisch durch diese alternativ zusammengestellte mediterrane Ernährung eine stärkere Minderung des Sterblichkeitsrisikos (mit reichlich Milch und Milchprodukten) als durch die traditionelle Zusammenstellung des MDS – und zwar in Bezug auf Krebs-, Herz-Kreislauf- und Gesamtsterblichkeit.

Dies macht nun noch deutlicher:

Die etablierte Betrachtung und Berechnung der traditionellen mediterranen Ernährung mit Milch und Milchprodukten als »bösem« Element ist wissenschaftlich unhaltbar und fehlerbehaftet. Es wird also Zeit, die Definition der traditionellen mediterranen Ernährung als Allheilmittel zu hinterfragen.

Zweifelhafte Empfehlungen

Die wissenschaftliche Beweisführung für die mediterrane Ernährung basiert überwiegend auf alten epidemiologischen Studien. Als Ancel Keys sich Männer aus sieben Regionen der Welt aussuchte, ihre Ernährung und ihre Risikofaktoren dokumentierte und zig Jahre später ihre Todesursachen damit in Beziehung setzte, erhielt er als Ergebnis seines Forschens verschiedene Korrelationen. Das bedeutet, dass zwei Merkmale, Ereignisse oder Zustände gemeinsam auftreten. Mehr nicht. Wenn die Korrelation statistisch signifikant ist, ist es wahrscheinlich, dass sich dieser Zusammenhang nicht durch Zufall ergeben hat. Dann weiß man: Die beiden Merkmale oder Messwerte haben etwas miteinander zu tun – ob direkt oder indirekt, ist damit aber noch nicht geklärt, und ob das eine die Ursache vom anderen ist, erst recht nicht.

Wie interpretiert man Langzeitbeobachtungsstudien?

Bei den Ergebnissen der erwähnten Langzeitbeobachtungsstudien, die beispielsweise Risikominderungen für fast alle Zivilisationskrankheiten durch Einhalten der Keys'schen Definition einer traditionellen mediterranen Ernährung zum Ergebnis haben, handelt es sich immer nur um rechnerische Zusammenhänge (Korrelationen). Damit werden die Wahrscheinlichkeit oder das Risiko ausgedrückt, dass ein bestimmtes Ereignis eintritt. Ein Risiko ist aber keine Sicherheit dafür, dass ein Ereignis eintritt, und statistische Zusammenhänge sind grundsätzlich kein Beweis für ursächliche Zusammenhänge.

Ein Beispiel: Wenn Menschen, noch dazu in Ländern, in denen es kaum Vollkornbrot zu kaufen gibt – wie in den USA –, zu Protokoll geben, viel Vollkornbrot gegessen zu haben, und wenn man bei ihnen nach zehn Jahren eine geringere Herzinfarktrate beobachtet als bei jenen, die angeben, selten oder gar kein Vollkornbrot gegessen zu haben, dann muss man immer die Frage stellen: Hat das Vollkornbrot die Menschen vor Herzinfarkt geschützt? Oder haben sich die Menschen, die sich das Vollkornbrot mühsam besorgen mussten, durch ihren allgemein gesundheitsbewussten Lebensstil vor Herzinfarkt geschützt? Sind nicht Menschen, die viel Vollkornbrot essen – insbesondere in Ländern, in denen kaum Vollkornbrot zu haben ist –, möglicherweise in vielerlei Hinsicht anders als Menschen, die schlicht und einfach das überall erhältliche Brot aus weißem Auszugsmehl kaufen? Sind Vollkornesser nicht generell gesundheitsbewusster? Essen sie nicht auch mehr Gemüse, Salate, Früchte und weniger Zucker? Rauchen sie nicht auch weniger? Bemühen sie sich nicht auch regelmäßig um körperliche Aktivität? Man versucht in einer solchen epidemiologischen Studie, gemeinsam auftretende Unterschiede, die Einfluss auf die zu untersuchende Fragestellung nehmen können, durch Rechenmodelle so zu bereinigen, dass möglichst nur der reine Vollkorneffekt übrig bleibt. Aber Rechenmodelle sind von Annahmen und Bedingungen abhängig und niemand kann garantieren, dass alle wesentlichen Einflüsse erfasst und richtig eingebracht wurden.

Ein gutes Beispiel für diese Problematik ist die größte und weltbekannte klinische Studie zu mediterraner Ernährung, die PREDIMED-Studie aus Spanien (siehe Seite 87). Sie hat in einer Analyse überprüft, welche Studienteilnehmer sich eher an die Vorgaben für eine zu testende mediterrane Diät gehalten haben und welche weniger. Das Ergebnis überrascht nicht: Eng an die Vorgaben gehalten haben sich jene mit höherem Bildungsgrad, die sich bewusst mehr bewegten, die das Rauchen vor Jahren aufgegeben hatten, die weniger Bauchansatz und bei Studienbeginn keinen Diabetes hatten und verheiratet waren. Diejenigen mit schlechter Schulbildung und Bauch, geschieden oder Single, die rauchten und sich weniger bewegten, waren jene, die sich auch weniger um die Einhaltung einer mediterranen Ernährung scherten. Wer weiß, in welchen Merkmalen die beiden Gruppen sich sonst noch unterschieden? Es war ja nur eine Handvoll Leute abgefragt worden. Wenn die Gruppe mit der Test-Diät tatsächlich gesundheitlich besser abschneidet, weiß man im Grunde nicht, ob dies der mediterranen Zusammenstellung oder dem allgemein gesünderen Lebensstil zugeschrieben werden muss.

Das verdeutlicht die große Schwierigkeit bei der Interpretation von Beobachtungsstudien: Kann man alle Facetten des Lebensstils mit ihren gesundheitsrelevanten Einflüssen erfassen und in statistischen Rechenmodellen hinreichend berücksichtigen? Gewisse Zweifel sind immer angebracht. Ergebnisse von reinen Beobachtungsstudien darf man streng genommen nur zur Bildung von zu prüfenden Hypothesen heranziehen und nicht zur Basis von konkreten Empfehlungen machen. Die Unsicherheit wird geringer, wenn andere Wissenschaftler in weiteren Studien aus unterschiedlichen Ländern bei beiden Geschlechtern und in allen Altersstufen vergleichbare Ergebnisse finden. Die Unsicherheit wird noch geringer, wenn man einen klaren Dosis-Wirkung-Zusammenhang erkennen kann, wenn also beispielsweise mit Zunahme des Vollkornverzehrs die Wahrscheinlichkeit für die Entwicklung eines bestimmten Ereignisses kontinuierlich sinkt.

Die Probleme kontrollierter Diätexperimente

Will man bessere Belege bekommen, muss man versuchen, gut kontrollierte klinische Diät-Experimente an Menschen durchzuführen. Dazu holt man sich ausreichend in Alter und Gesundheitszustand passende Menschen und verteilt sie nach Zufallskriterien (Randomisierung) in zwei Gruppen, sodass Dicke und Dünne, Alte und Junge, Raucher und Nichtraucher in beiden Gruppen vergleichbar verteilt sind. In der einen Gruppe testet man anschließend ein bestimmtes Diätkonzept, während die andere Gruppe ihre normale Durchschnittsernährung beibehalten muss.

Man nennt so etwas eine randomisiert-kontrollierte Diät-Intervention. Sie ist aber schwierig durchzuführen. Vor allem wenn es um Erkrankungen und Todesursachen geht. Die Teilnehmer müssen dann so viele Jahre dabeibleiben, dass genügend Erkrankungsfälle oder Todesfallzahlen zustande kommen. Sonst lässt sich die entsprechende Statistik nicht aufmachen. Falls die Testdiät für die Probanden ungewohnt ist, nicht schmeckt, ihnen nicht bekommt, brechen die Teilnehmer aus den Vorgaben aus oder lügen: Sie geben an, die Vorschriften noch zu befolgen und wenig Fleisch zu essen, in Wirklichkeit scheren sie sich aber nicht mehr darum. Eleganter ausgedrückt nennt sich das »underreporting«. Solche Verhaltensweisen sind in Studien sehr häufig, aber natürlich verfälschen sie die Ergebnisse enorm. Und wie die Teilnehmer der PREDIMED belegen: Die Gesundheitsbewussten halten sich eher an die Diätvorgaben, sodass man nicht weiß, ob die Diät oder der gesunde Lebensstil helfen.

Dennoch – solche randomisiert-kontrollierte Studien (RKS) werden in ihrer Aussagekraft höher gewertet als die oben geschilderten Korrelationsstudien. Es gibt bislang allerdings nur zwei solche RKS zum Effekt einer mediterranen Ernährung auf Erkrankungsrate und Sterblichkeit durch Herz-Kreislauf-Erkrankungen und Krebs. Eine stammt aus Lyon in Frankreich und nennt sich Lyon Diet Heart Study, von der anderen, die aus verschiedenen Klinikzentren Spaniens kommt, der PREDIMED, war bereits die Rede (siehe Seite 187).

FAZIT

Ohne gute wissenschaftliche Belege, allein auf dem alten Keys'schen Trauma vom tierischen Fett beruhend, wurde die traditionelle mediterrane Ernährung definiert. Die in diesem Zusammenhang immer noch üblichen Einschränkungen bei Milch und Milchprodukten, Geflügel, Eiern und Fisch sind nicht nachvollziehbar. Die Forderung einer Einschränkung beim roten Fleisch und bei Fleischwaren ist eine besonders heikle Angelegenheit. Sie wird ab Seite 122 näher beleuchtet.

Und wenn heute klar ist, dass allein die Randschichten des Getreides von gesundheitlichem Vorteil sind, die enthaltene Stärke hingegen sogar ein Risiko (siehe Vollkorn-Dilemma ab Seite 115) darstellt, dann sollte man gezielt mehr Nahrungsmittel aus den Randschichten herstellen und verzehren. (Spezielle Kleie-Ballaststoff-Müslis gibt es schon – wenn denn da nicht der viele Zucker drin wäre, der sie überhaupt genießbar macht.)

Vor diesem Hintergrund wird klar, dass die herkömmliche Betrachtungsweise der mediterranen Ernährung dringend einer Korrektur und Neuausrichtung bedarf. Wissenschaftlich nicht begründete Empfehlungen sollten endlich eliminiert werden, um Verbraucher vor nutzlosen Einschränkungen zu bewahren, die bei Lebensqualität und Nährstoffversorgung erhebliche Abstriche bedeuten würden.

Die Vorteile einer mediterranen Ernährung aus heutiger Sicht

Gibt es gesundheitliche Vorteile der Mittelmeerkost und wie erklären sich diese Effekte? Sind es einzelne Elemente der Nahrungsmittelauswahl? Oder liegt das gesunde Geheimnis in der speziellen Kombination von Nahrungsmitteln? An der von Keys definierten Zusammenstellung liegt es jedenfalls nicht. Sie hält einer kritischen Überprüfung nicht stand. Welche Elemente sind es stattdessen? Diese Frage lässt sich leider nur annähernd, aber nicht abschließend beantworten.

Die wissenschaftliche Beweisführung für die mediterrane Ernährung basiert überwiegend auf reinen Beobachtungsstudien. Doch die liefern nur Korrelationen – aber niemals Beweise für ursächliche Zusammenhänge. Bessere Belege können nur durch klinisch kontrollierte Diät-Experimente erlangt werden. Zwei Studien haben die »mediterrane« Diät bei den Medien, Ernährungsberatern, ja selbst bei den höchsten Kreisen der Internisten, Kardiologen und Diabetologen hoffähig gemacht.

Die Lyon-Studie

Die erste große klinische Studie zur mediterranen Ernährung wurde Ende der 1980er-Jahre durchgeführt. An der Uniklinik im französischen Lyon unterzogen der berühmte Forscher Serge Renaud und sein Assistent Michel de Lorgeril 605 Herzinfarktpatienten einer Testdiät, die mit einer herkömmlichen Kontrollkost verglichen wurde. Sie wollten den Effekt einer an die kretische Kost angelehnten Diät mit zusätzlicher Anreicherung von alpha-Linolensäure (ALA), einer pflanzlichen Omega-3-Fettsäure, prüfen. Dazu teilten sie die Teilnehmer in zwei Gruppen ein: Die Kontrollgruppe mit 303 Teilnehmern bekam die übliche Krankenhauskost, etwas fettreduziert zwar, aber mit einem relativ hohen Anteil an pflanzlichen Omega-6-Fetten aus Sonnenblumen-, Mais- oder Sojaöl. Die Interventionsgruppe mit 302 Teilnehmern erhielt eine »mediterrane« Diät mit sehr viel Obst und Gemüse. Anstelle der Sonnenblumen- und Sojamargarine wurden das ALA-reichere Rapsöl und spezielle Rapsölmargarinen, die damals noch nicht erhältlich waren, eingesetzt. Nach 27 Monaten hatte man ein erstes Zwischenergebnis: In der Kontrollgruppe waren 16 Herztote zu beklagen, aber nur drei in der Interventionsgruppe. Bei nicht tödlichen Herzinfarkten diagnostizierte man 17 in der Kontroll- und nur fünf in der Diätgruppe. Zusammen errechnete sich für alle Herz-Endpunkte eine relative Risikoreduktion von 73 Prozent! Die Gesamtsterblichkeit betrug 20 versus 8, und das ergab eine Senkung des relativen Risikos um 70 Prozent. In einer Nachuntersuchung bewerteten die Forscher auch eine Senkung des Krebsrisikos um relative 61 Prozent. Diese Untersuchung ist die bis heute erfolgreichste Herzinfarkt-Präventionsstudie aller Zeiten. Das von Unilever gespendete Forschungsgeld hatte sich bezahlt gemacht: Von da an wurde Rapsöl in aller Welt gehypt und dem »mediterranen« Konzept untergejubelt.

Problem – Rapsöl

Die Protagonisten der Lyon-Studie hatten nur ein Problem zu meistern: Die mit Rapsöl anstelle von Olivenöl bereitete mediterrane Ernährung senkte keinen der klassischen Risikofaktoren – weder Blutdruck noch Cholesterinspiegel. Dennoch ergab sich eine Senkung bei den Herzerkrankungen. Das stand im Widerspruch zur Keys'schen These von der Wirkung einer mediterranen Ernährung. Seiner Meinung nach basierte deren Erfolg doch auf »wenig gesättigten und vielen einfach ungesättigten Fettsäuren, das bedeutet niedriger

Cholesterinspiegel und niedriges Herzinfarktrisiko. Raps- und Olivenöl unterscheiden sich kaum, außer dass Rapsöl noch ein klein wenig Omega-3-Fettsäuren enthält.« Selbst die Lyoneser Wissenschaftler konnten keinen klaren Wirkmechanismus als Ursache ihres Erfolges angeben. Sie diskutierten die Möglichkeit, dass es antioxidative bzw. entzündungshemmende oder vielleicht auch thrombosemindernde Effekte der gemüsereicheren Diät waren.

Die PREDIMED-Studie

Der zweite und angeblich noch wesentlichere Beleg für die unvergleichlichen Vorzüge der traditionellen mediterranen Ernährung im Sinne von Ancel Keys sei die PREDIMED-Studie – so die weit verbreitete Meinung. Der Begriff steht im Spanischen (Prevencion Con Dieta Mediterranea) für Prävention mit mediterraner Ernährung. Diese methodisch anspruchsvoll angelegte Studie wurde im *New England Journal* im Jahr 2013 veröffentlicht. Insgesamt wurden 7447 Spanier im Alter von 55 bis 80 Jahren (im Durchschnitt 67 Jahre), die vorab ohne feststellbare Herzerkrankung waren, aber wegen ihres Übergewichts, wegen Bluthochdruck, hohen Cholesterinwerten, bestehendem Diabetes oder wegen Rauchens ein hohes Risiko aufwiesen, in die Studie aufgenommen und nach Zufallskriterien in drei Gruppen unterteilt:

> eine mit »mediterraner« Diät plus 140 ml Olivenöl pro Tag,
> eine mit »mediterraner« Diät plus 30 g gemischten Nüssen (Walnüssen, Haselnüssen und Mandeln) pro Tag,
> eine Kontrollgruppe, die eine fettarme und kohlenhydratbetonte Ernährungsweise einhalten sollte – in etwa so, wie es die DGE empfiehlt.

Bei genauerer Überprüfung der Angaben aus der Studie erkennt man, dass die Kontrollgruppe ihre neuzeitlich-mediterrane spanische Basiskost weitgehend beibehalten hat. Entgegen der Vorschrift reduzierte sie nur den Fettanteil von 39 Energieprozent auf 37 Energieprozent. Das erreichte sie, indem sie pro Tag einige Gramm weniger raffiniertes Olivenöl und einige Gramm weniger Nüsse als üblich aß. Im Gegenzug stieg bei ihnen der Kohlenhydratanteil von 42 Energieprozent auf 44 Energieprozent. In den beiden »mediterranen« Diät-Gruppen mit nativem Olivenöl bzw. mit Nüssen stieg der Fettanteil jeweils von 39 auf 41 Energieprozent, gepaart mit einer Abnahme des Kohlenhydratanteils um etwa zwei Energieprozent. Bedeutende Unterschiede bei der Nahrungsauswahl zwischen der Kontroll- und den beiden Interventionsgruppen fanden sich ansonsten nur noch in einem um wenige Gramm höheren Fisch- und Hülsenfrüchtekonsum. **Keinerlei Unterschiede zwischen der Diät-und der Kontrollgruppe ergaben sich bei den gesättigten Fettsäuren und beim Cholesterin, bei Fleisch, Milchprodukten, Gemüse, Obst, Getreideprodukten und Kartoffeln.**
Das primäre Ziel war, Herz- oder Hirninfarkt oder Tod durch Herz-Kreislauf-Ereignisse mithilfe der Diät zu reduzieren. Im Durchschnitt wurden die Teilnehmer von den Studienbetreuern fast fünf Jahre in ihren Gruppen geführt. Dann wurde die Studie abgebrochen. Der Grund: Der Vorteil in den beiden Olivenöl- und Nussgruppen gegenüber der Kontrollgruppe war laut den Studienleitern so enorm, dass diese Ernährung aus ethischen Gründen der Kontrollgruppe nicht mehr vorenthalten werden konnte. Das hat manche Experten verwundert und manchen Lesern wird es gleich ebenso gehen.

Die Ergebnisse der Studie

Die Auswertung ergab: Nach fast fünf Jahren waren bei 3,8 Prozent der Teilnehmer in der Olivenöl-Gruppe und bei 3,4 Prozent in der Nuss-Gruppe Herz-Kreislauf-Ereignisse eingetreten. In der Fettarm-Gruppe waren 4,4 Prozent betroffen. Anders ausgedrückt: 96,2 Prozent der

Nuss-Gruppe und 96,6 Prozent der Olivenölgruppe blieben ohne Herz-Kreislauf-Ereignis. In der Kontrollgruppe mit Normalernährung blieben »nur« 95,6 Prozent ohne Herz-Kreislauf-Ereignis. Der Unterschied ist demnach etwa 1 Prozent. Das heißt, 1 Prozent der Teilnehmer profitierte von der Diät, während es für 99 Prozent aller Diät-Teilnehmer keinen Unterschied gemacht hat, ob sie sich an die Diät-Vorschriften gehalten hatten. Das klingt nicht nach viel für das viele Geld und die viele Mühe! Deshalb entschlossen sich die Wissenschaftler, wie so oft bei der Darstellung von Ergebnissen, die Geschichte etwas beeindruckender aussehen zu lassen. Sie berechneten das relative Risiko. Dazu wird die Ereignisrate von 4,4 Prozent der Kontrollgruppe als 100 Prozent gesetzt und dann die relative Abweichung in der mediterranen Gruppe berechnet. Danach lautete das Ergebnis: Mediterrane Ernährung mit reichlich Olivenöl oder Nüssen reduziert die Rate der Herz-Kreislauf-Erkrankungen um 30 Prozent! So stand es anschließend im Blätterwald und kreiste im World Wide Web.

Ein Jahr später wurde aus dieser Studie auch über das Risiko, einen Typ-2-Diabetes zu entwickeln, berichtet. Nach fast fünf Jahren waren 8,8 Prozent der Kontrollgruppe an Diabetes erkrankt. In der Nuss-Gruppe waren es 7,4 Prozent und in der Olivenöl-Gruppe 6,9 Prozent. Diese minimalen Unterschiede wurden wieder als relative Unterschiede dargestellt. Dann lauteten weltweit die Schlagzeilen erneut: Mediterrane Diät mit viel Olivenöl, Nüssen und Gemüse senkt das Diabetesrisiko um 30 Prozent! Genau genommen war es aber so: Für 98 bis 99 Prozent der Teilnehmer war es unerheblich, ob sie fast fünf Jahre lang die besondere Diät gegessen hatten oder nicht. Aber um die Welt ging: 30 Prozent weniger Diabetes durch »traditionelle« mediterrane Ernährung – die eigentlich gar nicht der Definition der Key'schen mediterranen Ernährung entsprach! Inzwischen veröffentlicht die PREDIMED-Gruppe fast wöchentlich eine neue Analyse aus ihrer Studie. So gut wie immer liest sich das so: Die mediterrane Diät löst ganz tolle Effekte aus – auch wenn sie bei genauem Hinsehen in absoluten Zahlen meist geringfügig sind. In den Medien heißt es immer: Mediterrane Diät mit viel Vollkorn und wenig Fleisch und Milchprodukten hilft quasi gegen alles, gegen Gewichtszunahme, gegen metabolisches Syndrom, gegen Arteriosklerose sowieso, aber auch gegen einen Abfall der Gedächtnisleistungen und neuerdings auch gegen Depressionen.

Die PREDIMED-Studie taugt weder für die Bestätigung der herkömmlichen Definition einer traditionellen mediterranen Ernährung, noch für deren Widerlegung, wie es manche Kritiker behaupten. Das Problem liegt darin, dass die drei Gruppen in Wirklichkeit kaum unterschiedlich gegessen haben – damit konnte man auch keine großen Unterschiede in den Ergebnissen erwarten.

FAZIT

Wem sind die PREDIMED-Erfolge zuzuschreiben? Den üblichen Verdächtigen – mehr Vollkornprodukte und Kartoffeln und weniger tierisches Fett, Fleisch und Milchprodukte – jedenfalls nicht! Dieses schräge Bild angeblicher Gesundheitsvorteile durch die karge mediterrane Kost aus den 1950er-Jahren Kretas muss endlich verschwinden! Die PREDIMED-Studie ist für mich höchstens ein weiterer Mosaikstein in der gesamten Beweisführung, dass es gesünder ist, mehr Fett in Form von Nüssen und Olivenöl zu essen und dafür lieber bei Stärke und Zucker zu sparen. Während epidemiologische Studien den Schutzeffekt für Nüsse einhellig stützen, ist die Datenlage für das berühmte Olivenöl etwas anders als oftmals dargestellt.

Was macht supergesund?

Wer hätte daran Zweifel, dass Olivenöl ein Gesundmacher ist? Aber Nüsse? Da dürfte sich die Stirn häufiger kräuseln. Galten sie doch lange als fette Dickmacker, um die man besser einen großen Bogen machte. Die PREDIMED-Studie hat Nüsse zum international anerkannten Gesundbrunnen gemacht. In der Tat sprechen sehr viele wissenschaftliche Daten für mehr Nusskonsum. Weitere recht überzeugende Belege hinsichtlich einer präventiven Wirkung gibt es für einen Mehrkonsum von Gemüse und Salat, Früchte und Hülsenfrüchte, Fisch und Meeresfrüchte, Olivenöl sowie Wein. Nur für diese Auswahl von von Nahrungsmitteln gibt es weitgehend übereinstimmende Studienergebnisse und anerkannte Wirkmechanismen. Sie werden gleich etwas näher beleuchtet. Vielleicht am besten belegt ist durch die wissenschaftliche Datenlage das Plädoyer für moderaten Weinkonsum.

Schutzeffekte durch Olivenöl

Ist Olivenöl wirklich das gesündeste aller Fette und für die Schutzeffekte der Mittelmeerkost verantwortlich? Die Frage ist schwieriger zu beantworten, als es die mächtige Olivenöl-Lobby uns immer gerne verkaufen will. Berühmt wurde das Olivenöl durch seinen den Cholesterinspiegel senkenden Effekt. Dafür verantwortlich ist seine dominierende Fettsäure – die einfach ungesättigte Ölsäure. Wenn man experimentell bei Probanden die Kohlenhydratzufuhr senkt und die entsprechenden Kalorien durch Ölsäure ersetzt, sinkt das »böse« LDL-Cholesterin und das »gute« HDL-Cholesterin steigt leicht an. Mit diesem Effekt wurde jahrzehntelang der Herzschutz des Olivenöls begründet. Die zweifach ungesättigte Linolsäure, die reichlich in Sonnenblumen-, Maiskeim-, Weizenkeim- und Sojaöl vorkommt, senkt das LDL-Cholesterin unter vergleichbaren Bedingungen sogar noch etwas stärker. Diese Ernährungsumstellungen – mehr ungesättigte Fettsäuren, weniger Kohlenhydrate – senken außerdem den Triglyzeridspiegel und den Blutdruck, und das insbesondere bei Übergewichtigen mit Insulinresistenz, Fettleber oder Diabetes. Gleichzeitig werden einige Entzündungsmarker im Blut gemindert. So weit alles bestens. Doch die Langzeitbeobachtungsstudien zeigen, dass Menschen, die viel einfach ungesättigte Ölsäure aufnehmen, keine niedrigere Herzinfarktrate aufweisen. Wie das?

Ölsäure ist in vielen Nahrungsmitteln enthalten und dominiert beispielsweise auch im Fleisch- und Milchfett. Erst wenn man die Langzeitbeobachtungsstudien so trennt, dass die Ölsäurezufuhr durch Olivenöl separat von der Ölsäurezufuhr durch die gemischte Kost betrachtet wird, ergibt sich nur für die Ölsäure aus Olivenöl ein gewisser Schutzeffekt bei Herzinfarkt und ein eindeutig gemindertes Risiko für Hirninfarkt. Auch für Herz- und Hirninfarkt zusammengenommen lässt sich eine signifikante Schutzwirkung durch einen hohen Olivenölkonsum darstellen. Daraus muss man schließen, dass nicht die einfach ungesättigte Fettsäure im Olivenöl gesundheitsförderlich ist, wie oft behauptet, sondern andere Substanzen dafür verantwortlich sein müssen!

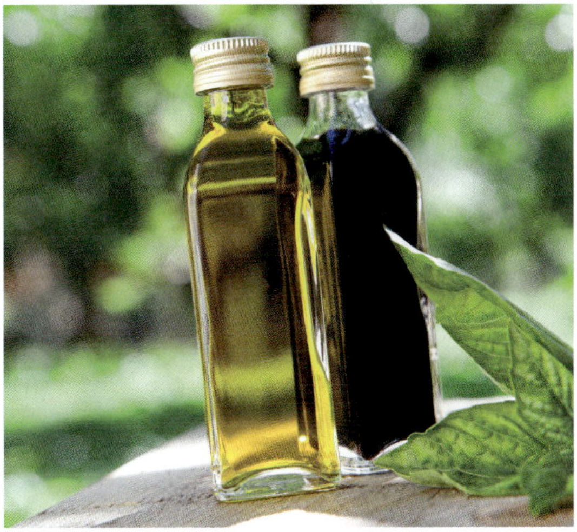

Wahre Wirkstoffe im Olivenöl

Im nativen Öl der ersten Pressung sind Vitamine, Mineralien und zahlreiche sekundäre Pflanzenstoffe enthalten, beispielsweise Terpene, Sterole, Polyphenole und andere mehr. Diese können zum Teil erst unter Mithilfe der Darmbakterien in unserem Körper zahlreiche günstige biologische Wirkungen entfalten. Genau genommen hat man schon über 30 strukturell unterschiedliche Polyphenole mit biologischer Aktivität im nativen Olivenöl identifiziert. Sie wirken antioxidativ, antibakteriell und antientzündlich.

In jüngerer Zeit steht das Hydroxytyrosol im Fokus der Wissenschaft. Es gilt als eines der wirkungsvollsten Antioxidantien, die in der Nahrung vorkommen. Seine Fähigkeit zum Abfangen von Sauerstoffradikalen ist zehnmal höher als die von grünem Tee und mehr als doppelt so hoch wie die von Quercetin, einer Verbindung aus der Gruppe der Flavonoide. Hydroxytyrosol entsteht durch den bakteriellen Abbau natürlicher Pflanzenfarbstoffe und kommt reichlich in Zwiebeln, Äpfeln, Brokkoli oder grünen Bohnen vor. Für Hydroxytyrosol, aber auch für Squalen und andere mehr wurden nicht nur herzschützende, sondern auch krebshemmende Eigenschaften gefunden. Dazu passt, dass in Langzeitbeobachtungsstudien ein erhöhter Olivenölkonsum mit einer geminderten Erkrankungshäufigkeit an Krebs einhergeht.

Olivenöl kann man bis 220 °C erhitzen, sodass es gut zum Braten geeignet ist. Doch ab 180 °C werden viele der genannten wertvollen Inhaltsstoffe zerstört. Deshalb sollte man zum Hocherhitzen nicht das gehaltvolle native Olivenöl verwenden, sondern lieber raffiniertes. Das native Olivenöl sollte man zum Dünsten oder zum Beträufeln von Rohkost oder einem fertigen Gericht einsetzen.

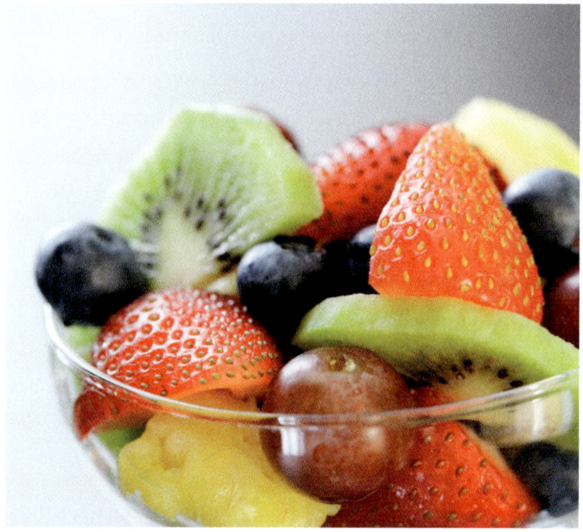

Früchte und Gemüse

Oliven sind Früchte und ergänzen das Angebot im mediterranen Garten. Kürzlich sind 16 Langzeitbeobachtungsstudien ausgewertet worden und die Meta-Analyse bestätigt die allgemeine Einschätzung: Mit vermehrtem Konsum von Gemüse und Obst aller Art sinkt das Risiko für Herz-Kreislauf-Sterblichkeit. Für Krebs konnte man keinen nennenswerten Effekt erkennen, aber der Vorteil im Herz-Kreislauf-Bereich schlug so weit durch, dass auch in der Gesamtsterblichkeit ein dosisabhängiger Schutzeffekt sichtbar wurde: Pro Portion Mehrkonsum Früchte pro Tag sinkt die Todesrate um relative 6 Prozent und bei entsprechendem Mehrkonsum an Gemüsen und Salaten um relative 5 Prozent. Der maximale Benefit lag bei fünf Portionen Gemüse und Obst am Tag. Ein noch höherer Konsum brachte keine weitere Risikominderung. Doch Vorsicht! Während Gemüse auch in hohen Mengen unbedenklich ist, sollten solche Berechnungen nicht dazu verführen, den Konsum an Früchten auf mehr als zwei Portionen täglich zu steigern. Der Fruchtzucker in Obst ist in hoher Menge genossen zwar kein primäres Risiko für Herz-Kreislauf-Sterblichkeit, aber ein hohes Risiko für Fettleber und deren Folgeerkrankungen (siehe Seite 57).

Was macht Obst und Gemüse so wertvoll?

Beim Obst sind neben der guten Versorgung mit Vitamin C und den B-Vitaminen noch verschiedene Phytochemikalien wichtig: Flavone und Flavonone, Anthocyane, Procyanide und die verschiedensten Karotine. Es ist schwierig, den einzelnen Inhaltsstoffen oder einzelnen Frucht- oder Gemüsesorten eine besondere Bedeutung zuzuschreiben, aber einiges deutet darauf hin, dass bei den Früchten jene mit dem höchsten Gehalt an den genannten Stoffen besonders günstige Effekte zur Vorbeugung von Herz-Kreislauf-Erkrankungen haben: Das wären Granatapfel, rote Trauben und die verschiedenen Beerensorten.

Obst isst man in mediterranen Ländern gerne als Nachspeise. Das erscheint auch ernährungsphysiologisch sehr sinnvoll zu sein. Essen und vor allem reichlich essen bedeutet für den Körper immer Stress. Danach herrscht ein prooxidatives und proentzündliches Milieu, was den Blutgefäßen zu schaffen macht. Da sind die vielen Phenole in den Früchten gerade recht, um mitzuhelfen, die Sauerstoffangriffe und die Entzündungsreaktionen abzuwehren.

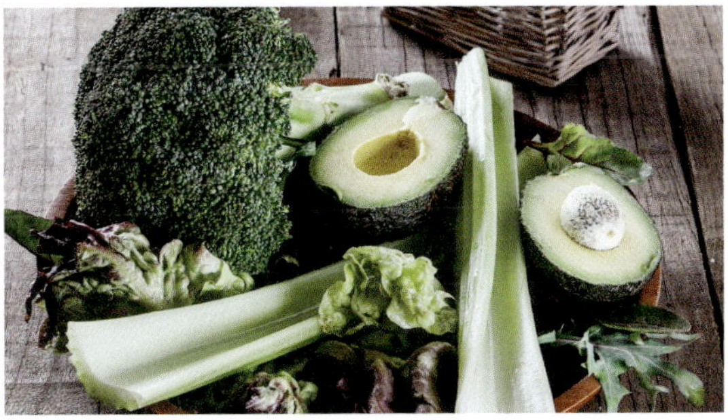

Bei Gemüse kann man eher Favoriten herauspicken. Die dunkelgrünen Blattgemüse scheinen die beste Wirkung zu haben: Grünkohl, Spinat, Mangold, Brokkoli und die vielen dunkelgrünen und roten Blattsalate. Sie sind die besten Quellen für Flavone, Vitamin C und K, Folsäure, Betakarotin und andere Karotine wie Lutein und Zeaxanthin. An der hohen Zufuhr von verschiedenen Karotinen in der mediterranen Ernährung sind vor allem die Tomaten beteiligt, die am Mittelmeer in großen Mengen und in den verschiedensten Variationen praktisch täglich auf den Tisch kommen. Auch für die dort reichlich verwendeten Zwiebeln und Knoblauch gibt es viele Hinweise auf gesundheitsfördernde Effekte.

Gemüse ist nicht gleich Gemüse

Der Gehalt an den verschiedenen Inhaltsstoffen kann zwischen unterschiedlichen Sorten sehr stark variieren. So betrug der Flavonolgehalt von Eisbergsalat in einer Vergleichsuntersuchung beispielsweise 0,5 Milligramm pro Gramm Salat, während ein italienischer Lollo rosso es auf 207 Milligramm brachte. Wahrscheinlich ist auch wichtig, dass in mediterranen Ländern rund die Hälfte des Gemüses als Rohkost oder Salat gegessen wird, wodurch ein höherer Gehalt an Inhaltsstoffen garantiert ist. Darüber hinaus helfen unsere Darmbakterien ganz aktiv mit, Polyphenole besser aufzunehmen und zu verwerten. Vielleicht sind vor allem die Darmbakterien für den Vorteil dieser Ernährungsweise verantwortlich, die damit so gut gehegt und gepflegt werden. Durch Erhitzen kann die Verfügbarkeit einiger Nährstoffe verbessert werden. Bei Produkten, die aus Gewächshäusern stammen, ist der Gehalt an wertvollen Inhaltsstoffen geringer, weil das Glas die UVB-Strahlen herausfiltert. Das mindert die Bildung von Polyphenolen.

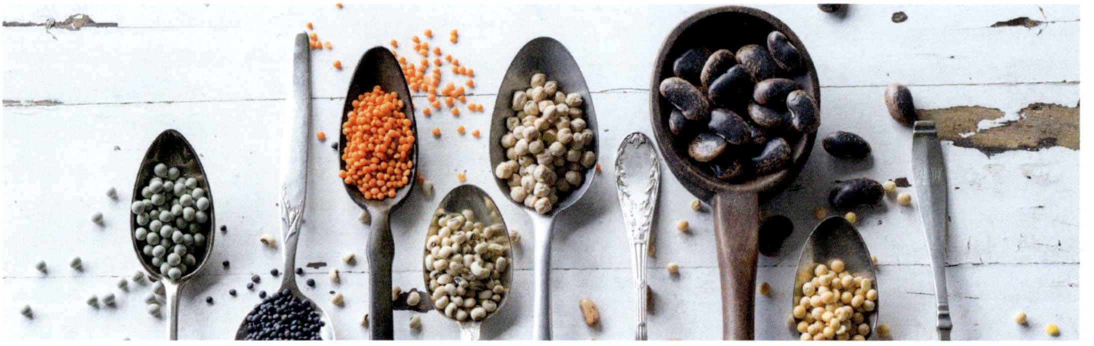

Hülsenfrüchte – beliebt am Mittelmeer

Warum bei uns nicht mehr Hülsenfrüchte zubereitet werden, ist mir ein Rätsel. Oft hört man, sie seien »schlecht verträglich«. Wenn sich das nur auf die Gasbildung bezieht und man die Gase sozialverträglich abgeben könnte, sollte das kein Grund für den Verzicht sein. Letztendlich spiegelt die Gasbildung die Aktivität der Darmbakterien wider. Wenn die Gase nicht entweichen und das zu Bauchkrämpfen und Schmerzen führt, ist das eine andere Sache.

In den Mittelmeerländern war und ist der Genuss von Hülsenfrüchten immer noch weitverbreitet. Vor allem Kichererbsen, Linsen und weiße Bohnen sind in vielen Gerichten enthalten oder sogar Hauptbestandteil von Salaten, Cremes oder Dips. Hülsenfrüchte sind gute Quellen für Ballaststoffe, Phytosterole, Flavonole, Folsäure und Vitamin B_6 sowie für verschiedene Mineralien. Ihr Kohlenhydratgehalt ist unproblematisch, weil die Kohlenhydrate einen niedrigen glykämischen Index (GI, siehe Seite 51) haben, das heißt langsam ins Blut übergehen. Eine große Portion Linsen oder Bohnen sättigt ausgezeichnet und liefert nur eine relativ geringe glykämische Last (GL). Mit ihrem Konsum bleiben die Blutfettwerte und Insulinausschüttung niedrig. In Langzeitbeobachtungsstudien findet man weitgehend einheitlich, dass ein hoher Konsum mit einer Senkung der Herz- und Hirninfarkt-Erkrankungen einhergeht.

Nüsse zum Knabbern

Nüsse werden in mediterranen Ländern traditionell als Bestandteil einer Mahlzeit oder als Zwischenmahlzeit serviert. Das ist wesentlich, denn so machen sie schön satt und nicht dick.

Nüsse sind eine exzellente Ballaststoffquelle, liefern wertvolles pflanzliches Eiweiß, einige langsam verfügbare Kohlenhydrate und zahlreiche Mineralstoffe und Vitamine, allen voran das wichtige Antioxidans Vitamin E. Ihr Fett besteht überwiegend aus ungesättigten Fettsäuren und hat einen cholesterinsenkenden Effekt. Damit wird oft ihre das Herz und den Kreislauf schützende Wirkung erklärt – tatsächlich zeigen viele Langzeitbeobachtungsstudien eine deutliche Senkung des Risikos bei gesteigertem Verzehr.

Neuerdings wird auch der hohe Gehalt an antioxidativ und antientzündlich wirkenden Polyphenolen für die Schutzeffekte verantwortlich gemacht. Das trifft auf alle Nüsse zu, auch auf die Erdnuss, die keine Nuss, sondern eine Hülsenfrucht ist. In Südeuropa genießen die Menschen reichlich Pistazien, Mandeln und Walnüsse und für alle weisen Studien zahlreiche gesundheitsrelevante Effekte aus. Walnüsse gehören übrigens zu den wenigen nennenswerten Quellen für pflanzliche Omega-3-Fettsäuren (alpha-Linolensäure).

Fette Fische aus dem Wildfang

Eine überzeugende Datenlage gibt es schließlich auch für den Fischkonsum. Zahlreiche Langzeitbeobachtungsstudien und Meta-Analysen belegen eine Senkung der Herz-Kreislauf-Sterblichkeit bei vermehrtem Konsum. Die größte Wirkung erzielt man bei drei Fischmahlzeiten pro Woche. Mehr Fisch hat keinen größeren Nutzen. Die deutlichste positive Veränderung zeigt sich bei Menschen, die zuvor kaum Fisch gegessen und dann auf etwa drei Mahlzeiten pro Woche umgestellt haben. Wer keinen Fisch mag, sollte täglich ein Supplement aus Fisch- und Krillöl einnehmen.

Was hat Fisch zu bieten? Sind Fischesser andere Menschen mit gesünderem Lebensstil oder schützt der Fisch an sich? Diskutiert werden Spurenelemente wie Jod und Fluor oder das wertvolle Fischeiweiß. Die besten Belege gibt es für die hochungesättigten Omega-3-Fettsäuren mit ihren biologisch wichtigen Effekten auf die Gesundheit. Sie wirken antientzündlich, fördern die Insulinsensitivität, senken die Blutfette, den Blutdruck, die Gerinnungsneigung des Blutes und stabilisieren den Herzrhythmus, um nur einige Vorteile zu nennen. Die besten Quellen für diese Fettsäuren sind fette Kaltwasserfische, allen voran Hering, Makrele, Lachs und Sardine oder Sardelle. Dabei ist Wildfang empfehlenswert, denn in der Fischzucht wird mit steigendem Preisdruck häufig Getreide als Futter eingesetzt. Das führt zu einer Anreicherung an Omega-6-Fettsäuren und einer Minderung von Omega-3-Fettsäuren.

Ein weiteres Plus: In mediterranen Ländern wird Fisch überwiegend in Olivenöl gebraten. Das erhöht den Nährwert, denn der Fisch nimmt in der Pfanne erhebliche Mengen an Polyphenolen und Vitamin E aus dem Öl auf. Olivenöl ist besser als Sonnenblumen-, Maiskeim-, Weizenkeim- oder Sojaöl, denn diese enthalten vor allem Omega-6-Fettsäuren und davon bekommen wir mehr als genug.

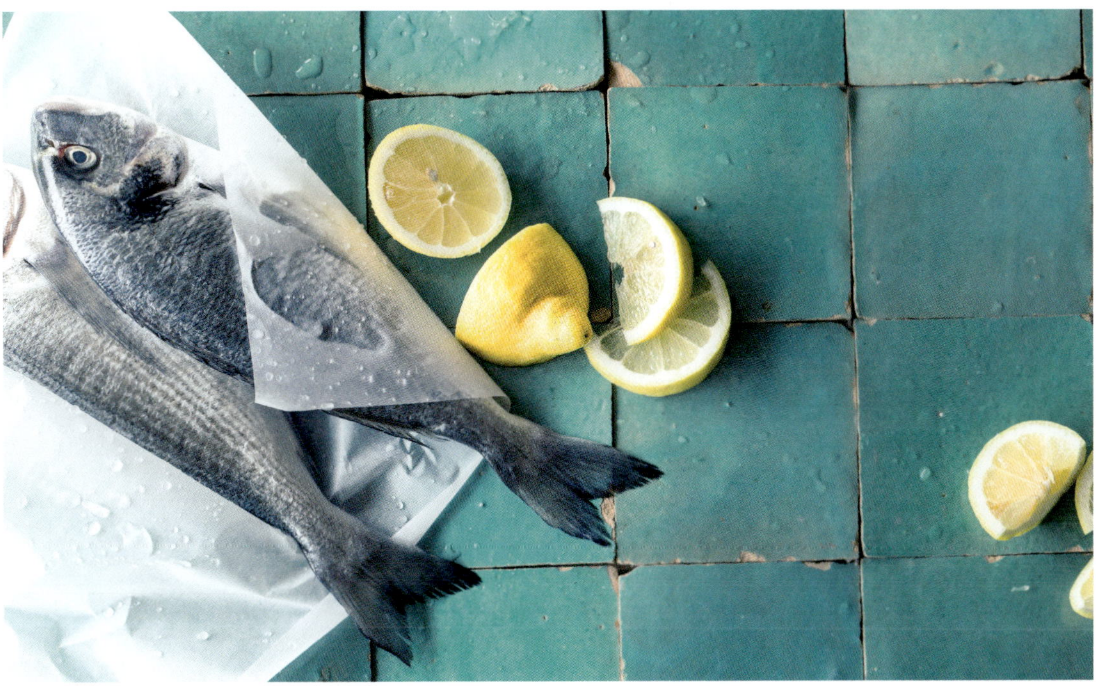

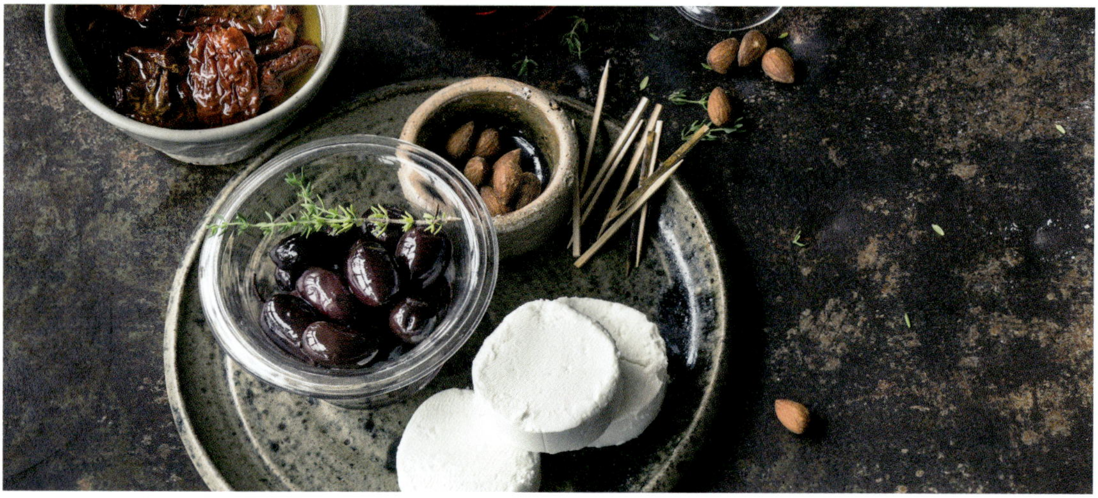

Snacks und Getränke

Eine typische und möglicherweise entscheidende Eigenart der Südeuropäer war der weitgehende Verzicht auf Zwischenmahlzeiten. Sie knabberten zwischen den Mahlzeiten vielleicht ein paar Kürbis- oder Sonnenblumenkerne, die wegen ihrer Ballaststoffe, Phenole und Vitamine als sehr günstig einzuschätzen sind. Das Naschen von süßen Backwaren oder anderen Süßigkeiten »für den kleinen Hunger« zwischen den Hauptmahlzeiten war bei den Südeuropäern nicht üblich. Damit entgingen sie den bekannten negativen Effekten, denn: Snacken fördert unabhängig von den Kalorien die Ausbildung von Fett im Bauchraum und in der Leber! Bei Insulinresistenz gelingt das am effektivsten mit süßen Snacks, die wiederum die Weichen für Diabetes und Herzinfarkt stellen. Doch die Zeiten haben sich auch im Mittelmeerraum geändert und die Übernahme amerikanischer Ernährungsweisen wird an den Hüften immer deutlicher.

Auch die Wahl der Getränke ist ganz wesentlich. Während in mediterranen Ländern traditionell Wasser zu den Mahlzeiten getrunken wurde und dazu ein wenig Wein, erfreuen sich bei uns seit Langem »Erfrischungsgetränke«, Fruchtsäfte, Fruchtsaftschorlen und Eistees besonderer Beliebtheit.

Gemeinsam schmeckt's noch besser

Das gemeinsame Essen hat in den mediterranen Ländern Tradition und eine viel größere soziale Bedeutung als bei uns. Das Genießen von Speisen und Wein im Kreise von Freunden, Kollegen oder der Familie mit entspannenden, heiteren Gesprächen hat einen günstigen Einfluss auf die hormonelle Regelung des Körpers.

Das Mittagessen war immer die Hauptmahlzeit, für die man sich Zeit nahm. Danach gönnte man sich sehr häufig einen Mittagsschlaf. Auch darüber gibt es Studien, die den gesundheitlichen Vorteil dieses Lebensstils belegen. Das Genießen gesundheitsrelevanter Speisen findet auch noch bei strahlender Sonne, frischer Meeresluft und in entspannter Atmosphäre statt. Kein Wunder, dass es in diesen Regionen die niedrigste Rate an Herz-Kreislauf-Erkrankungen in der westlichen Welt gibt.

Täglich Wein

»Alle Dinge sind Gift, und nichts ist ohne Gift; allein die Dosis macht's, dass ein Ding kein Gift sei.« Welch wahre Worte vom alten Paracelsus! In größeren Mengen hat Alkohol eine toxische Wirkung auf das zentrale und periphere Nervensystem, auf die Leber, den Herzmuskel und andere Organe. Unstrittig ist auch das bestehende sucht- und krebsfördernde Potenzial. Andererseits sind seit dem Altertum günstige Effekte eines maßvollen Konsums alkoholischer Getränke bekannt. Geringe Weinmengen wurden in verschiedenen Darreichungsformen über Jahrhunderte hinweg von Medizinern zur Prävention und Therapie eingesetzt.

Heute gilt als moderater Konsum die Menge Alkohol, bei der einerseits ein minimales gesundheitliches Risiko und andererseits verschiedene positive Effekte beobachtet werden. Es gibt keine internationale Übereinkunft, welche Alkoholmengen die gesundheitlich vertretbaren Obergrenzen sind. In verschiedenen Ländern zeichnet sich ein Konsens ab: Demnach gilt als moderater Konsum für eine Frau nicht mehr als zwei »Drinks« (à 12 g Alkohol) und für einen Mann nicht mehr als drei »Drinks« pro Tag. Zum Alkohol und seinem Einfluss auf die Gesundheit gibt es unzählige Studien.

Trinkmuster und Trinkgewohnheiten

Aus den Studienergebnissen wird zunehmend klarer: Das Trinkmuster – regelmäßig mäßig statt gelegentlich viel – ist entscheidend für die positiven Wirkungen. Das führt direkt zu den Trinkgewohnheiten am Mittelmeer: Wein wurde traditionell zum Essen getrunken. Alkohol unterstützt wahrscheinlich die Aufnahme von Nährstoffen aus der Nahrung. Außerdem mindert der Wein mit seinen zahlreichen sekundären Pflanzenstoffen nach dem Essen den sogenannten oxidativen Stress, der schon öfter als Gefäßrisiko erwähnt wurde. Traditionell hörte man nach dem Essen in Mittelmeerländern mit dem Weintrinken auf. Alkoholmissbrauch und sich betrunken in der Öffentlichkeit zu zeigen, war in diesen Ländern verpönt! Das ist sehr hilfreich für die Einhaltung moderater Mengen. Aber inzwischen gleichen sich die Trinkgewohnheiten in diesen Ländern bedauerlicherweise denen der Mittel- und Nordeuropäer an.

Effekte eines moderaten Alkoholgenusses

Alkohol erhöht dosisabhängig das »gute« HDL-Cholesterin und senkt die Entzündungsneigung im Körper und die Gerinnungsneigung des

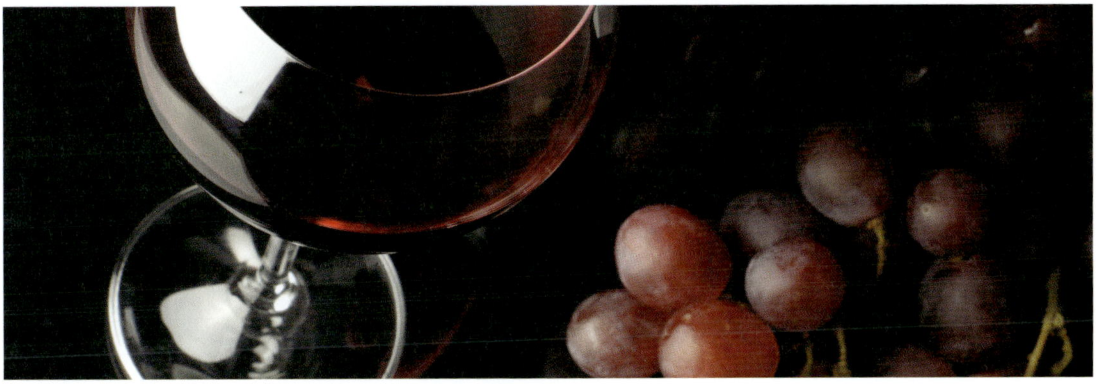

Blutes. Außerdem fördert er die Herstellung und Abgabe eines der wichtigen schützenden Gewebshormone aus den Fettzellen, des Adiponektins. Weiterhin fördert ein moderater Konsum die Insulinsensitivität. Alle genannten Effekte des Alkohols sind als gefäßschützend und thrombosevorbeugend anerkannt, sodass eine ursächlich bedingte protektive Wirkung eines moderaten Konsums im Hinblick auf Herz-Kreislauf-Erkrankungen naheliegt.

Polyphenole in Wein

Wein enthält neben Alkohol weitere Inhaltsstoffe mit biologischen Wirkungen – vor allem zahlreiche Polyphenole (z. B. Catechin, Epicatechin, Quercetin, Resveratrol). Diese sekundären Pflanzenstoffe stammen aus den Traubenschalen und -kernen und gehen bei der Weinbereitung in die Flüssigkeit über. In besonderem Maße gilt dies für Rotwein, der ausbaubedingt etwa sechsmal mehr phenolische Substanzen enthält als Weißwein. Dafür sind in Weißwein einige Polyphenole wie Tyrosol und Kaffeesäure enthalten, die besonders hohe Aktivitäten zeigen.

Polyphenole schützen bereits die Trauben auf dem Rebstock vor schädlichen Umwelteinflüssen wie Parasiten oder Pilzen. Sie haben auch beim Menschen ein hohes pharmakologisches Potenzial. Dagegen wird oft eingewendet, dass Polyphenole zum Teil schlecht oder gar nicht im Darm resorbiert werden können. Hier kommt die Mikrobiota ins Spiel (siehe Seie 47). Sie verändert bzw. verstoffwechselt viele Phenole so, dass die dabei entstehenden Verbindungen von uns genutzt werden und ihre vollen pharmakologischen Eigenschaften entfalten können. Dazu benötigt man eine gesunde Darm-Mikrobiota. In Experimenten am Menschen sind jedenfalls verschiedene Polyphenole als antioxidativ wirksam nachgewiesen worden. Sie hemmen die Oxidation des LDL-Cholesterins, womit dessen Ablagerung in der Gefäßwand gemindert und der Prozess der Arteriosklerose-Entstehung verlangsamt oder verhindert wird. Zusätzlich hemmen sie die Blutplättchen-Verklumpung und senken die Entzündungsneigung des Blutes.
Die beschriebenen Effekte könnten eine zusätzliche gesundheitsrelevante Bedeutung des Weins erklären, die über die reine Alkoholwirkung hinausgeht. Allerdings muss auch betont werden, dass bei Mengen von mehr als 24 g Alkohol pro Tag bei Frauen und 36 g bei Männern keine weitere Risikominderung im Herz-Kreislauf-Bereich erkennbar ist. Zugleich steigen ab dieser Dosis die alkoholabhängigen Risiken für Leber- und Pankreas-Erkrankungen, bestimmte Krebsformen und Sucht an.

Deshalb hilft auch hier viel nicht viel. Sinnvoll ist ausschließlich der moderate Konsum, am besten zum Essen. Man darf heute getrost davon ausgehen, dass der regelmäßige, relativ moderate Weingenuss in den Mittelmeerländern einen wesentlichen Teil ihres gesunden Lebensstils darstellt.

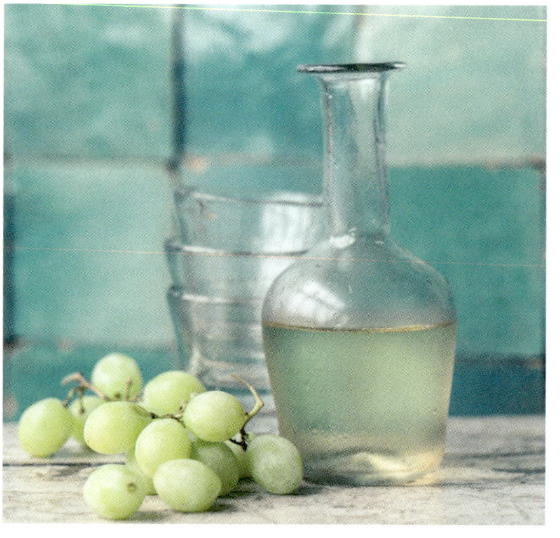

Alkohol und Herzinfarkt

In den 1970er-Jahren war der enorme Unterschied in der Herzinfarktrate zwischen Nord-, Mittel- und Südeuropa aufgefallen. Lange wurde gerätselt, was dafür verantwortlich ist. Eine eindeutige Antwort steht bis heute aus. Frühzeitig stand der Alkoholkonsum zur Debatte. Der walisische Epidemiologe Selwyn St. Leger setzte als Erster im Jahr 1979 die Höhe des Alkoholkonsums aus 18 Industrienationen mit der jeweiligen Herzinfarkt-Todesrate in Beziehung und fand für Wein heraus: Je mehr getrunken wird, desto seltener kommt es zum Herzinfarkt. Für Bier- und Spirituosenkonsum hingegen fand er diesen Zusammenhang nicht. Die These, dass Wein vor Herzinfarkt schützen könne, war geboren. Bald wurde die Vermutung verbreitet, dass Frankreich trotz üppiger, fettreicher Kost mit die niedrigste Herzinfarktrate auf der Welt hat, weil die Menschen dort viel Wein trinken. Man nannte diese Beobachtung, wie auf Seite 79 erwähnt, das französische Paradox.

Zahlreiche Langzeitbeobachtungsstudien

Seit den 1970er-Jahren wurden über 100 Langzeitbeobachtungsstudien durchgeführt und veröffentlicht. Sie zeigen weitgehend übereinstimmend eine J-förmige Beziehung zwischen dem Alkohol- bzw. Weinkonsum und der Herz-Kreislauf-Sterblichkeit (siehe Abbildung) mit dem geringsten Risiko im Bereich des moderaten Konsums (20 bis 30 g Alkohol pro Tag). Das heißt, keinen Alkohol oder zu viel davon zu trinken, bedeutet ein höheres Risiko für die Herz-Kreislauf-Sterblichkeit als ein moderater Konsum.

Weinkonsum und Gesundheit

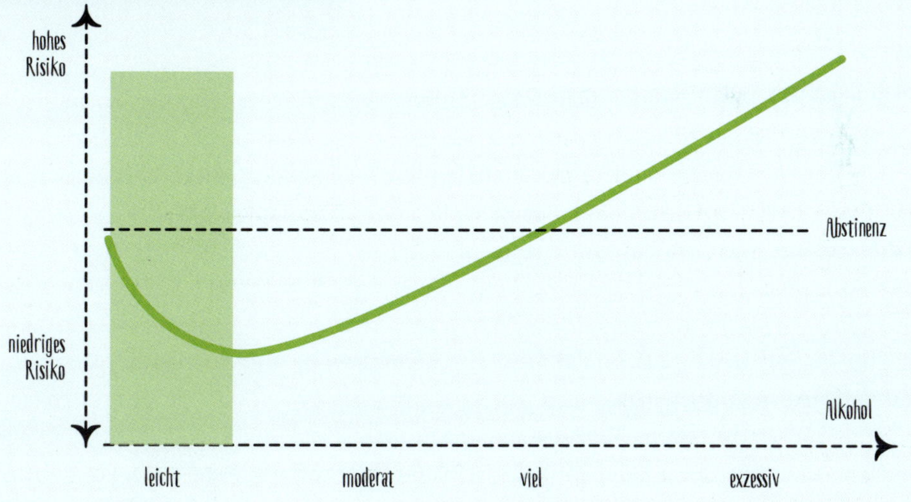

Die neueste zusammenfassende Analyse der Studien ist im Jahr 2011 von einer internationalen Gruppe von Wissenschaftlern im *British Medical Journal* veröffentlicht worden. Sie umfasst 84 Untersuchungen an Männern und Frauen aus allen Teilen der Welt. Im Vergleich zur Abstinenz war das relative Risiko durch Herz-Kreislauf-Erkrankungen zu versterben bei Menschen, die Alkohol konsumierten, im Mittel um relative 25 Prozent gesenkt – wobei die Angabe von relativen Risiken auch hier das Ergebnis in geschöntem Licht erstrahlen lassen. Die Dosis, die das geringste Risiko anzeigte, lag zwischen 15 und 30 g Alkohol pro Tag (entsprechend 200 bis 400 ml Wein), wobei Frauen sich eher am unteren Grenzwert orientieren sollten. Bei einem Konsum von bis zu 15 g Alkohol pro Tag fand sich darüber hinaus auch ein signifikant gesenktes Risiko für alle Todesursachen zusammengenommen.

Besonders wichtig ist eine große Langzeitbeobachtungsstudie aus der Harvard-Universität. Sie untersuchte nur Männer, die bei einem BMI unter 25 schlank waren, die nicht rauchten, im Schnitt täglich mindestens 30 Minuten Sport trieben und sich durch einen besonders gesundheitsbewussten Ernährungsstil auszeichneten. Selbst bei diesen vorbildlich lebenden Männern trat bei zusätzlichem Konsum von bis zu 30 g Alkohol pro Tag im Vergleich zu jenen, die abstinent lebten, eine um 68 Prozent niedrigere relative Herzinfarktrate auf. Sogar bei höherer Dosis war das Risiko noch reduziert. Bei einem Alkoholgenuss von bis zu 30 g am Tag war bei diesen besonders fitten und gesundheitsbewussten Männern im Vergleich zu Abstinenten sogar die Gesamtsterblichkeit um etwa die Hälfte reduziert.

Auch bei Menschen, die aufgrund bestehender Gefäßerkrankungen oder nach Herzinfarkt oder wegen Diabetes ein besonders hohes Herz-Kreislauf-Risiko besitzen, fanden Langzeitanalysen bei einem Konsum von 12 bis 24 g Alkohol pro Tag eine signifikant gesenkte Herz-Kreislauf- und Gesamtsterblichkeit.

Inzwischen hat auch der große US-amerikanische Gesundheitssurvey (National Health and Nutrition Examination Survey III Mortality Study) den täglichen moderaten Konsum alkoholischer Getränke als einen der vier Lebensstilfaktoren identifiziert, die im Hinblick auf die Gesamtsterblichkeit als besonders risikomindernd anzusehen sind. Bezüglich der Herz-Kreislauf-Gesundheit zeigte ein moderater Alkoholkonsum sogar stärkere vorbeugende Effekte als Nichtrauchen, körperliche Aktivität und gesunde Ernährung.

Die französische, spanische, italienische, kalifornische, argentinische und chilenische Weinlobby will es nicht gerne wahrhaben – doch inzwischen ist klar, dass nicht nur Rotwein diesen vorbeugenden Effekt zeigt, sondern auch Weißwein, Rosé, Champagner oder Sekt. Ein vorbeugender Effekt im Hinblick auf Herz-Kreislauf-Erkrankungen wurde selbst für Bierkonsum festgestellt. Für Spirituosen konnte das bislang nicht in dieser Eindeutigkeit nachgewiesen werden.

Sardinien, Sizilien und andere blaue Zonen

Wie lässt sich Gesundheit definieren? Es gibt verschiedene Möglichkeiten. Ein Aspekt ist die Lebenserwartung. Wenn in gewissen Gegenden viele Menschen besonders alt werden und dabei auch noch relativ aktiv bleiben, wird das als ein Zeichen von Gesundheit gewertet.

An verschiedenen Orten der Erde gibt es auffällige Häufungen von extrem hochaltrigen Menschen. Man nennt diese Gegenden »blaue Zonen«. Sie umfassen einige Bergdörfer Sardiniens und Siziliens, die Insel Ikaria in Griechenland, Loma Linda an der Westküste der USA, die Nicoya-Halbinsel in Costa Rica und die japanische Insel Okinawa. Etliche Wissenschaftler bemühen sich seit Langem darum, das Rätsel der Langlebigkeit und der geringen Rate an Risikofaktoren, typischen Alterserkrankungen, Herz-Kreislauf-Erkrankungen und Krebs in diesen Gegenden zu entschlüsseln.

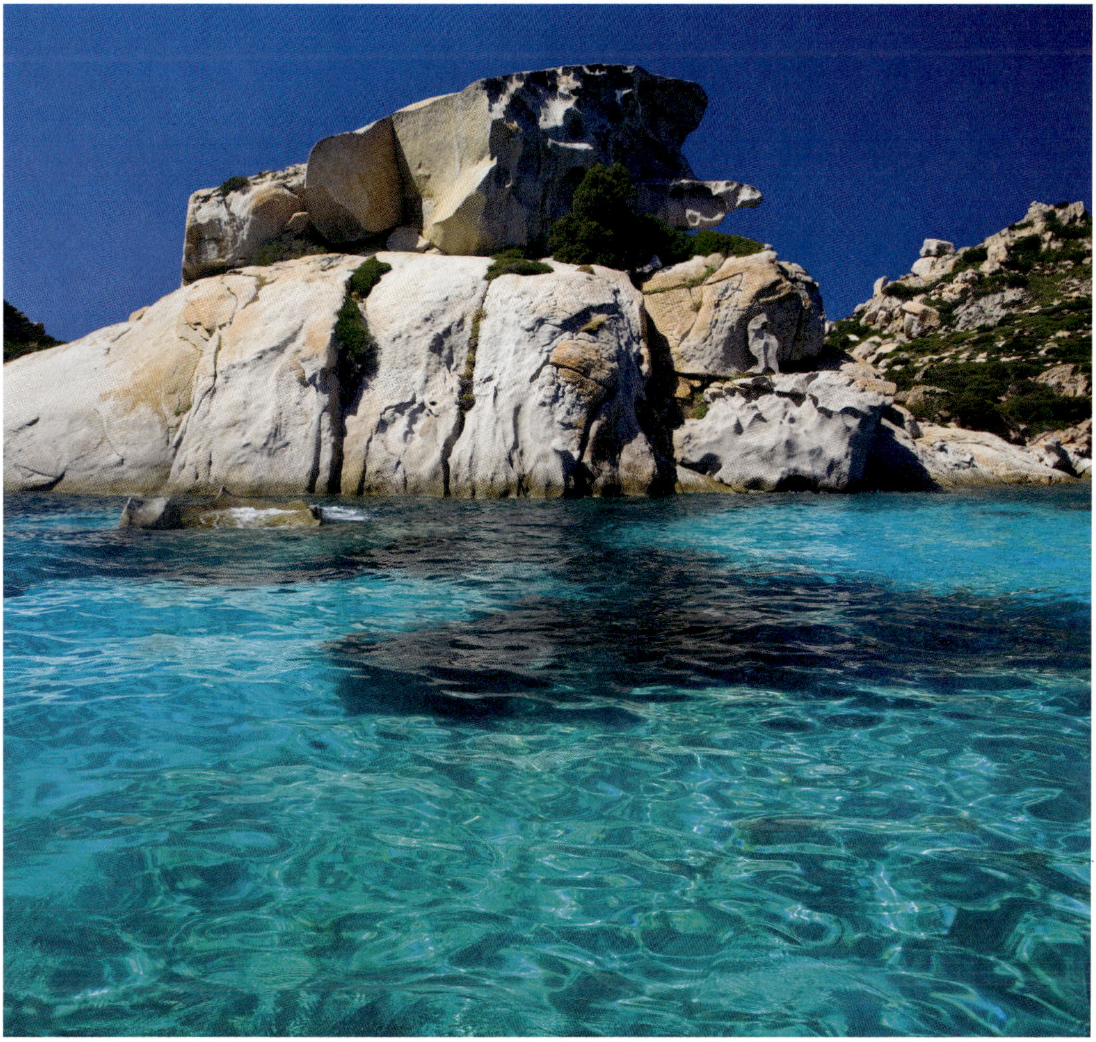

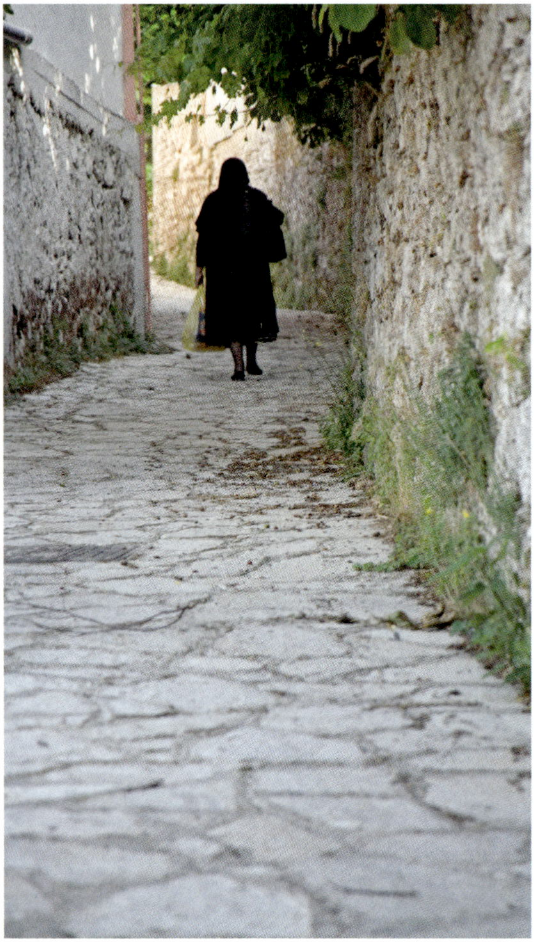 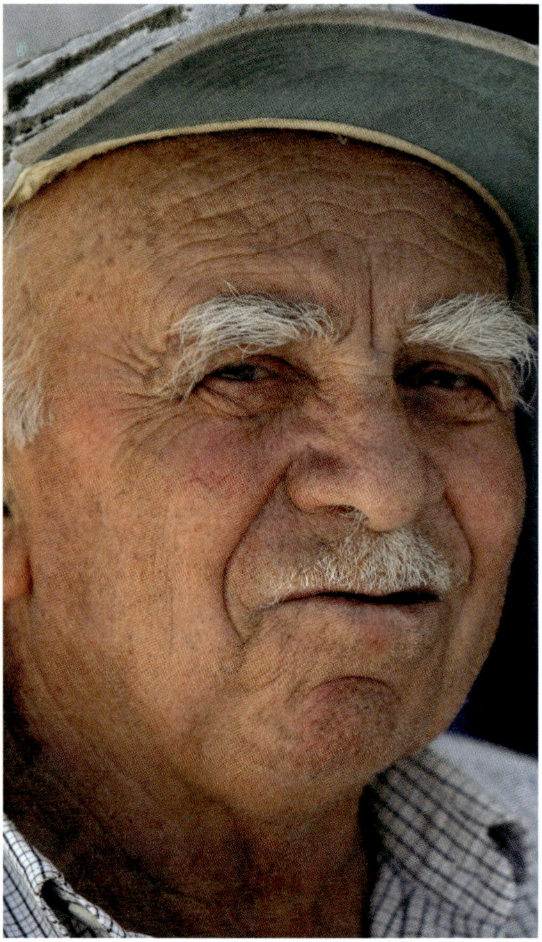

Gemeinsamkeiten in den blauen Zonen

Es gibt wirklich einige Gemeinsamkeiten zwischen allen Bewohnern der blauen Zonen. Die Hochbetagten leben in kleinen Orten, oft höher gelegen und mit sehr geringer Luftverschmutzung.

Bei allen fällt die relativ knappe Ernährung auf – kalorisch im Schnitt immer etwas unter dem Bedarf. Diese Menschen essen aber nicht etwa fettarm, sondern kalorienarm. Mit dem Essen aufzuhören, bevor man übersättigt ist, scheint die Regel zu sein. Da es sich meist um ärmliche Gegenden handelt, essen die Menschen dort relativ wenig tierisches Eiweiß. Alkohol trinken sie gerne, aber in sehr moderaten Mengen. Gleichzeitig fällt ihre immer noch hohe körperliche Aktivität auf, wobei nicht große Anstrengungen im Vordergrund stehen, sondern häufige und über den Tag verteilte leichte Muskelarbeit. Da sie im Schnitt eher kleiner sind und eine relativ geringe Körpermasse haben, dürfte ihre Eiweiß- und Energiezufuhr in der Tat ausreichend sein. Bislang sind die Hochbetagten jedenfalls nicht durch Nährstoffmangel aufgefallen. Sie essen und trinken gerne in Gesellschaft und halten drei Mahlzeiten pro Tag ohne Zwischenmahlzeiten ein. Sie ernähren sich abwechslungsreich mit frischen und saisonalen Zutaten. Ihre Mahlzeiten enthalten viel wildes Gemüse, Früchte, Kräuter, Hülsenfrüchte und Oliven. Das Essen liefert damit wenig Stärke und Zucker und die Kohlenhydratquellen haben eine niedrige glykämische Last (GL). Fisch ist für die sardinischen, sizilianischen und griechischen Regionen typisch, Ziegenmilch und Schafskäse auch. Darüber hinaus trinken sie traditionell Tee aus Kräutern mit einem außergewöhnlich hohen Antioxidantienanteil. Unter den Hochbetagten gibt es auffallend wenig Raucher. Dafür pflegen sie regelmäßig Kontakt mit den ortsansässigen Familienmitgliedern und anderen Gemeindemitgliedern. Mithilfe des starken sozialen Netzwerkes finden sie schnell Unterstützung und Zuspruch und wenn nötig auch aktive Hilfe, vor allem wenn erwachsene Töchter im Umfeld leben.

Einige Facetten einer zeitgemäßen mediterranen Ernährung sind durch aktuelle wissenschaftliche Studien als gesundheitlich relevant erkannt und bilden somit einige der Grundlagen meines Flexi-Carb-Konzepts. Wer sich mit modernem Lebensstil mediterran ernähren möchte, hält sich am besten an die folgenden Empfehlungen.

FAZIT

Die Menschen in den blauen Zonen führen ein stressarmes Leben in sauberer Luft, tanken genügend Sonne und bekommen ausreichend Schlaf nach regelmäßiger und andauernder körperlicher Aktivität. Sie essen frische, saisonale und ballaststoffreiche Lebensmittel mit niedriger Energie- und hoher Nährstoffdichte und das immer in einem starken Familienverband mit vielen und vielfältigen sozialen Kontakten. Was hält sie also derart gesund? Die Ernährung oder die gesamte Lebensweise?

Das gehört zu einer modernen mediterranen Ernährung:

> frisches Gemüse, Salate, Pilze, Beeren und zuckerarme Früchte täglich als Sättigungsgrundlage,
> reichlich mit Kräutern und Knoblauch würzen,
> Milch und Milchprodukte mit normaler Fettstufe wählen,
> mehrfach pro Woche Fisch und Meeresfrüchte verzehren,
> Olivenöl zum Kochen und Beträufeln verwenden,
> Nüsse und Samen regelmäßig in moderaten Mengen genießen,
> Hülsenfrüchte regelmäßig essen,
> rotes und weißes Fleisch schonend zubereiten,
> regionale, saisonale, naturbelassene, ballaststoffreiche Lebensmittel wählen,
> Kohlenhydratquellen mit einer niedrigen glykämischen Last (GL) bevorzugen,
> moderater Weingenuss zum Essen darf sein.

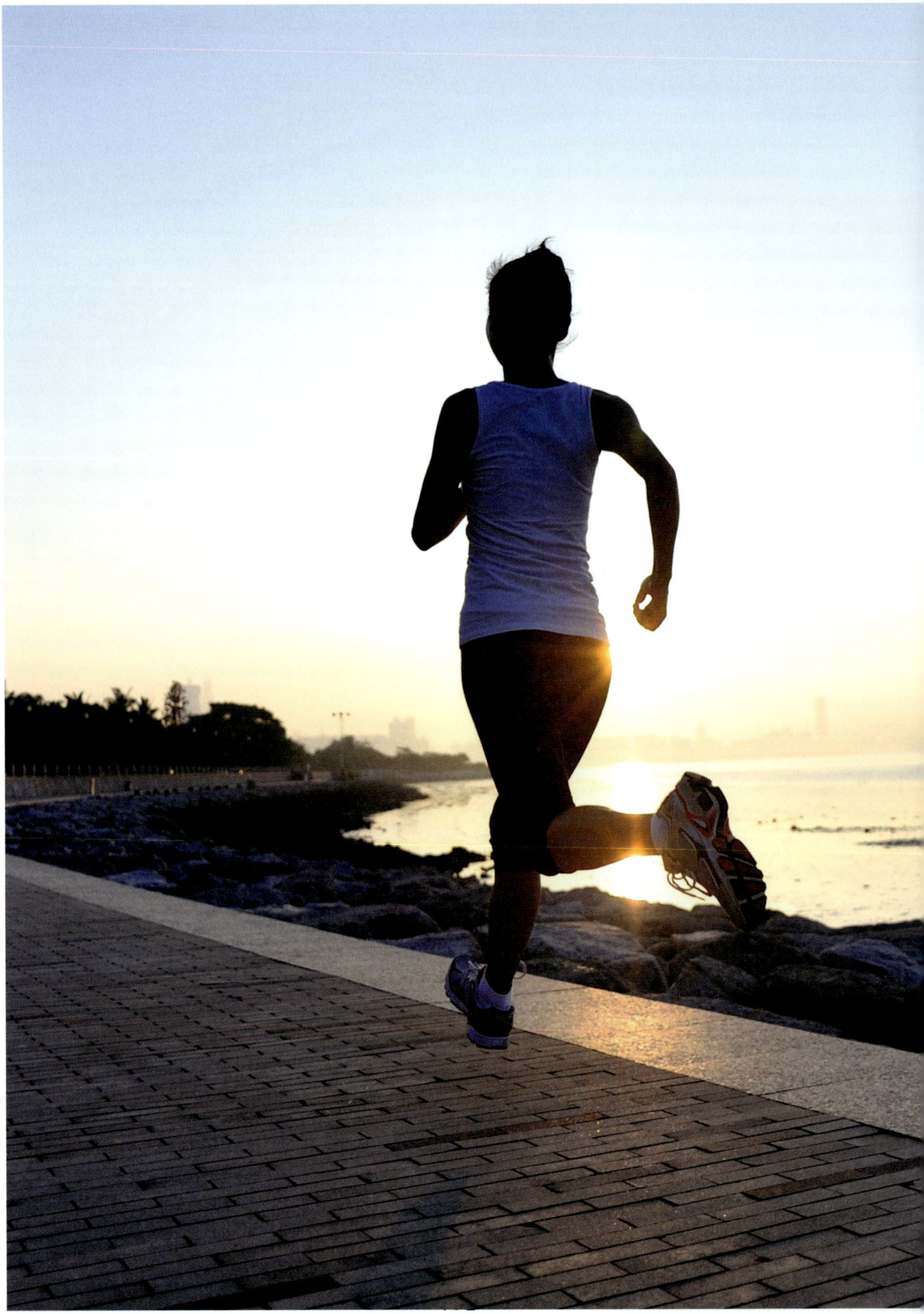

Modernes Leben und zeitgemäße Ernährung – das Flexi-Carb-Konzept

Die Flexi-Carb-Ernährung wurde für den modernen Menschen entwickelt, der nicht mehr hart körperlich arbeiten und Hunger leiden muss. Sie basiert auf wissenschaftlicher Grundlage und ist individuell an den eigenen Lebensstil anpassbar. Wer seinen Tag größtenteils sitzend verbringt, isst mediterran Low-Carb. Wer sich bewegt und Sport treibt, wird dafür mit Extraportionen an Kohlenhydraten belohnt.

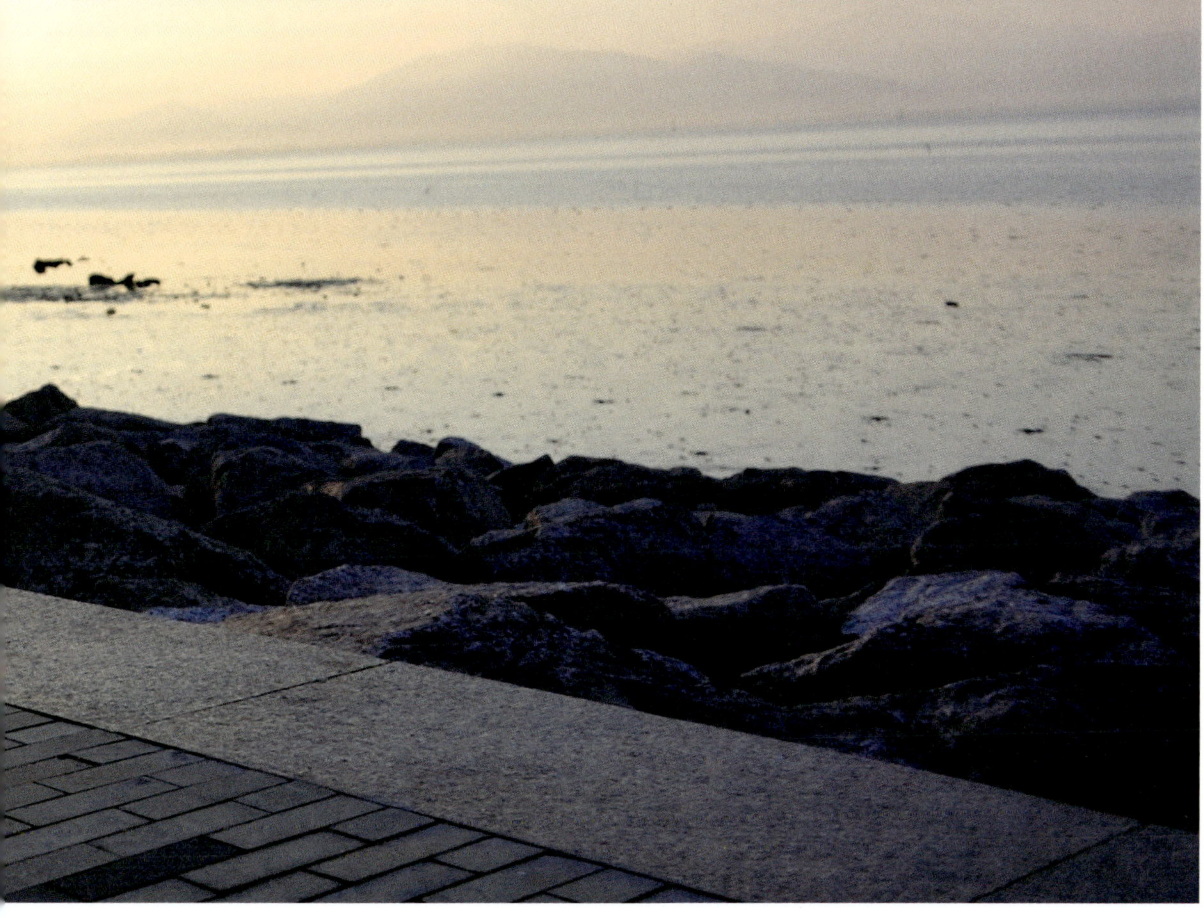

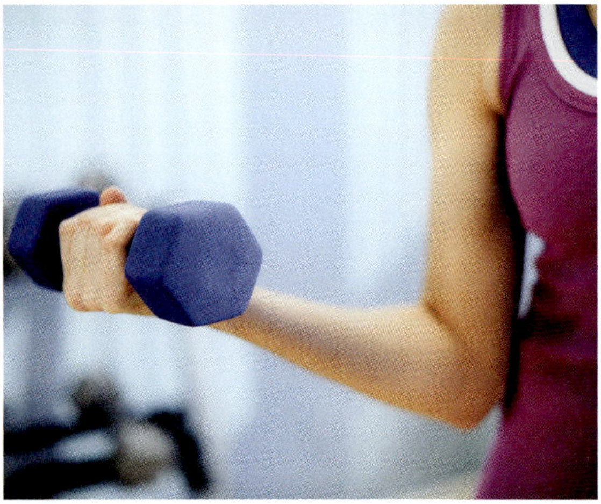
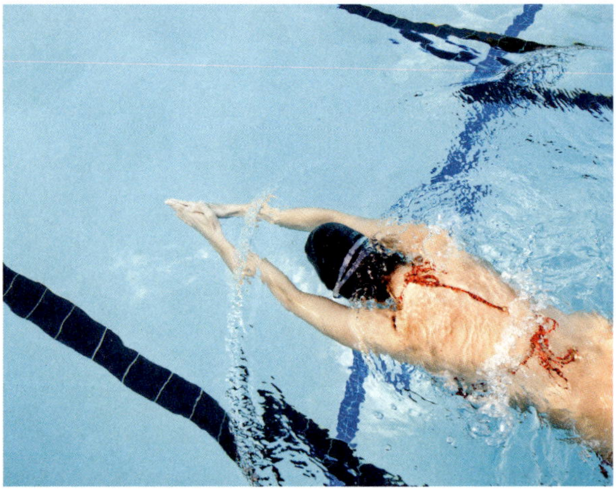
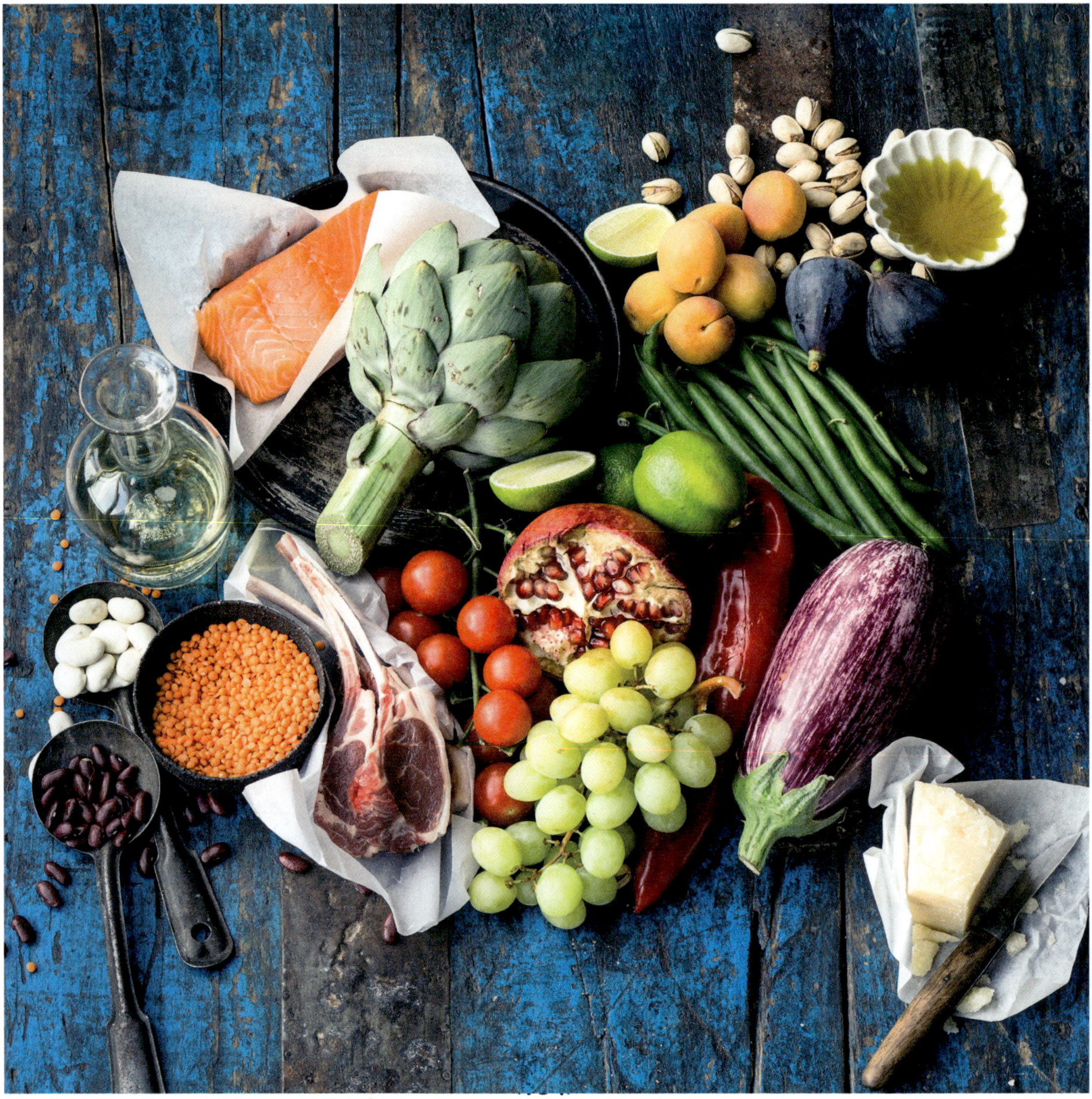

Traditionell essen heißt traditionell leben – modern leben heißt modern essen

Im ersten Teil des Buches wurden die wesentlichen Lebensbedingungen beschrieben, an die man seine Ernährung individuell anpassen sollte, damit sie die optimale Grundlage für unsere Gesundheit sein kann. Im zweiten Teil habe ich beleuchtet, welche Ernährungsfacetten der als besonders gesund gepriesenen mediterranen Ernährung man nach neuesten Erkenntnissen als wahrlich gesundheitsförderlich ansehen kann. Das Vorbild der mediterranen Ernährung halte ich für besonders wertvoll, weil man mit ihr für alle Mitteleuropäer Gesundheit und vollen Genuss perfekt vereinen kann.
In diesem dritten Teil werden die beiden ersten Teile zu einem sinnvollen Ganzen zusammengefügt. Wir werden die köstlichen mediterranen Kompositionen den Lebensstilbedingungen und den persönlichen Zielen anpassen. Dabei stehen vor allem die Kohlenhydratmengen im Fokus. Entsprechend werden die Carb-Stufen flexibel vorgegeben. Und statt trockener und schwer umsetzbarer Nährstoffempfehlungen erhalten Sie anhand der neuen Flexi-Carb-Pyramide Lebensmittelempfehlungen zur einfachen Umsetzung.

Die Kartoffel

Die gute deutsche Kartoffel! Was hagelte es Proteste, als ich im Jahr 2001 die Urfassung der LOGI-Pyramide in Deutschland verbreitet habe! Auf der Pyramide war die Kartoffel ganz oben bei den »verbotenen« Nahrungsmitteln platziert. Sie gilt als Sinnbild deutscher Tradition, kam aber erst im 17. Jahrhundert in teutonische Kochtöpfe. Beliebt war sie damals nicht. Aber gegen die Hungersnöte war sie wirkungsvoll. Der alte Fritz ist schuld, dass die Deutschen die Knollen doch noch ins Herz geschlossen haben. Er ließ seine Kartoffeln von Soldaten bewachen. Daraufhin nahm das Volk an, dass sie etwas Besonderes und Wertvolles seien.

Noch heute sind Kartoffeln aus der deutschen Küche nicht wegzudenken, allerdings weniger als Salz- oder Pellkartoffeln, sondern vielmehr in Form von Chips, Fritten, Kroketten oder Gratin. Der Vorteil von Kartoffeln – zumindest in Naturform gegessen: Sie haben eine niedrige Energiedichte und damit auch eine recht hohe Nährstoffdichte. Allerdings ändert sich das schnell, wenn man sie in Fett gart. Ihr Nachteil: Viele Sorten, vor allem die mehligen, haben einen hohen glykämischen Index (GI, siehe Seite 51), das heißt bei traditioneller Portionsgröße eine hohe glykämische Last oder anders ausgedrückt eine unerwünscht starke Blutzucker- und Insulinwirkung.

Pasta und Reis

Nach den Kartoffeln sind Nudeln, Spätzle und Schupfnudeln die beliebtesten Beilagen der Deutschen. Früher wurden sie selbst gemacht, heute kaufen die meisten sie fertig verpackt. Nachdem sie beim Garen stark aufquellen, haben gekochte Teigwaren und Kartoffeln aufgrund des hohen Wassergehalts eine relativ niedrige Energiedichte. Allerdings kann auch Pasta, je nach Getreidesorte und Quellzustand, einen relativ starken Blutzucker- und Insulinanstieg bewirken. Die günstigste Wirkung hat italienische Hartweizengrieß-Pasta »al dente« gekocht. Vollkornnudeln wirken nur ein bisschen günstiger als Nudeln aus Weißmehl.

Ähnliches gilt für Reis. Gekocht hat er eine relativ niedrige Energiedichte, aber je nach Sorte und Garzustand auch eine satte Blutzucker- und Insulinwirkung. Der Verzehr von Naturreis mit seinen Randschichten wäre sicherlich sinnvoller, aber die Menschen mögen ihn nicht so gerne. Ob weißer oder brauner Reis, Vollkornnudel oder italienische Pasta – wer viel davon isst, dem nützt ein etwas günstigerer glykämischer Index (GI, siehe Seite 51) nichts. Denn die Blutzucker- und Insulinwirkung hängt wie bereits erläutert nicht nur vom glykämischen Index, sondern auch von der verzehrten Menge (glykämische Last) ab! Bei den üblichen Beilagenmengen an Reis, Nudeln oder Kartoffeln ergibt sich auf alle Fälle eine viel zu hohe glykämische Last (siehe die GL-Liste auf Seite 52). Wenn man kalte Mahlzeiten bevorzugt und die Sättigungsbeilage Brot isst, sieht es nicht anders aus. Bei zwei größeren Scheiben Brot, auch bei Vollkornbrot, ist die glykämische Last zu hoch. So bleibt zur Erreichung eines niedrigen Blutzucker- und Insulinspiegels nur eines: bei all diesen Stärkebeilagen die Menge zu reduzieren.

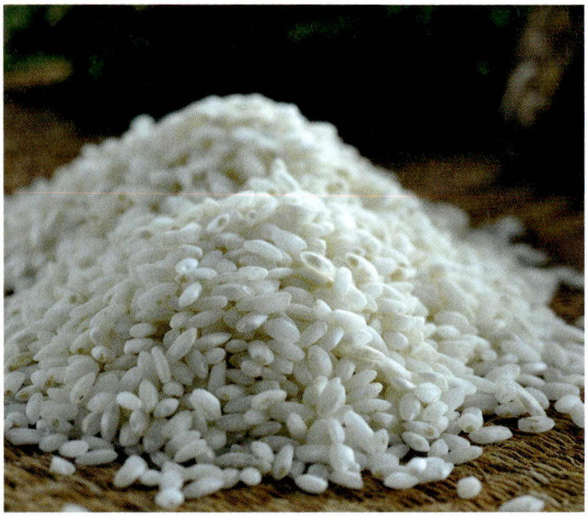

Am liebsten Maxi-Carb-Portionen

Viel und billig muss es in der Regel sein. Ein Gericht soll sättigen, den Magen spürbar zum Spannen bringen. Erst dann fühlen sich die meisten befriedigt. Der Kantinenwirt erfüllt diesen Wunsch mit einer großen Portion einer stärkereichen Beilage – sie bringt ihm den größten Gewinn und macht den Kantinenbesucher satt. Wie schon vor 100 Jahren sollen auch heute noch mindestens 50 Prozent der täglichen Energiezufuhr aus Stärke und Zucker stammen, so die offiziellen Empfehlungen. Damit die Verbraucher das im Alltag umsetzen können, gibt die Deutsche Gesellschaft für Ernährung (DGE) folgende Lebensmittelempfehlungen für Kohlenhydrathaltiges pro Person und Tag vor:

> 4–6 Scheiben (200–300 g) Brot oder 3–5 Scheiben (150–250 g) Brot und 50–60 g Getreideflocken.
> Zusätzlich 1 Portion (200–250 g) gegarte Kartoffeln oder 1 Portion (200–250 g) gegarte Nudeln oder 1 Portion (150–180 g) gegarten Reis. Dabei soll man Produkte aus Vollkorn bevorzugen.
> Außerdem 400 g Gemüse und Salate sowie 250 g Obst.

Für die geforderten 300 g Brot (6 Scheiben) setze ich einen geschätzten Mittelwert von 150 g Kohlenhydraten (und 680 Kilokalorien) an. Aus Kartoffeln, Nudeln, Gemüse und Obst kommen noch mal rund 100 g Kohlenhydrate hinzu. Dann sind es etwa 250 g. Je nach Getränk und Extras wie Keksen, Kuchen oder Süßigkeiten kommen noch mindestens 50 g Kohlenhydrate dazu, bei den meisten eher mehr. Das ergibt 300 g Carbs pro Tag. Wenn man diese mit 4,1 Kilokalorien multipliziert, kommt man auf süße 1230 Kilokalorien am Tag – nur durch Kohlenhydrate. Da für einen Durchschnittsmann ein Energiebedarf von 2400 Kilokalorien pro Tag angesetzt ist, liegt er mit dieser Carbmenge in etwa bei den geforderten 50 Prozent Kohlenhydrate.

Diese Empfehlungen kommen dem nahe, was die Befürworter der traditionellen mediterranen Ernährung heutzutage empfehlen. Ihrer Meinung nach soll jede Hauptmahlzeit ein oder zwei Portionen Getreideprodukte in Form von Brot, Pasta, Reis oder Couscous enthalten. Egal, was – Hauptsache stärkereiches Getreide. Damit auch mehr essenzielle Nährstoffe dabei sind, soll man die Vollkornvariante wählen.

Die Kohlenhydratfalle im Berufsalltag

Was für den kretischen Bauern im Jahr 1956 gut war, soll auch heute noch für Herrn Mustermann im Bayerischen Staatsministerium für Ernährung, Landwirtschaft und Forsten in München empfehlenswert sein. Er hat es bequem: Eine U-Bahn-Station ist direkt neben dem Haupteingang und ein Pkw-Parkplatz gleich hinter dem Gebäude. Gehstrecken jeweils 50 Meter. Die Kantine ist im Haus. Immerhin sind ein paar längere Gänge und ein paar Treppen zu überwinden. Die tägliche Gehstrecke von zu Hause bis zum Arbeitsplatz, noch einige Schritte vor Ort und wieder zurück nach Hause dürfte kaum länger als 500 bis 700 Meter sein. Je nach Körpermasse ergibt das einen Mehrbedarf von 50 bis 80 Kilokalorien für die tägliche muskuläre Belastung.

Was passiert mit den Kohlenhydraten?

Herr Mustermann kann in seinen Skelettmuskeln etwa 300 g Kohlenhydrate als Glykogen abspeichern plus etwa 80 g in der Leber. Blöderweise wird das Muskelglykogen nur durch körperliche Aktivität verbraucht. Bei seiner muskulären Belastung vor dem Bildschirm, im Auto oder in der U-Bahn dürfte der Glykogenverbrauch seiner Muskeln verschwindend gering sein. Wohin also mit der täglichen Kohlenhydratmenge? Da in volle Speicher nichts mehr hineinpasst, müssen die Kohlenhydrate entweder gleich verbrannt oder in Fett umgewandelt und in dieser Form abgelagert werden. Zum Ausgleich seines sitzenden und liegenden Lebens könnte Herr Mustermann vier- oder fünfmal pro Woche mindestens eine Stunde lang seine Muskeln derart belasten, dass er aus der Puste kommt. Dann kann er sicher sein, dass die Muskeln angestrengt sind und Glykogen verbrennen. Macht er das nicht, wird wohl sein Fettgewebe wachsen. Ohne regelmäßige Muskelarbeit werden zu wenig neue, feine Blutgefäße im Fettgewebe gebildet, sodass die Sauerstoffversorgung dort bald nicht mehr optimal sein wird. Dann werden sich seine Fettzellen entzünden und insulinresistent werden, um sich vor weiterer Beladung mit Fett zu schützen. Gleichzeitig werden auch seine untätigen Muskelzellen immer insulinresistenter werden, um sich vor dem Stress eines Energieüberschusses zu schützen. Wenn er weiterhin reichlich ballaststoffarme Sättigungsbeilagen zu sich nimmt, wird seine Insulinresistenz eine besonders hohe Insulinausschüttung nach sich ziehen. Vor allem, wenn auch noch süße Zwischenmahlzeiten oder »Erfrischungsgetränke« hinzukommen. Dann sinkt der Insulinspiegel tagsüber gar nicht mehr auf Normalwerte ab. Langfristig sind Folgeerkrankungen vorprogrammiert.

FAZIT

Was könnte Herr Mustermann tun, wenn er an seiner traditionellen Ernährung nichts ändern mag und sich für Sport nicht begeistern kann? Er kehrt dem Ernährungs- und Landwirtschaftsministerium den Rücken und nimmt die Landwirtschaft seines Großvaters wieder auf – als Ökobauer und natürlich ohne Fuhrpark. Die vernünftige Alternative wäre: Er bleibt ein neugieriger Zeitgenosse, informiert sich über die Konsequenzen des modernen Lebensstils und stellt auf das Flexi-Carb-Prinzip um.

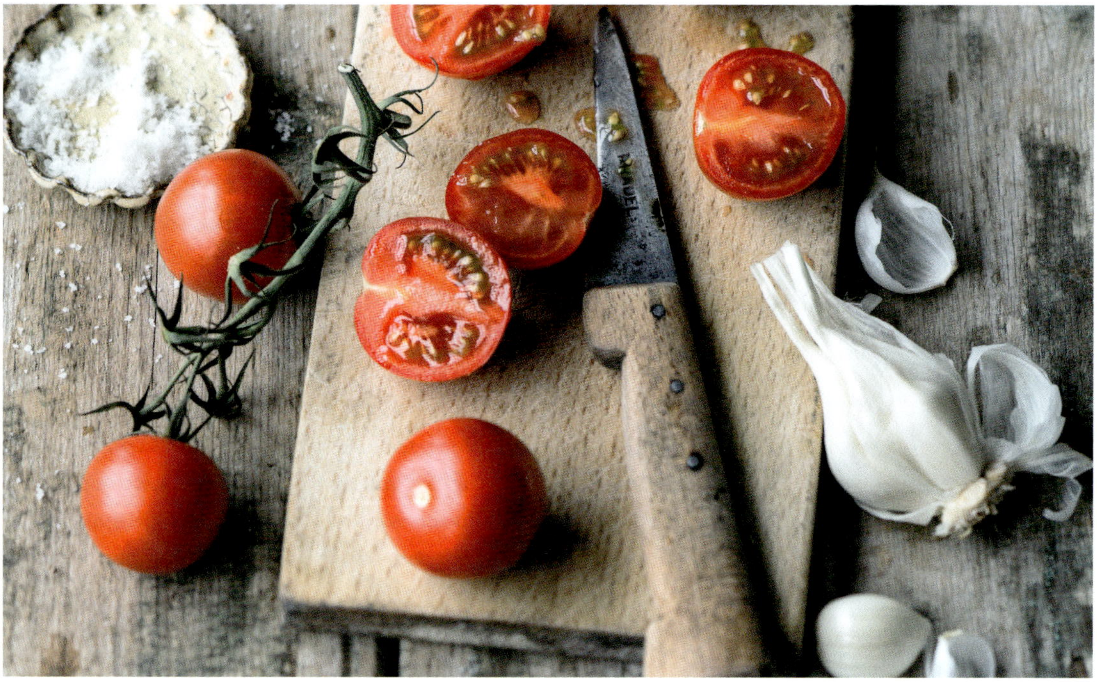

Flexi-Carb – eine zeitgemäße Ernährungsempfehlung

Die Anforderungen an eine zeitgemäße Ernährung sind schnell beschrieben. Das A und O ist die individuelle Anpassung der Kalorien- und Kohlenhydratzufuhr an den heutigen Lebensstil, wie in Teil 1 dieses Buches dargelegt! Kohlenhydrate sind nicht essenziell, deshalb dürfen die Mengen variieren, je nach Lebensstil. Bei Eiweiß und Fett haben wir keinen großen Spielraum nach unten, da sie essenzielle Nährstoffe sind und regelmäßig aufgenommen werden müssen.

Was heißt zeitgemäß essen?

Eine zeitgemäße Ernährung muss – wie eh und je – alle essenziellen, also lebensnotwendigen Mikronährstoffe (Vitamine und Mineralstoffe) liefern wie auch reichlich Ballaststoffe und sekundäre Pflanzenstoffe. Außerdem sollte die Kalorienaufnahme knapp sein, am besten etwas weniger, als der Körper an Energie braucht. Das ist bei dem ständigen Überangebot an Essen vielleicht etwas schwierig. Damit es dennoch klappt, ohne ständig Kalorien zu zählen, hilft es zu wissen, was man essen kann, damit kalorisch knappes Essen gut sättigt. Die Speisen müssen zudem gut schmecken, damit wir sie wirklich genießen können. Eine Umstellung auf ein Essen, das nicht schmeckt, bleibt langfristig ohne Erfolg und ohne Lebensfreude wird man nicht durchhalten.

Wenn jemand bereits zu viel Fett angesetzt hat, droht immer eine Insulinresistenz (siehe Seite 50). Falls weitere Lebensstilfacetten hinzukommen, die Insulinresistenz fördern, also Bewegungsmangel, Rauchen, Schlafmangel, Sonnenmangel und Dysstress, muss man sein Essen umso sorgfältiger zusammenstellen, damit die Folgen der Insulinresistenz möglichst wenig zum Tragen kommen. Dann müssen Betroffene der Kohlenhydratmenge die größte Aufmerksamkeit schenken, denn ist sie zu groß, sorgt das für den zu hohen Blutzuckeranstieg und einen viel zu hohen Insulinspiegel. Dann heißt die oberste Regel: runter mit der glykämischen Last! Außerdem sollten die Lebensmittel, die man zu sich nimmt, eine niedrige Energiedichte und eine hohe Nährstoffdichte haben und möglichst naturbelassen sein.

Modern und mediterran

Wenn man überlegt, mit welcher Ernährungsform das am einfachsten umzusetzen ist, kommt man schnell auf die mediterrane Ernährung. Natürlich nicht die traditionelle, die für die ärmlichen 1950er-Jahre passend war, sondern eine modifizierte, moderne Variante. Eine, die auch von der aktuellen wissenschaftlichen Datenlage ausreichend unterstützt wird. **Optimal ist demnach eine Art mediterrane Ernährung, die mit typischen Nahrungsmitteln so komponiert ist, dass sich eine niedrige glykämische Last ergibt.** Die Daten belegen eindrücklich: Das gilt umso mehr, je übergewichtiger man bereits ist und je ungünstiger der Lebensstil ist.

Umgekehrt gilt natürlich: Je schlanker man ist und je körperlich aktiver man lebt, desto höher darf die Kohlenhydratzufuhr sein. Wer sich täglich nach getaner Schreibtischarbeit 50 Kilometer auf dem Rad auspowert, kann auch Nahrungsmittel mit hohem glykämischem Index gefahrloser zu sich nehmen – sogar einen zuckrig-fetten Bio-Energieriegel oder andere Süßwaren. Die Muskeln verbrennen

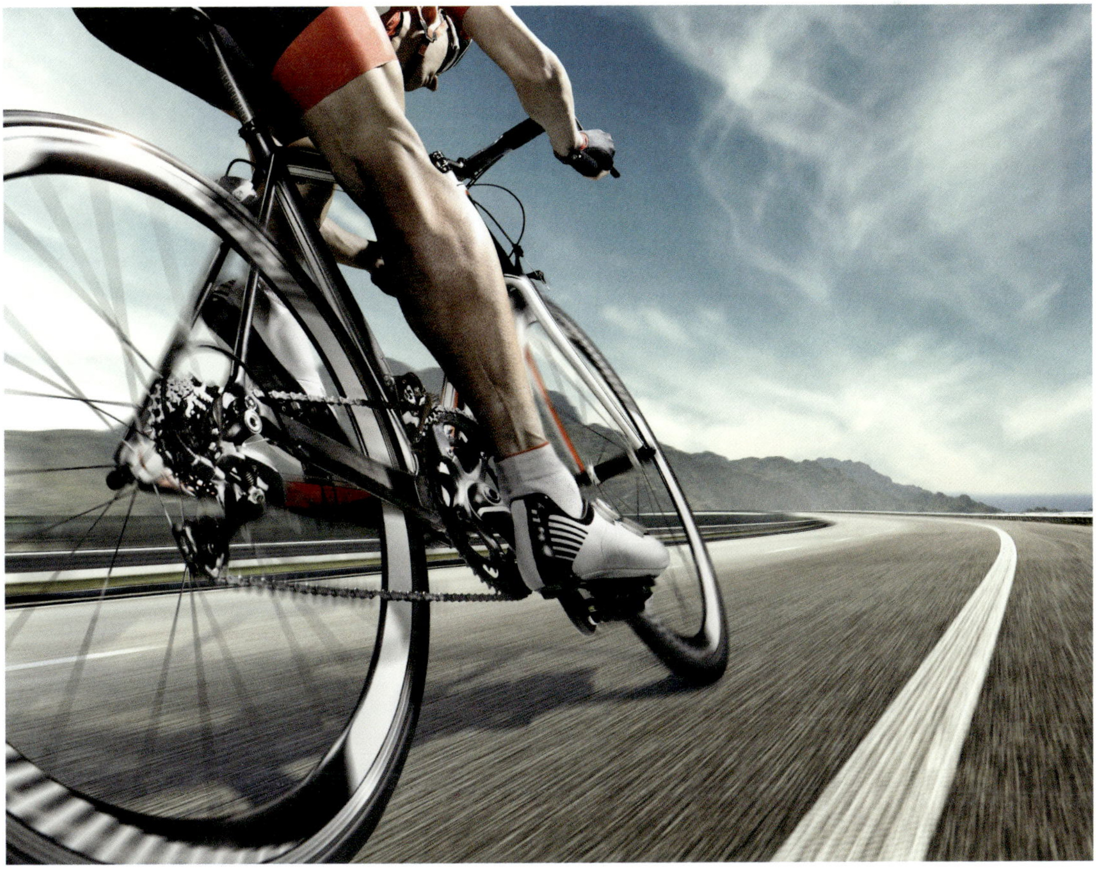

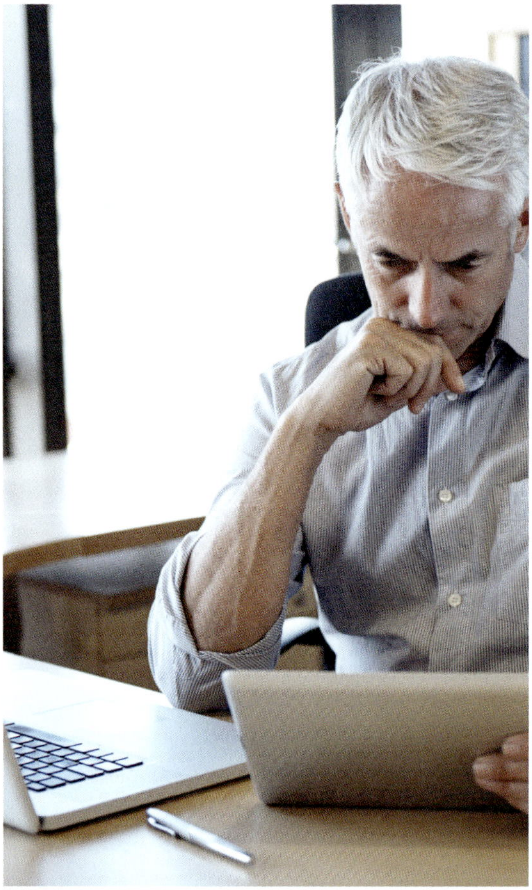

das alles und schaffen so Platz für neue Kohlenhydratlieferungen aus Kartoffeln oder Nudeln beim Abendessen und aus Brot oder Haferflocken in der Früh. Mit jeder Stunde mehr an Muskelarbeit verträgt man eine zusätzliche Portion Stärke und Zucker ohne Reue.

Flexible Kohlenhydratmengen

Es geht hier nicht ums Verteufeln von Kohlenhydraten, sondern um die flexible Anpassung der Zufuhr an die individuellen Lebensbedingungen: Flexi-Carb! Herr Mustermann von Seite 107, der den Durchschnittsdeutschen verkörpert und mit Übergewicht den ganzen Tag gestresst sitzend verbringt, benötigt nur wenige Kohlenhydrate. Er wird mit einer kohlenhydratreduzierten Ernährung, einem höheren Eiweißanteil sowie mit Gemüse, Salaten, Hülsenfrüchten und Früchten als Sättigungsgrundlage mit hoher Wahrscheinlichkeit nicht weiter zunehmen, sondern sogar abnehmen. Wenn jemand eine Kohlenhydratstoffwechselstörung hat (Insulinresistenz, Fettleber, metabolisches Syndrom, Typ-2-Diabetes), so sollte er nicht kohlenhydratbetont leben!

Individuell angepasst sollte die Ernährung sein. Gewiss, das ist schwieriger umzusetzen, als pauschale Empfehlungen anzunehmen. Doch wer sich informiert und offen für Veränderungen ist, kann seine Ernährung leicht auf Flexi-Carb umstellen. Früher gab es Großmütter, die den Enkeln das Essverhalten beibrachten. Heute muss sich jeder selbst orientieren.

Nährstoffergänzung kann sehr sinnvoll sein

In großen Mengen gemischter Kost sind viele lebenswichtige Nährstoffe enthalten – in geringen Mengen entsprechend wenige. Wer längere Zeit niedrigkalorisch lebt, muss einen Nährstoffmangel erwarten. Das ist unvermeidlich. Zunächst tut einem zwar nichts weh und so bemerkt man nichts, aber diese auch »versteckter Hunger« genannte Unterversorgung führt mit der Zeit still und leise zu Mangelerscheinungen, die unbehandelt in schwerwiegenden Erkrankungen münden.

Eine clevere Auswahl von Lebensmitteln mit hoher Nährstoffdichte wie bei Flexi-Carb ist ein guter Ausgangspunkt. Wenn man die Kalorienzufuhr aber so stark einschränkt, wie wir es beispielsweise für die Carb-Stufe 100 vorschlagen, ist eine ausreichende Versorgung nicht mehr sichergestellt.

Was tun? Es bleiben nur ergänzende Nährstoffpräparate! Ich selbst ergänze seit Jahrzehnten Omega-3-Fettsäuren und Vitamin D in Kapselform. In Zeiten, in denen ich beruflich viel unterwegs bin und nicht regelmäßig zum Essen komme, nehme ich sicherheitshalber noch ein normal dosiertes Multivitamin-Mineralstoff-Präparat. Was mich am »Multi« immer stört, ist die gleichzeitige Zufuhr von Nährstoffen, die mit hoher Wahrscheinlichkeit bei mir gar nicht knapp sind.

Die deutschen Frauen nehmen am Tag im Schnitt 1800 bis 1900 Kilokalorien zu sich, die Männer zwischen 2400 und 2500 Kilokalorien. Damit sind sie aber zu dick geworden! Sie sollten demnach weniger essen. Doch selbst bei dieser Nahrungsüberversorgung zeigen sich in repräsentativen Studien dokumentierte Nährstoffdefizite: Besonders schlecht ist die Versorgung mit Vitamin D und Folsäure. Vitamin B_{12} fehlt vor allem, wenn man vegetarisch oder gar vegan lebt. Bei den Mineralstoffen und Spurenelementen sind es Kalzium, Jod und Eisen, bei denen am häufigsten ein Mangel besteht.

Es ist leicht vorstellbar, dass bei einer deutlichen Einschränkung dieser deutschen Durchschnittskost ganz schnell viel weitere essenzielle Nährstoffe ins Defizit rutschen. Deshalb mein Rat bei niedrigkalorischer Ernährung: hochwertige Nahrungsergänzungsmittel hinzuziehen!

Bei Übergewichtigen und (wahrscheinlich) Insulinresistenten würde ich von einer Eisen-Ergänzung eher abraten. Bei Kalzium sollte man mit Flexi-Carb aufgrund der Empfehlung von Milchprodukten und (möglichst Kalzium- und magnesiumreichem) Mineralwasser keine Probleme haben. Bei Jod könnte man – außer bei bestimmten Schilddrüsen-Erkrankungen – mit Präparaten ergänzen oder Jodsalz verwenden.

Das größte Problem bereiten Vitamin D und die langkettigen Omega-3-Fettsäuren. Während man bei Vitamin D die Sonne bestens nutzen kann, erreicht man bei den langkettigen Omega-3-Fettsäuren aus Fisch niemals die empfehlenswerte Menge – außer man isst mehrfach die Woche eine große Portion fetten Meeresfisch!

Das Ende der Fettphobie

An unseren Ernährungsgewohnheiten muss sich schnellstens etwas ändern. Oberste Priorität hat eine Bewusstseinsveränderung: Wir müssen endlich die tief verankerte Fettphobie hinter uns lassen! Die Botschaft, weniger als 30 Energieprozent Fett zu konsumieren, hat vor allem zu einer Fettangst geführt, die der Gesellschaft mehr Schaden als Nutzen gebracht hat. Am Fett wurde gespart – es wurde »light« eingekauft und trotzdem landeten nicht weniger, sondern mehr Kalorien auf dem Energiekonto als jemals zuvor. Fehler passieren – aber man darf sie auch korrigieren! Seit vielen Jahren setze ich mich dafür ein und habe immer mehr Verbündete. Am weitesten verbreitet ist es bereits in der Ernährungstherapie.

Einer der Verbündeten ist besonders einflussreich: Professor Osama Hamdy, ärztlicher Direktor des klinischen Adipositas-Programms des Joslin Diabetes Center an der Harvard-Universität in Boston (USA), einer der bedeutendsten Diabetes-Forschungsinstitutionen der Welt, hat kürzlich die »Ernährungsrevolution« ausgerufen. Er hat seinen Leitartikel in einer medizinischen Fachzeitschrift mit der Zeile überschrieben: »Das Ende der kohlenhydratreichen Ära für Diabetiker«. Darin gibt er zu bedenken, dass die Fettphobie und die Umarmung der Kohlenhydrate ein epochaler Fehler der Ernährungsmedizin waren und die Entwicklung von Übergewicht, Diabetes und anderen metabolischen Störungen vorangetrieben haben. Hört endlich damit auf, fordert er, sodass wir in Zukunft erfolgreicher gegen die Übergewichts- und Diabetesepidemie angehen können.

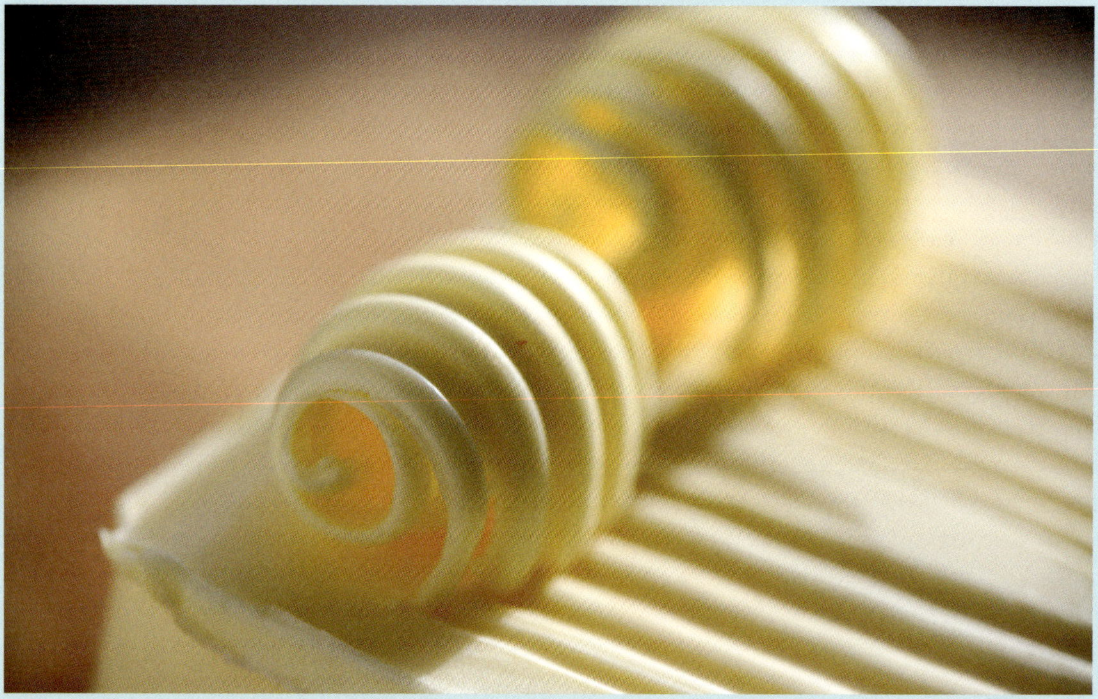

Zeitgeist und die »Frei-von-Gesellschaft«

Ein Lebensmittelriese hat bereits eine Eigenmarke eingeführt, die »frei von« heißt. Es begann mal wieder in den USA. Dort wurde in den 1980er-Jahren sogar Mineralwasser mit dem Siegel »cholesterinfrei« verkauft. In den riesigen Supermärkten trifft man mittlerweile auf ganze Straßen, die den verschiedenen »frei von«-Themen gewidmet sind. Früher beschränkte sich das auf Fett, Cholesterin oder Zucker. Heute bietet der Markt noch viel mehr – frei von Laktose oder Histamin oder frei von X und Y. Der Renner ist »frei von Gluten«. Wegen seines Klebereiweißes sei Weizen der Untergang der Menschheit, so die Botschaft. Auch »frei von Tierischem« ist gerade ein Hype. Der wird konterkariert durch »frei von allem, was in der Steinzeit nicht auf dem Teller lag«. Was damals gegessen wurde, war viel Tierisches – wenn denn die Jagd erfolgreich war. Vegan gegen Paläo – ich bin geneigt zu fragen: Gibt es keine anderen Sorgen? Geht es uns zu gut? Wenn man keine Probleme hat, kann man sich welche machen. So hat sich eine weitere Volkskrankheit entwickelt – die Orthorexia nervosa, das ständige Sich-Sorgen-Machen um das richtige Essen.

Glutenfrei in aller Munde

Um eines klarzustellen: Es gibt heutzutage echte Nahrungsmittelallergien und echte Nahrungsmittelunverträglichkeiten. Die erkennt man daran, dass sie eindeutig diagnostizierbar und reproduzierbar sind. Es gibt auch eine eindeutig definierte Krankheit, bei welcher der Verzehr des Weizenproteins Gluten verheerende Folgen hat: die Zöliakie. Bisher dachte man, diese Erkrankung sei selten. Inzwischen geht man davon aus, dass eine von 100 bis 500 Personen betroffen ist. Allerdings wissen nur etwa 10 Prozent von ihrer Erkrankung.

Bei Zöliakie wird der Dünndarm vom eigenen Immunsystem angegriffen. Die Dünndarmschleimhaut entzündet sich und wird schwer geschädigt. Dadurch werden Nährstoffe nicht mehr richtig aufgenommen. Meist kommt es zu Blähungen und Durchfall. Das sind nur die leichten Symptome. Schwerwiegende Folgen im Kindesalter sind Mangelernährung mit Gewichtsverlust und Entwicklungsstörungen. Auch im Erwachsenenalter werden inzwischen mehr Menschen mit Zöliakie diagnostiziert. Nicht immer treten bei Zöliakie Durchfall und Blähbauch auf. Manche der Betroffenen haben gar keine Darmbeschwerden.

Zöliakie ist also eine schwere Erkrankung, ihre Behandlung besteht vor allem in der strikten Meidung des Auslösers Klebereiweiß. Betroffene müssen ihr Leben lang eine streng glutenfreie Diät einhalten.

Die Gluten-Lobby

Warum aber lebt die halbe Welt inzwischen glutenfrei? Millionen Menschen glauben an einer Glutenunverträglichkeit zu leiden und sich ohne Gluten viel besser zu fühlen. Eine Lobby bestärkt sie fortwährend mit viel Aufwand darin. Sie hat es geschafft, das neue Zauberwort »glutenfrei« weltweit zu verbreiten. Vor allem ein Hersteller von glutenfreien Produkten hat sich mithilfe von Wissenschaftlern global einen riesigen Geschäftszweig aufgebaut. So gibt es inzwischen in allen Supermärkten Nudeln und Schokokuchen, Würste, Fischkonserven und Bier – alles glutenfrei. Auch auf den Speisekarten meiner Lieblingsrestaurants – in München wie in Südfrankreich – sind glutenfreie Gerichte mittlerweile enthalten. Das ist in der Tat sehr gut für Zöliakiebetroffene, aber für sie hat die Industrie nicht dieses aufwendige Marketing betrieben, denn für diese Minderheit hätte es sich nicht gelohnt. Dabei können sie heute noch nicht einmal darauf vertrauen, dass das, was sie in einem Restaurant oder Café als glutenfrei angeboten bekommen, auch wirklich glutenfrei ist.

Erst das Promoten einer angeblich weitverbreiteten verhängnisvollen »Glutenunverträglichkeit«, die die verschiedensten Beschwerden auslösen kann, versprach gute Geschäfte. Das Witzige oder eher Tragische ist, dass wirklich unabhängige Forscher nicht nur über den Begriff Glutenunverträglichkeit streiten, viele zweifeln sogar deren Existenz an. Um es deutlich zu machen: Es gibt kein etabliertes Diagnoseverfahren für eine Glutenunverträglichkeit! Man kennt den Auslöser der Beschwerden nicht genau. Gluten selbst scheint jedenfalls nicht die verdächtigen Beschwerden auszulösen, vielleicht ein anderer Begleitstoff aus dem Weizen. Man weiß auch nicht, auf welchem biochemischen Weg die Schädigung erfolgen könnte. Man weiß also fast gar nichts. Dennoch konnte sich dieses »Krankheitsbild« verbreiten. Ein Musterbeispiel für cleveres Marketing.

Wenn es vielen Menschen ohne Weizen besser geht, ist das prima. Die Frage ist nur, ob es an der Meidung von Gluten liegt. Erfahrene Ernährungstherapeuten und -innen äußerten mir gegenüber auch schon den Verdacht, dass allein die Reduktion der Kohlenhydrate für die Besserung der Befindlichkeit verantwortlich sein könnte. Auch das ist nicht unwahrscheinlich.

Die Steinzeit-Diät – die einzig wahre?

Die Frage, ob wir Menschen noch nicht genügend an Getreide angepasst sind, macht die Runde. Darauf beruht die These der Steinzeitjünger. Sie meiden alles, was es heute häufig, damals aber nie zu essen gab: Getreide, Milch und Hülsenfrüchte. Deren Verzehr sei das wahre Übel der Menschheit. Ist die Steinzeit- oder Paläo-Diät die einzig wahre und artgerechte Nahrung für den Menschen?

Dabei gab es die eine und alleinige Steinzeit-Kost sicherlich nicht und viele Untersuchungen sprechen dafür, dass etliche unserer Vorfahren wie auch einige Naturvölker der Neuzeit gerne kohlenhydrathaltige Nahrung zu sich genommen haben und nehmen, zum Beispiel Honig, stärkehaltige Wurzelknollen oder Früchte und Beeren.
Die Menschen haben während ihrer Entwicklungsgeschichte Umweltnischen besetzt und Kulturen entwickelt, um ihr Überleben zu sichern. So gibt es auch gute Hinweise dafür, dass sich die Genetik an kulturelle Errungenschaften angepasst hat – beispielsweise an den Konsum von Milch durch die Verdaulichkeit von Milchzucker. Kurzum: Das Genom des heutigen Menschen ist kein Steinzeitgenom. Es unterscheidet sich von dem der ersten Menschen. Mindestens 700 Gene wurden durch Ackerbau, Viehzucht und das Sesshaftwerden selektiert.

Von Verzicht und Einschränkungen

Prinzipiell gibt es kein Lebensmittel, auf das man nicht verzichten könnte. Doch je mehr man sich einschränkt, desto schwieriger wird die Versorgung mit essenziellen Nährstoffen. Ohne Getreide, Brot, Kartoffeln, Hülsenfrüchte, Milch und Milchprodukte ist es zwar möglich – aber schwieriger und mühseliger. Nur wer es richtig angeht, muss nicht mit negativen gesundheitlichen Folgen rechnen. Das Weglassen wird aber zwangsläufig zu Mängeln führen.

Neben dem Wie sollte man sich auch über das Warum der Einschränkungen Gedanken machen. Die meisten Menschen vertragen Milchprodukte, Getreideprodukte und Hülsenfrüchte gut. Was die vermeintlichen Beweise angeht: Es genügt nicht, einen Wirkmechanismus in der Grundlagenforschung zu entdecken, der darauf hinweist, dass Milcheiweiß viel Insulin lockt oder Lektine in den Hülsenfrüchten die Darmfunktion schädigen und damit Krankheiten auslösen könnten. Bevor man solche Erkenntnisse als Warnung vor Hülsenfrüchten bevölkerungsweit streut, muss man prüfen, ob Bevölkerungsstudien Ergebnisse geliefert haben, die zur These passen. Bei einem vermehrten Konsum von Hülsenfrüchten, Vollkornprodukten oder Milch deuten Langzeitbeobachtungsstudien mehrheitlich auf eine Minderung von Gesundheitsrisiken hin, also auf einen Schutzeffekt! Der spannendste biochemisch plausibel anmutende Mechanismus ist wertlos, wenn die Realität ihm widerspricht!

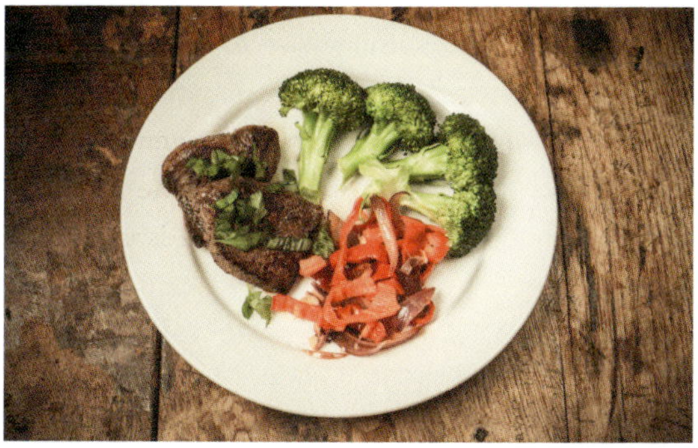

FAZIT

Die vermehrten Erfolgsmeldungen von Paläo-Studien kann ich dennoch gut nachvollziehen. Eine Ernährung, die den Verzehr von raffinierten Kohlenhydraten und gezuckerten Getränken ausschließt und die Betonung auf Gemüse, Salate, Früchte, Beeren, Pilze und Nüsse sowie auf naturbelassene Eiweißquellen wie Fisch, Geflügel, Fleisch und Eier legt, wird bei vielen Menschen einen Gewichtsverlust herbeiführen. Sie wird mit der Entfettung des Körpers die Entzündungsneigung mindern und die Insulinsensitivität mit allen positiven Gesundheitsfolgen fördern. Das funktioniert aber auch, wenn Milch, Milchprodukte und Hülsenfrüchte mitverzehrt werden – wie ich es mit meiner LOGI-Methode seit 15 Jahren an unzähligen Menschen und in kontrollierten Studien beobachten konnte. Zahlreiche Studien zu einer Ernährung nach dem »mediterranen Prinzip« belegen das ebenso.

Das Vollkorn-Dilemma

»Jede Portion Vollkorn mehr nutzt«, tönte es Anfang 2015 aus dem Blätterwald – meist verbunden mit dem Hinweis, die Empfehlung von fünf bis sechs Scheiben Vollkornbrot pro Tag auch umzusetzen. Was war geschehen?

Harvard-Wissenschaftler hatten zwei ihrer Mega-Langzeitbeobachtungsstudien zum Einfluss von Vollkornprodukten auf die Sterblichkeit analysiert: Teilnehmer waren 74 341 Krankenschwestern bzw. 43 744 Männer aus diversen Gesundheitsberufen. Alle waren zu Studienbeginn gesund. Innerhalb von 24 bzw. 26 Jahren Beobachtungszeit gab es 27 000 Todesfälle. Die Wissenschaftler setzten die Menge der verzehrten Vollkornprodukte mit der Todesfallrate in Beziehung – unter gleichzeitiger Berücksichtigung wesentlicher Risikofaktoren.

Es zeigte sich, dass im Vergleich zu den Vollkorn-Verschmähern jene mit dem höchsten Konsum von Vollkorn eine um 15 Prozent geringere Herz-Kreislauf- und eine um 9 Prozent geringere Gesamtsterblichkeit aufwiesen. Bei Krebs hingegen fand sich kein Zusammenhang mit Vollkorn.

Details der Harvard-Vollkorn-Studie

Die Harvard-Wissenschaftler untersuchten weiterhin den Einfluss der Kleie, also der unverdaulichen Randschichten, wie auch der Getreidekeime, die entweder über die Vollkornprodukte oder als zugesetzte Bestandteile von Lebensmitteln verzehrt worden waren. Da zeigte sich, dass der nährstoffreichste Teil des Korns, der Keim, und die Stärken nicht mit der Sterblichkeit in Beziehung standen. Der Verzehr von Kleie hingegen wurde stark von einer gesenkten Herz-Kreislauf-Sterblichkeit begleitet und der präventive Kleie-Effekt war genauso groß wie der gesamte Vollkorneffekt! Da haben wir das Dilemma: Im gesunden Vollkorn ist offenbar nur das gesund, was vom Körper selbst nicht bzw, nur zum Teil genutzt werden kann – die ballaststoffreichen Randschichten!

Der Einfluss von Stärke

Der Einfluss des größten Anteils im Getreidekorn, also des Mehlkörpers mit seiner Stärke, wurde nicht separat analysiert. Aber man darf auf der Basis zahlreicher anderer Langzeitbeobachtungsstudien und Meta-Analysen annehmen: Das Herz-Kreislauf- und Diabetes-Risiko sowie diverse andere Risiken steigen, je mehr Stärke konsumiert wird. Dazu passt die gut belegte Tatsache, dass ein aus der Diabetes-Therapie bekanntes Medikament (Acarbose), das gezielt die Verdauung bzw. Aufspaltung von Stärke im Darm hemmt, die Herz-Kreislauf-Erkrankungsrate sehr deutlich senkt! Das ist übrigens ein wirklich ausgefuchstes Therapieschema: Erst müssen die Diabetiker ganz viele »gesunde« Kohlenhydrate essen und dann gibt man ihnen eine Pille, die verhindert, dass die Kohlenhydrate vom Körper aufgenommen werden!

Manche werden sich jetzt fragen, wie viel Vollkorngetreideprodukte es wohl bei der Harvard-Vollkorn-Untersuchung waren. Könnte man solche Mengen selbst auch erreichen? Waren es fünf oder sechs Portionen am Tag oder gar mehr? Wenn man sich in die Originalarbeit vertieft, stößt man auf folgende Angaben: Bei den männlichen Teilnehmern verdrückte die Gruppe mit dem höchsten Konsum pro Tag im Schnitt sagenhafte 48 g Vollkorngetreideprodukte! Die mit dem niedrigsten Konsum kamen auf 6 g pro Tag. Die »besten« Frauen erreichten 33 g pro Tag und jene, die um Vollkorn einen Bogen machten, ganze 4 g pro Tag!

Hoppla – 48 und 33 g Vollkornprodukte im Schnitt pro Tag. Bei uns wird eine Portionsgröße Vollkornbrot mit 50 g angegeben. Das bedeutet auf hiesige Verhältnisse übertragen, die vollkornlastigsten männlichen Teilnehmer brachten es immerhin auf eine größere Scheibe Vollkornbrot am Tag, die vollkornaffinen Frauen auf eine kleine, während die Vollkornverschmäher wohl nur ein paar Brösel aufgepickt haben. Und diese Scheibe allein soll also den sagenhaften Präventionseffekt ausmachen?

Das lasse ich mir gefallen – eine große Scheibe Vollkornbrot pro Tag oder auch zwei. Das liefert ein paar wertvolle Nähr- und Ballaststoffe und mit dieser relativ geringen Menge vermeidet man gleichzeitig eine hohe glykämische Last und eine hohe Kalorienzufuhr.

Diese berühmte Harvard-Studie verwendet die DGE, um ihre Empfehlungen von fünf bis sechs Scheiben Vollkornbrot pro Tag zu untermauern! Ein weiterer Blick in die Details der Studie macht noch mehr klar: Die besten Vollkornesser aßen allgemein gesünder, das heißt mehr Gemüse, Obst und Nüsse, tranken weniger Alkohol, waren körperlich aktiver, waren schlanker, rauchten seltener und nahmen häufiger Multi-Vitamin-Mineralstoff-Präparate. Die Wissenschaftler haben versucht, diese Unterschiede statistisch zu berücksichtigen. Aber wie sicher sind solche Schätzungen und wie viele einflussreiche Lebensstilfacetten haben sie übersehen?

Kleie ist reich an Ballaststoffen und verschiedenen sekundären Pflanzenstoffen, B-Vitaminen, Vitamin E und Magnesium, die allesamt die gesundheitlich vorteilhaften Effekte des vollen Korns erklären können. Aber müssen wir deshalb Vollkorn auf die Basis der Ernährungspyramide stellen und jeden Tag fünf bis sechs Portionen davon essen?

Wer kann sich diese hohe Energiedichte körperlich leisten? Ist man insulinsensitiv genug, um die hohe glykämische Last problemlos zu vertragen? Manch einer wundert sich an dieser Stelle: Wieso ergeben Vollkornmahlzeiten eine hohe glykämische Last (GL, siehe Seite 51)? Es heißt doch immer, Vollkorn habe so einen günstigen niedrigen glykämischen Index (GI). Das stimmt leider nicht!

Der glykämische Index

Mit dem glykämischen Index (GI) ist die standardisierte Blutzucker- und Insulinwirkung von Nahrungsmitteln gemeint. Reiner Traubenzucker hat den höchsten GI. Ihm gibt man den Wert 100. Mit ihm werden andere Nahrungsmittel unter kontrollierten Bedingungen verglichen (siehe Seite 51).

Reine Stärke besteht zu 100 Prozent aus komplex verbundenem Traubenzucker, der aber blitzschnell gespalten wird und deshalb einen fast so hohen GI-Wert hat wie Traubenzucker. Getreideprodukte aus fein ausgemahlenem Weißmehl bestehen fast nur aus Stärke und in Abhängigkeit von der Sorte wirken viele fast so stark wie reiner Traubenzucker.

Viele Sorten weißer Reis oder verschiedene Kartoffelsorten haben eine ähnlich hohe Blutzucker- und Insulinwirkung. Man kann es den Nahrungsmitteln leider nicht ansehen, ob sie etwas günstiger wirkende Sorten sind.

Vollkornbrot und Blutzuckerwirkung

Vollkornbrot gilt fälschlicherweise in seiner Blutzuckerwirkung als günstig. Aber: Erstens ist es eine Frage der Menge und zweitens ist Vollkornbrot nicht gleich Vollkornbrot! Es kommt darauf an, wie das Mehl gewonnen und zubereitet wird. Fein vermahlen und mit hohen Anteilen von Kunstsauer als Backmittel geführt, so wie es heute meist angeboten wird, besteht kaum ein Unterschied zu Broten aus hellem Auszugsmehl. Es kommt auch auf die Getreidesorte an: Solche mit einem möglichst hohen Anteil der Stärkeart

Amylose und einem niedrigen Anteil an Amylopektin wirken günstiger. Doch welcher Bäcker weist das aus? Brote mit grobem Schrot, in denen noch Kornstrukturen mit kristalliner Stärke und Randschichten erhalten sind und die vor allem in klassischer, aufwendiger Sauerteigführung bereitet werden, ergeben relativ günstige GI-Werte im Bereich von 50 bis 55. Dennoch – mit einer großen Portion von diesem Brot entsteht trotz günstigerem GI eine hohe glykämische Last (GL)!

In der Praxis tragen neben Brot und Backwaren Nudeln, Reis und Kartoffeln am stärksten zu einer hohen GL bei! Doch genau diese Nahrungsmittel bilden die Basis der gutbürgerlichen ebenso wie der traditionellen mediterranen Ernährung. Und die sollen wir auch heute noch in unserer muskelfreien, bewegungsarmen Welt derart reichlich essen? Dabei vergessen die Experten auch noch, dass Vollkorn von heute nicht vergleichbar ist mit Vollkorn von damals.

Vollkornbrot und Sauerteigführung

Das Getreide in den 1950er- und Anfang der 1960er-Jahre in Kreta, Korfu und Süditalien wurde nicht nur mit Steinmühlen gemahlen, sondern auch als klassischer Sauerteig geführt. Steinmühlen-Mehl enthält viel mehr intakte Schalenbestandteile im Teig als unsere heutigen Industriebrote. Dabei ist Sauerteigführung das entscheidende Schlagwort. Hierbei vermehren sich Milchsäure produzierende Bakterien in großem Stil. Der pH-Wert des Teiges sinkt deutlich ab. Sauerteigbrot bewirkt eine verzögerte Magenpassage und die Stärke geht mit dem Weizeneiweiß (Gluten) schwer spaltbare Verbindungen ein. Der Säuregehalt hemmt zusätzlich im Dünndarm die Stärke spaltenden Verdauungssäfte. Das ist sowohl bei feinem Sauerteig-Auszugsmehl als auch bei Vollkornmehl der Fall. Studien belegen, dass helle Mehle aus Sauerteigführung niedrigere Blutzucker- und Insulinkonzentrationen nach sich ziehen als Vollkornbrot, das mit Mehl aus modernen Mühlen und mit modernen Backhilfen zubereitet wird. Hinzu kommt – Vollkornbrot hat eine hohe Energiedichte! Da Brot und andere Backwaren im Backofen viel Wasser verlieren, werden die festen Substanzen immer dichter gepackt. Einfach mal Brot und Backwaren in einer Nährwerttabelle nachschlagen und mit Gemüse oder magerem Fleisch vergleichen!

100 g mageres Schweineschnitzel liefern etwa 110 Kilokalorien. Dagegen liefern zwei größere Brötchen, zusammen 100 g, bevor sie noch mit jeweils einem halben Schnitzel belegt werden, bereits etwa 270 Kilokalorien! Das ist fast dreimal so viel! Wegen des hohen Kaloriengehalts war Brot immer ein wertvolles Grundnahrungsmittel für unsere hart arbeitenden Großmütter und Großväter. Die brauchten Energie im Muskel und die einfachste und billigste Möglichkeit, an Energie zu kommen, war das Gewinnen und Verbacken von Mehl.

Besser Vollkorn wählen

Angeblich geben 5 Prozent der Deutschen an, Vollkorn nicht zu »vertragen«. Gemeint sind wahrscheinlich Blähungen. Zur Erinnerung: Sie sind ein Zeichen dafür, dass die Darmbakterien viel Stoff zum Leben bekommen haben.

Meist wird Roggen- oder Weizenbrot als Problem genannt. Hafer und Hafervollkornbrot machen dagegen bei empfindlichen Menschen seltener Probleme, in der Regel wird beides sogar sehr gut »vertragen«. Auch gekochtes Getreide verursacht viel seltener Beschwerden.

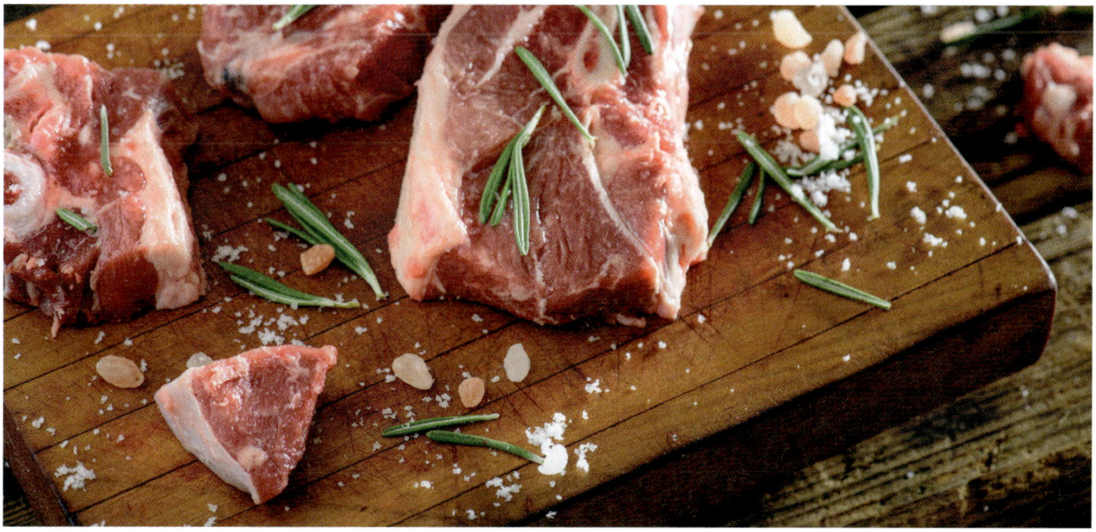

Das Gezerre ums Fleisch

Die einen essen reichlich davon – für die anderen ist es der Ruin der Menschheit. Extremere Positionen als jene zu Fleisch kann es nicht geben. Paläo versus vegan. Die Steinzeitler verkünden, es sei artgerecht, und essen alles vom Tier – außer Milch, weil die nur fürs Kalb da sei. Die anderen argumentieren, es sei wider die Natur, und essen nicht nur nichts vom Tier, sondern verwenden gar nichts aus tierischer Herkunft – nicht einmal Honig.

Über Fleisch aus ernährungswissenschaftlicher Sicht neutral zu diskutieren, ist kaum möglich. Es ist das Nahrungsmittel, das am stärksten emotional umrankt ist. Kein Wunder! Schließlich muss man ein Lebewesen töten, wenn man sein Fleisch essen möchte. Interessanterweise scheren sich Menschen, die unfreiwillig Hunger leiden, wenig um den Tierschutz. Sie jubeln über jedes Tier, das sie schlachten dürfen, schenken ihm aber wenigstens dafür große Achtung, dass es ihnen zum Überleben verhilft. Dann werden nicht nur Filet und Schnitzel gegessen, sondern es wird alles vom Tier verwendet.

Kein Naturvolk, das auf Jagen und Sammeln angewiesen ist, lebt vegetarisch oder gar vegan. Zu wertvoll ist die Nahrhaftigkeit der Jagdbeute, um freiwillig darauf zu verzichten.

Vom Nutzen der Tiere

Der Mensch muss letztlich essen, weil er Energie nicht pflanzengleich aus Sonnenstrahlen mithilfe von Chlorophyll erzeugen kann. Er muss die Energiereserven anderer Lebewesen rauben – seien es pflanzliche wie Stärke und Fett oder tierische wie Glykogen und Fett –, um davon leben zu können. Auch viele Baustoffe anderer Lebewesen – pflanzlicher oder tierischer – muss der Mensch sich aneignen, da er diese nicht mithilfe von Sonne, Erde und Wasser selbst erzeugen kann. Und er muss ihnen ihre Funktionsstoffe entreißen, weil er auch davon viele nicht selbst herstellen kann.

Wenn ein Jäger und Sammler die Wahl hat, entweder eine Handvoll Kichererbsen zu verzehren oder ein Stück Schweinebauch, dann wird ihm seine Lebenserfahrung oder der Medizinmann des Stammes beigebracht haben, dass die Kichererbse keine gute Idee ist. Der Schweinebauch ist dem Menschenbauch und dessen Bedarf sicherlich viel näher als die Kichererbse.

Das Wertvolle in Fleisch

Wenn er nicht nur Muskelfleisch verzehrt wie die verwöhnten Wohlstandsbürger, sondern Tiere mit »Haut und Haaren«, bekommt der Mensch alle essenziellen Nährstoffe, die er zum Überleben benötigt. In armen Ländern ist es selbstverständlich, die kompletten Tiere mit den Innereien zu essen, sogar Knochen und Knorpel werden verwertet. Mit Kichererbsen wird die vollständige Deckung seines Nährstoffbedarfs nicht klappen. Da muss der vegane Sammler seinen Medizinmann erst fragen, welche anderen Pflanzen er noch aufstöbern muss, um die Versorgungslücken zu decken.

Fleisch und Innereien liefern eine hohe Dichte essenzieller Nährstoffe. Und das bei relativ niedriger Energiedichte, vor allem, wenn die Tiere so mager sind, wie es bei frei lebenden der Fall ist. Wie ein Verzehr von Fleisch und Blut uns Menschen aus Fleisch und Blut umbringen soll, ist mir bislang nie plausibel erklärt worden. Lange Zeit hieß es, die Probleme würden wegen des tierischen Fetts entstehen und wegen des Cholesterins – und das, obwohl jede Zelle des Menschen aus tierischem Fett und Cholesterin aufgebaut ist, um gut zu funktionieren. Dann wurden noch die unerwünschten Purine genannt, die uns zu Gichtkranken machen sollen. Merkwürdig nur, dass Purine uns erst dann Probleme bereiten, wenn wir fettleibig geworden sind und zu viel Insulin in unserem Kreislaufsystem schwimmt.

Fleisch – ein Gesundheitsrisiko?

Es gibt natürlich Daten, auf die sich der Zeitgeist heute ständig beruft. Vegetarierstudien an westlichen Wohlstandsvegetariern beispielsweise belegen eine geringere Rate an Zivilisationskrankheiten bei Fleischverzicht. Also ist der Fleischverzehr ein Gesundheitsrisiko? Zufälligerweise verzichten westliche Wohlstandsvegetarier nicht nur auf Fleisch, sondern auf viele Facetten des Lebens, die risikoreich sind, und leben lieber gesundheitsbewusst. Sie rauchen nicht, sind körperlich viel aktiver, gehen früher schlafen und essen viel mehr Gemüse, Früchte und Nüsse. Bei Getreide verschmähen sie häufiger die Weißmehlprodukte, greifen beherzt zu den Vollkornprodukten und verzichten auf Süßes. Jede einzelne dieser Ernährungs- und Lebensstilfacetten senkt bereits das Risiko für Herz-Kreislauf-Erkrankungen. Deswegen taugen Vegetarierstudien nicht wirklich für die Klärung der Fleischfrage – das weiß ich spätestens, seit ich selbst eine kleine Vegetarierstudie im Rahmen meiner Promotion durchgeführt habe.

Fleisch ist teuer

Übrigens leben die meisten Vegetarier und Veganer auf dieser Welt völlig unfreiwillig so, beispielsweise in Indien. Entweder sie können sich Tierzucht nicht leisten und essen die Futterbohnen selbst oder ihre Religion verbietet den Fleischverzehr – was nebenbei erwähnt immer einen sinnvollen sozialökonomischen Hintergrund hatte.

Diese Millionen unfreiwilliger Vegetarier zeichnen sich übrigens nicht durch eine besonders gute Gesundheit aus. Darüber entscheidet vielleicht doch mehr als Fleischverzehr oder Fleischverzicht.

Fleischgenuss und Lebensstil

Ein hoher Fleischkonsum geht in unserer Gesellschaft meist mit einem ungesunden Lebensstil einher. Wenig Bildung und niedriges Einkommen korrelieren in der heutigen Zeit mit hohem Konsum von Fleisch und Fleischwaren. Die Wohlhabenden und die Diplomierten »sparen« am meisten beim Fleisch. So ist es auch kein Zufall: Wer viel Fleisch isst, greift gerne und reichlich bei den kostengünstigsten Sättigungsbeilagen zu. Kartoffeln, Reis und Nudeln sind in großen Portionen auf dem Teller getürmt – gerne mit viel Soße. Vollkorn verschmäht der Fleischliebhaber, schätzt aber Weiß- und Graubrot und hält sich lieber fern von Gemüse, Salaten, Früchten oder Nüssen. Darüber hinaus raucht er mit höherer Wahrscheinlichkeit, bewegt sich weniger und wird – wen wundert's – deutlich dicker sein! Wäre eine alleinige Beschränkung des Fleischkonsums bei solchen Fleischessern wohl wirklich von Erfolg gekrönt? Wenn man in Studien versucht, einigermaßen gesundheitsbewusste Fleischesser zu finden, und diese mit Vegatariern oder Veganern vergleicht, kommen keine nennenswerten Unterschiede heraus – außer bei Herz-Kreislauf-Erkrankungen. Und das lässt sich einfach erklären.

Wer zum Fleisch noch große Portionen stärkereiche und vollständig verdauliche Beilagen isst, wird kaum die empfohlenen großen Mengen an Gemüse und Salat schaffen! Wie viele Menschen in den zahlreichen Langzeitbeobachtungsstudien essen denn ihre Fleischportionen ohne stärkereiche Beilagen, sondern mit einem riesigen Berg Gemüse und Salat? Das ist mit Sicherheit eine kleine Minderheit. Mit Fleisch ohne Gemüse und Salat haben die Darmbakterien viel zu wenig Futter. Wenn man statt Kartoffeln, Reis und Nudeln Gemüse, Salat, Pilze, Beeren und Früchte isst, werden die guten Darmbakterien prächtig versorgt und damit die schlechten in Schach gehalten.

Die Frage der Mikrobiota-Pflege dürfte einen eminenten Einfluss auf die körperlichen Reaktionen nach Fleischkonsum haben. In den meisten Studien wird Fleischkonsum immer mit dem Verzehr von Weißbrot und Süßwaren in einen Topf geworfen, als ob es keine Alternativen gäbe, die man Verbrauchern vermitteln könnte.

Fleisch und Zubereitungsart

Die Teilnehmer der Langzeitbeobachtungstudien grillen und braten ihr Fleisch meist. Hocherhitzt entstehen am und im Fleisch Stoffe, die möglicherweise Krebs erzeugen. Fleisch lässt sich aber auch anders zubereiten. Ich denke da an die Wiener Fleischküche und das Scherzerl, das in einer mit Knochen angesetzten kräftigen Brühe gekocht und mit frischem, darin gegartem Wurzelgemüse gereicht wird. Oder an die Vielzahl mediterraner Fleischtöpfe, immer mit reichlich Tomaten, Zwiebeln, Knoblauch und anderen Gemüsesorten und Gewürzen zubereitet. Dabei entstehen keine gefürchteten Röststoffe. Über die Polyphenole und anderen Inhaltsstoffe des Gemüses wird ein völlig anderes, risikoarmes Zubereitungsmilieu geschaffen. Ähnlich ist es mit dem in Mittelmeerländern weitverbreiteten Marinieren von Fleisch. Das hat sich dort eingebürgert, weil dadurch günstigere, zähere Fleischstücke zarter, genussreicher und länger haltbar gemacht werden.

Marinaden auf der Basis von nativem Olivenöl mit Knoblauch, Zwiebeln und Kräutern und eventuell noch etwas Rotwein wirken antioxidativ und hemmen die Bildung der gefürchteten heterozyklischen aromatischen Amine beim Hocherhitzen von Fleisch.

Rotes oder weißes Fleisch?

Die Datenlage weist interessanterweise für weißes Fleisch wie Geflügel und Kaninchen bei hohem Verzehr kein Risiko aus, selbst wenn es gegrillt oder scharf angebraten wird – obwohl die gleichen bedenklichen Stoffe wie im roten Fleisch entstehen.

Neue differenzierte Analysen der Langzeitstudien weisen auf ein interessantes Phänomen: Die viel diskutierten Risiken finden sich in Studien bei Nordamerikanern, nicht bei Asiaten und Europäern. Dann liegt es wohl nicht am Fleisch, sondern an den Begleitumständen. Neue Analysen verstärken dagegen ältere Beobachtungen, dass Risiken bei erhöhtem Konsum von Fleischwaren erkennbar sind. Bei Würsten und anderen Fleischwaren kann vielerlei zugesetzt sein, sodass sie nicht mehr als naturbelassenes Lebensmittel gelten.

Rotes Fleisch und Herz-Kreislauf-Erkrankungen

Im Jahr 2014 wurde eine zusammenfassende Auswertung von 13 Langzeitbeobachtungsstudien veröffentlicht. Die Ergebnisse der einzelnen Studien sind uneinheitlich. Zusammengenommen fand sich bei dem Vergleich der höchsten mit dem geringsten Konsum von rotem Fleisch kein erhöhtes Herzinfarktrisiko. Für Herz- und Hirninfarkt zusammengenommen ergab sich ein schwach erhöhtes Risiko. In Bezug auf die Gesamtsterblichkeit war wiederum kein Risiko erkennbar.
Das alles stimmt mit früheren Berichten weitgehend überein. Wenn man bedenkt, dass diese Studien nicht alle relevanten Einflussfaktoren des Ernährungs- und Lebensstils in die Risikoberechnung einbezogen haben, kann man davon ausgehen, dass das leicht erhöhte Herz-Kreislauf-Risiko nicht auf den Fleischkonsum zurückzuführen ist. Der Fleischkonsum würde dann nur mittelbar in Beziehung stehen und andere Eigenschaften der Fleischkonsumenten würden für das Risiko verantwortlich sein.

Rotes Fleisch und Darmkrebs

Zum Zusammenhang zwischen rotem Fleisch und Darmkrebs hat man über Jahrzehnte hinweg sehr viele Langzeitbeobachtungsstudien durchgeführt. Die meisten, vor allem die frühen, haben bedauerlicherweise viel zu wenige Lebensstilfaktoren in die Risikoberechnung miteinbezogen. Die aufwendigste und detaillierteste gemeinsame Auswertung ist im Jahr 2015 erschienen. Insgesamt 27 Studien wurden von Dominik Alexander und Mitarbeitern in die Analyse aufgenommen. Zusammenfassend ergab sich beim Vergleich des höchsten mit dem niedrigsten Konsum von rotem Fleisch ein um 10 Prozent erhöhtes relatives Risiko für ein Kolorektal-Karzinom.

Außerhalb der Ernährungsszene würden Epidemiologen wohl über solch eine minimale relative Risikoerhöhung von 10 Prozent kein Wort verlieren. Die könnte allein durch die Berechnungsmethodik bedingt sein. Wirklich interessant wird es, wenn relative Risiken um 50 oder 100 Prozent erhöht sind, denn wir wissen, relative Risiken klingen immer dramatischer als absolute Risiken. Wenn bei der genannten Risikoerhöhung der typische geringe Gemüse-, Salat-, Früchte- und Nusskonsum einberechnet worden wäre, würde mit großer Wahrscheinlichkeit jegliches Risiko in sich zusammenfallen. Leider sind entsprechende Verbrauchsdaten in vielen Studien nicht geliefert oder einberechnet worden.

Dominik Alexander und seine Mitarbeiter führten noch weitere Analysen durch und fanden beispielsweise, dass ein erhöhtes Darmkrebsrisiko nur für Männer nachweisbar ist, nicht für Frauen. Die Autoren schreiben das dem allgemein ungesünderen Lebensstil von Männern zu. Weiterhin fanden sie den Zusammenhang mit Fleisch eher bei nordamerikanischen Bevölkerungen und am wenigsten bei Asiaten. Außerdem ließ sich keine klare Dosis-Wirkung-Beziehung nachweisen. Damit ist es für diese Wissenschaftler eher unwahrscheinlich, dass der Konsum von rotem Fleisch eine nennenswerte Ursache für Darmkrebs ist.

Die größte Bedeutung haben die Darmbakterien bei diesem Thema. Die werden durch die Ballaststoffaufnahme stark beeinflusst. Entsprechend hat die berühmte europäische EPIC-Langzeitstudie beispielsweise ergeben, dass das Darmkrebsrisiko bei Fleischessern nur dann erhöht ist, wenn sie gleichzeitig wenig Ballaststoffe und wenig Fisch konsumieren.

Rotes Fleisch und Typ-2-Diabetes

Immer wieder fand man einen Zusammenhang zwischen hohen Eisenkonzentrationen (Ferritin) im Blut und Diabetes-Entstehung. Hat das tatsächlich etwas mit dem Fleischkonsum zu tun? Man unterscheidet zwei Arten von Eisen: Häm-Eisen und Nicht-Häm-Eisen. Häm-Eisen stammt vorwiegend aus dem roten Blutfarbstoff Hämoglobin und dem Myoglobin der Muskeln. Das sind die Proteine, die für den Sauerstofftransport und die Sauerstoffspeicherung im Blut bzw. in der Muskulatur zuständig sind. Häm-Eisen kommt folglich ausschließlich in Fleisch, Fisch und Geflügel vor. Nicht-Häm-Eisen ist vor allem in pflanzlichen Nahrungsmitteln enthalten. Eisenmangel ist ein Gesundheitsrisiko, eine »Eisenüberladung« aber auch. Letztere fördert zerstörerische Prozesse in Geweben, unter anderem in den Fettzellen, in der Leber und in der Bauchspeicheldrüse. Und damit sind wir bei der Diabetes-Entstehung. Weil rotes Fleisch die beste Eisenquelle ist, wird es schnell zum Hauptverdächtigen gemacht. Doch das ist zu kurz gedacht. Die Eisenaufnahme aus der Nahrung ist normalerweise eng geregelt: Bei zu niedrigem Eisenstatus wird sie erhöht, bei ausreichender Eisenversorgung wird sie gehemmt.

Eine Eisenüberladung ist ein anormaler Prozess, den man nicht einfach durch Fleischkonsum provozieren kann. Dazu müssen Störungen im komplexen Eisenstoffwechsel vorliegen und wahrscheinlich muss man noch eine genetische Veranlagung dafür haben. Genauere Kenntnisse über die Wirkmechanismen liegen nicht vor, es gibt aber viele Thesen. Einer These zufolge ist ein erhöhter Insulinspiegel ein Störfaktor. Insulin greift regelnd in den Eisenstoffwechsel ein. Da wundert es einen nicht, wenn überhöhte Insulinspiegel die Regulation durcheinanderbrächten und eine übermäßige Eiseneinlagerung in die Gewebe förderten. So weiß man doch, dass umgekehrt eine Eisenüberladung in den Geweben eine Insulinresistenz fördert. Das könnte ein Teufelskreis sein. Dann würde allerdings nicht das Fleisch, sondern der Lebensstil zu Insulinresistenz und überhöhten Insulinkonzentrationen führen. Wenn das so wäre, dann müssten die Betroffenen so lange wenig rotes Fleisch essen, bis ihre Lebensstiländerung die Insulinresistenz beseitigt hat.

Nicht zuletzt spielt noch eine Rolle, was zum eisenreichen Fleisch gegessen wird und wie die Darmbakterien darauf reagieren. Nahrungsbestandteile, die eine Eisenaufnahme im Darm merklich hemmen, sind die Phytinsäure aus den Randschichten des Getreidekorns, der Ballaststoff Lignin als Bestandteil vieler pflanzlicher Zellwände oder auch andere Ballaststoffe wie die in Hülsenfrüchten. Auch Tannine und andere Polyphenole in Tee oder Kaffeebohnen, Kalzium, Magnesium, Oxalsäure in Spinat, Roter Bete, Rhabarber, Kakao und viele mehr hemmen die Eisenaufnahme. Denkbar ist auch, dass die »richtigen« Darmbakterien aus Polyphenolen Substanzen aufbauen, welche die Eisenaufnahme im Darm hemmen. Es ist definitiv ein Unterschied, ob man zu einem blutigen Steak Weißbrot, Pommes oder Nudeln isst oder eine große Portion Gemüse, Salat, Früchte oder Hülsenfrüchte.

Fleisch und Flexi-Carb

Fünf Langzeitbeobachtungsstudien aus Asien zeigen mit steigendem Genuss von rotem Fleisch eine verringerte Sterblichkeit an – bei Männern für Herz-Kreislauf-Sterblichkeit und bei Frauen für Krebs- und Gesamtsterblichkeit. Da stellt sich die Frage: Haben Asiaten eine unterschiedliche Genetik oder wird dort Fleisch in andere Ernährungs- und Lebensstilmuster eingebunden als bei uns? Ich finde, das könnte man durch kleine Änderungen auch bei uns erreichen. Deshalb ist das Fleisch bei meiner neuen mediterran ausgerichteten, gemüse-, salat- und früchtereichen Kost kein Risikolebensmittel, sondern als Lebensmittelempfehlung in der Mitte auf der aktuellen Flexi-Carb-Pyramide (siehe Seite 138) zu finden. Denn moderat genossen und schonend zubereitet überwiegen deutlich die Vorteile.

FAZIT

Ob man Fleisch zusammen mit Weißbrot, mehlig kochenden Kartoffeln, einem Berg Reis oder Nudeln oder in Kombination mit einer großen Portion Gemüse und Salat, vielleicht mit Nüssen garniert, isst – das bewirkt Unterschiede bei Sättigung und Sattheit, Blutzucker- und Insulinwirkung, Oxidations- und Entzündungsneigung der Gewebe, Thromboseneigung, Blutdruck, Säure-Basen-Haushalt und – last, but not least – in Bezug auf die Darmbewohner.

Milch macht's immer noch

»Damit du groß und stark wirst!« Mit diesem Satz bin ich aufgewachsen. Ich mochte sie immer, die Milch. Als ich groß und zu »stark« wurde, erklärte mir meine Mutter, dass Milch kein Durstlöscher sei, sondern eine Speise. Wobei ich von anderen Speisen garantiert schon zu viel hatte. Auch heute mag ich sie noch gerne – die Vollmilch im Cappuccino und die Sauermilch oder Buttermilch, den Joghurt oder Kefir, wenn mich zwischendurch der Hunger plagt, meist kombiniert mit einem Stück Obst.

Im World Wide Web ist die Milch vom gesunden Starkmacher zum Ernährungsfeind Nummer eins verkommen. Fast täglich werde ich von verunsicherten Lesern kontaktiert und auf die neuesten Horrorstorys aufmerksam gemacht. Immer verbunden mit der Frage, wie ich denn zu diesen Anschuldigungen stehe. Denn Milch und Milchprodukte werden doch in meinen Veröffentlichungen durchaus empfohlen. Ich muss gestehen, das geht mir inzwischen derart auf die

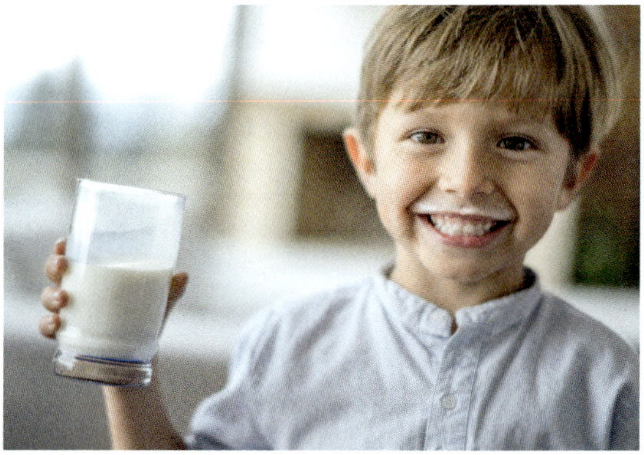

Nerven, dass ich an dieser Stelle meine Position dazu kurz skizzieren möchte. Als Säugling sind wir auf die Muttermilch perfekt eingestellt. Der Zucker darin entspricht dem in der Tiermilch. Und den können wir im Darm mithilfe eines Enzyms namens Laktase spalten und aufnehmen. Der Anteil, der nicht gespalten wird, geht in den Dickdarm über und bietet der Mikrobiota gutes Futter. Nach dem Säuglingsalter entwickelt sich bei Menschen mit entsprechender Erbanlage die Fähigkeit zurück, Laktase zu bilden. Bei vielen Menschen bleibt aber diese Fähigkeit erhalten und Milch wird ein Leben lang gut »vertragen«. Für die gute Verträglichkeit scheint es hilfreich zu sein, nach dem Absetzen der Muttermilch den Körper weiterhin mit Milchzucker zu konfrontieren – beispielsweise aus der Kuhmilch.

Die Laktoseintoleranz

Es kann jedoch unangenehm werden, wenn Milchzucker in tiefere Darmabschnitte gelangt. Denn dort stürzen sich Darmbakterien begierig darauf, um ihn zu vergären und daraus Energie zu gewinnen. Das hat mitunter heftige Symptome zur Folge: Bauchschmerzen, Blähungen und Durchfall – typische Zeichen einer Laktoseintoleranz. Häufig werden Milch und Milchprodukte dann gänzlich gemieden. Das ist bedauerlich, vor allem wenn sie einem schmecken und weil sie viele wertvolle Nährstoffe enthalten. Es ist aber gar nicht notwendig. Bei der Käsereifung wird zum Beispiel die Laktose abgebaut, sodass der Laktosegehalt mit zunehmendem Reifegrad abnimmt. Spannenderweise wird Joghurt oft vertragen, zumindest wenn er nicht zusätzliches Milchpulver enthält. Die Joghurtbakterien werden nämlich im warmen Dünndarm aktiv und spalten die Laktose. Bei anderen laktosehaltigen Milchprodukten sollte man die Menge so weit reduzieren, bis die individuelle Toleranzgrenze erreicht ist. Neuerdings gibt es überall Laktosefreies zu kaufen. Bei diesen Produkten ist nicht etwa der Milchzucker entfernt worden! Das erkennt man an den Kohlenhydrat- und Kalorienangaben: Die sind gleich. Vielmehr wird durch Zugabe des Enzyms der Milchzucker bereits vor der Abgabe an den Verbraucher in seine zwei Bestandteile, die beiden Einfachzucker Glukose und Galaktose, gespalten. Als Einfachzucker werden sie problemlos von der Darmschleimhaut aufgenommen und man kann die Milch schadlos genießen.

Milchallergie – eher selten?

In Internetforen berichten viele Menschen von ihrer »Milchallergie«. Das erstaunt mich, denn unter einer echten Milchallergie leiden fast ausschließlich Kleinkinder. In den allermeisten Fällen bildet sich die Milchallergie wieder zurück, sodass sie im Erwachsenenalter höchst selten auftritt. Wenn man nachfragt, wie denn die »Milchallergie« diagnostiziert wurde, kommen meist haarsträubende Antworten – vom Pendel über Muskeltest (Kinesiologie) und Augenhintergrundtest bis hin zum wunderbaren Geschäftsmodell IgG ist alles dabei.

Die Bestimmung des Immunglobulins G (IgG) ist bei uns weitverbreitet. Der Test ist teuer und liefert flugs die ersehnte Diagnose. Kein Wunder, denn der Körper reagiert auf jedes fremde Eiweiß aus der Nahrung mit der Bildung von solchen IgG-Antikörpern. Sie sind Teil einer vollkommen normalen Immunantwort auf Nahrungsmittel – unser immunologisches Gedächtnis für eine bereits erfolgte Auseinandersetzung. Nach der Diagnose übergibt der Therapeut eine Liste mit Milch und 10 oder 20 oder 50 weiteren positiv getesteten Nahrungsmitteln, die es von nun an zu meiden gilt. Oft sieht man diese Menschen im Supermarkt mit solchen Listen verzweifelt nach Essbarem suchen. Das war's dann mit der Lebensqualität. Und wenn sie alles meiden, lassen auch Mangelerscheinungen nicht lange auf sich warten.

Zweifelhafte Internetweisheiten

Neuerdings sei aber Milch auch ein Risiko für Diabetes, Herz-Kreislauf-Erkrankungen, Krebs, Osteoporose und vieles mehr. Ein Klick im Internet und man findet alles. Erklärt wird das meist mit den natürlichen Hormonen in der Milch oder mit der Eigenschaft des Milcheiweißes, nach dem Konsum im Körper eine Ausschüttung von Insulin zu bedingen und ein weiteres Insulin-ähnliches Wachstumshormon zu locken. Auf diese Weise würde unser Hormonsystem durcheinandergebracht, was schlimme Folgen habe.

Ein Stapel von Facharbeiten ist inzwischen mit ausführlichen Beschreibungen von beeindruckenden, aber hypothetischen Zusammenhängen erschienen. Besonders hervorgetan hat sich hier Professor Bodo Melnik von der Universität Osnabrück. Nach seiner Darstellung ist der weiße Saft an fast allen Gebrechen der Menschheit schuld. Wenn man seine wöchentlich wachsende Liste an Veröffentlichungen betrachtet, könnte man meinen, der Mann habe mit der Milch noch eine Rechnung offen. Das Aufschreiben von biochemischen Reaktionen und ihre Darstellung in bunten Grafiken ist offenbar sehr beeindruckend. Dagegen steht aber: Thesen und plausibel anmutende Wirkmechanismen zu beschreiben reicht nicht – das Ganze muss auch zur Wirklichkeit passen!

Wahrheitssuchende Wissenschaftler blicken auf die Ergebnisse von epidemiologischen Studien mit der Frage: Passt mein beschriebener biochemischer Mechanismus, der diabetes- oder krebsfördernd sein könnte, zu den tatsächlich beobachteten Diabetes- oder Krebsraten von Milchkonsumenten? Ist bei ihnen eine ungewöhnlich hohe Erkrankungsrate beobachtet worden? Wenn ja, ist man der Wahrheit ein Stück näher gekommen.

Es gibt Dutzende von Langzeitbeobachtungsstudien, die den Zusammenhang zwischen dem Konsum von Milch und Milchprodukten mit Übergewicht, Diabetes, Herz-Kreislauf-Erkrankungen, Krebs, Osteoporose und einigem mehr untersucht haben. Sie zeigen mit weitgehender Übereinstimmung, dass ein hoher Milchverzehr die Risiken nicht steigert. Nur wenige weisen ein gegenteiliges Ergebnis auf. Für die Gesamtschau führt man heute Meta-Analysen durch. Das sind gemeinsame Auswertungen aller geeigneten Studien zu gleichartigen Fragestellungen. Sie zeigen bislang: Für einen höheren Konsum sieht man in Bezug auf Übergewicht und Herz-Kreislauf-Erkrankungen eher ein gemindertes Risiko. Für das metabolische Syndrom und Diabetes sieht man ein signifikant gemindertes Risiko. Für Osteoporose ist gar kein Zusammenhang erkennbar. Für zwei der relevantesten Krebsformen – Brustkrebs bei Frauen und Darmkrebs – zeigen die Meta-Analysen ein signifikant gesenktes Risiko. Nur für Prostatakrebs findet sich ein erhöhtes Risiko – was für mehr als die Hälfte der Bevölkerung schon einmal eine Sorge weniger sein sollte. Möglicherweise wird auch das Aknerisiko erhöht. Wobei in Bezug auf Akne wohl nicht nur eine Veranlagung vorliegen muss, sondern die Insulinresistenz eine große Rolle spielt.

Milch, möglichst fettarm?

Schließlich gibt es noch die nicht ausmerzbare Empfehlung, Milch und Milchprodukte möglichst nur als fettarme Variante zu verzehren. Dahinter steht die naive Vorstellung »Eine Kalorie ist eine Kalorie«. Bei fettarmen Produkten würde man Kalorien sparen und das sei gut gegen Übergewicht. Dass aber fettarme Produkte erstens weniger schmecken, zweitens weniger sättigen und drittens weniger befriedigen, könnte unter Umständen das Ernährungsverhalten und im Endeffekt die Gesamt-Kalorienaufnahme beeinflussen.
40 Jahre alte nachgewiesene Fehler werden stur wiederholt.

Warum hat die Atkins-Diät ohne Kalorienbeschränkung, aber mit vollfettem Käse und Sahne mehr Gewichtsverlust zur Folge als fettarme Diäten? Einfach darauf einlassen und in sich hineinfühlen – dann wird man schnell verstehen, warum Atkins-Diätler am Ende des Tages weniger Kalorien auf dem Konto stehen haben als die Fettsparer.

Wertvolles Milchfett

Milchfett hat ein einzigartiges Fettsäuremuster, das unter den Konsumfetten unvergleichlich ist! Seine mehr als 400 verschiedenen Fettsäuren machen das Milchfett zum komplexesten bekannten Fett. Mengenmäßig sind etwa 15 Fettsäuren interessant, darunter etliche mit auffälligen gesundheitlich relevanten Eigenschaften.
Milchfett ist das einzige tierische Fett, das zu mehr als 50 Prozent aus gesättigten Fettsäuren besteht. Diese Fettsäuren sind aber überwiegend kurz- und mittelkettig und werden anders verstoffwechselt als längerkettige: Sie gelangen nach der Verdauung vom Darm direkt ins Blut und dann zur Leber, wo sie umgehend zur Energiegewinnung genutzt werden können. Sie sind leicht verdaulich und haben keinen Einfluss auf den Cholesterinspiegel. Nicht umsonst galt Butter lange Zeit als ideales Fett für die Diätetik, auch bei Leberleiden und gestörter Fettverdauung.

Hinzu kommt, dass inzwischen für die kurzkettigen Fettsäuren im Milchfett zumindest experimentell eine krebshemmende Wirkung nachgewiesen ist. Die mittelkettigen Fettsäuren der Milch verfügen außerdem über antibakterielle und antivirale Wirkungen. Darüber hinaus sind für einige ungesättigte Fettsäuren im Milchfett experimentell gefäßschützende bzw. arteriosklerosehemmende Eigenschaften nachgewiesen. Selbst die natürlich vorkommenden Trans-Fettsäuren im Milchfett haben offenbar gesundheitsfördernde Wirkungen. Generell gilt, dass mehr dieser wertvollen ungesättigten Fettsäuren entstehen, wenn die Kühe sich im Freien bewegen dürfen und artgerecht frisches Gras fressen dürfen. Merkwürdig, auch Kühen geht es mit Muskelaktivität, naturbelassenem Futter und Sonnenlicht viel besser.

Milch und Flexi-Carb

Weil Milch und Milchprodukte gesundheitlich wertvolle und noch dazu kostengünstige Nährstofflieferanten darstellen, sind sie auf der Flexi-Carb-Pyramide prominent vertreten. Auf der ersten Stufe sind die Frischmilchprodukte vertreten, weil sie aufgrund des hohen Wassergehalts eine noch relativ niedrige Energiedichte haben. Auf der zweiten Stufe finden sich die gereiften und fettreicheren Varianten. Sie haben einen geringeren Wassergehalt und eine entsprechend höhere Energiedichte. Milch und sämtliche Milchprodukte können in ihrer traditionellen Normal-Fettstufe verzehrt werden.

Flexi-Carb und Lebensmittelempfehlungen

Nährstoffrelationen waren bislang liebstes Kind der Ernährungsberater. »Wie viel Prozent Kohlenhydrate empfehlen Sie?«, wurde ich Millionen Mal gefragt. Oder: »Wie viel Prozent Fett ist noch akzeptabel?« Die Fachgesellschaften hatten sie dressiert, in Energieprozenten zu denken und zu handeln. Lange Zeit galt: Weniger als 30 Prozent Fett muss sein. Wenn jemand ein Ernährungsprotokoll mit 38 Prozent Fett oder mit über 20 Prozent Eiweiß abgab, dann hieß es »Fehlernährung«. Ein Fettanteil von 50 Prozent ist der Dickmacher schlechthin. Wirklich? Erst langsam beginnt das Nachdenken darüber.

Keine offizielle Prozentzahl für Fett, Eiweiß oder Kohlenhydrate ist durch wissenschaftliche Beweise als besonders gesundheitsförderlich belegt. Nährstoffrelationen sagen auch nichts über Energiedichte, Nährstoffdichte, Sättigungswirkung, Stoffwechselwirkung oder greifbare gesundheitliche Risiken aus! Sie sind zu nichts nutze. Noch dazu hat nie ein Verbraucher verstanden, wie er diese Angaben in seinem Alltag umsetzen kann. Dennoch bleiben sie auch 2015 ein wichtiger Bestandteil der offiziellen Ernährungsempfehlungen in Deutschland.

Neues aus den USA

Doch Hoffnung naht! Zum Ende des Jahres 2015 werden die offiziellen neuen US-Ernährungsempfehlungen veröffentlicht. Der Hintergrundbericht der Beraterkommission ist bereits öffentlich einsehbar. Dort wird eine Revolution vorbereitet: Nährstoffrelationen werden ersatzlos gestrichen!

Offenbar hatte eine jüngere Generation von Beratern ein Einsehen und endlich das goldene Kalb geschlachtet. Da die Amerikaner für uns in so vielen Angelegenheiten Vorbilder sind, bin ich zuversichtlich, dass ich eine Streichung auch bei uns noch erleben werde. Das ermutigt mich, auch bei meinem neuen Flexi-Carb-Prinzip auf die Angabe von Nährstoffrelationen zu verzichten und an Lebensmittelempfehlungen festzuhalten.

Zur leichteren Auswahl der Lebensmittel habe ich zusammen mit zwei Ökotrophologinnen, Heike Lemberger und Franca Mangiameli, die Flexi-Carb-Ernährungspyramide entwickelt (siehe Seite 138).

Von Nährstoffrelationen, Energiedichte und Nahrungsqualität

Wie wenig Nährstoffrelationen über die Qualität der Ernährung aussagen, zeigen die vier Beispiele auf der nächsten Seite. Beim Vergleichen erkennt jeder leicht, dass Fettprozent-Angaben wenig über die Energiedichte einer Mahlzeit aussagen. Die vorgestellten Beispiele wurden mit dem offiziellen Nährwert-Rechenprogramm der DGE berechnet. Achten Sie bitte besonders auf die Zahlen zum Fettanteil an den Kalorien und zur entsprechenden Energiedichte (kcal/100 g Nahrung).[8]
Hohe Fettanteile können bei wasserreichen Mahlzeiten mit einer extrem niedrigen Energiedichte einhergehen.

Das Streben nach einer niedrigen Energiedichte ist ein wesentlicher Aspekt in meinem Flexi-Carb-Konzept.

[8] *Quelle: Worm, Nicolai:* Die LOGI-Methode. Glücklich und schlank, *Systemed Verlag, Lünen 2003*

Fettanteil und Energiedichte – vier Beispielmahlzeiten

Brotzeit: 120 g Vollkornbrötchen mit 10 g Butter und 30 g Kochschinken, dazu 100 g Hüttenkäse, 200 g Tomaten, 50 g Blattsalat und 1 Banane (140 g).
Gesamtgewicht: 650 g, Energie: 649 kcal, Fettanteil: 22 %, Energiedichte: 100 kcal/100 g.

Steak mit Ratatouille: 200 g Rindersteak, je 150 g Paprikaschote, Zucchini und Aubergine, 100 g Zwiebeln, 20 g Öl zum Braten.
Gesamtgewicht: 770 g, Energie: 481 kcal, Fettanteil: 38 %, Energiedichte: 77 kcal/100 g.

Fleischsalat: 150 g Roastbeef, 40 g Avocado, 200 g Tomaten, 200 g grüne Bohnen, 30 g Kidneybohnen, 24 g Olivenöl.
Gesamtgewicht: 644 g, Energie: 659 kcal, Fettanteil: 54 %, Energiedichte: 102 kcal/100 g.

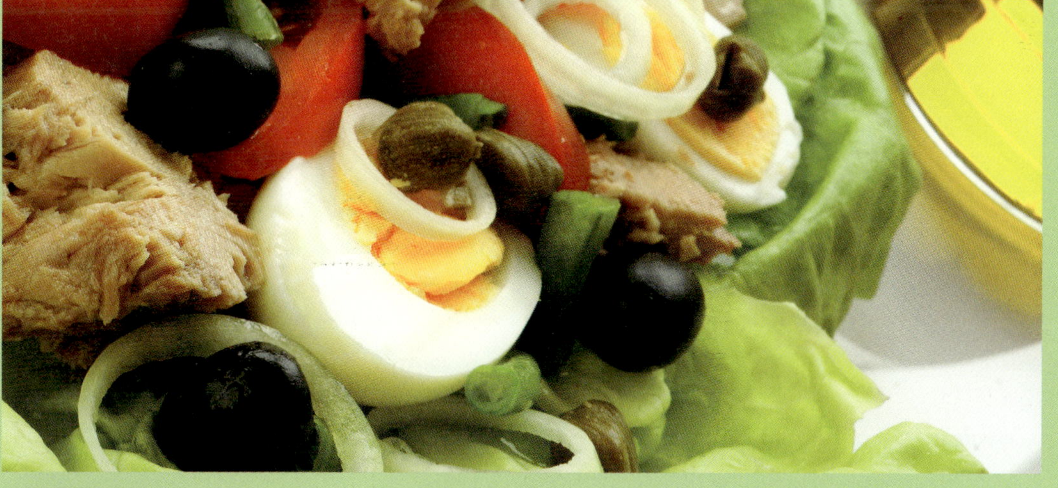

Salat Niçoise: 50 g Thunfisch, 25 g Anchovis, 1 Ei (30 g), 200 g Gurke, 200 g Tomaten, 30 g Oliven, 100 g grüne Bohnen, 100 g Blattsalat, 60 g Zwiebeln, 24 g Olivenöl.
Gesamtgewicht: 819 g, Energie: 552 kcal, Fettanteil: 69 %, Energiedichte: 94 kcal/100 g.

Warum lassen Fettanteile in Prozent keinen Schluss über die Energiedichte einer Speise zu? Weil der Wassergehalt nicht vergessen werden darf. Wasser hat null Kalorien und Wasserreiches entsprechend wenig Energie. Es wiegt aber viel und geht in das Gewicht der Nahrung ein. Für alle, denen Mathematik immer ein Gräuel war: Der Zähler des Bruches, die Energie, verändert sich durch den Wasseranteil nicht, der Nenner, das Gewicht der Nahrung, dagegen gewaltig. Das bedeutet, das Ergebnis, also die Energiedichte, wird durch einen höheren Wasseranteil kleiner. Physiologisch betrachtet ist das sehr wichtig, denn das in Gemüse und Obst gebundene Wasser bringt Masse, füllt durch die Dehnung den Magen und löst damit Sättigungssignale aus.

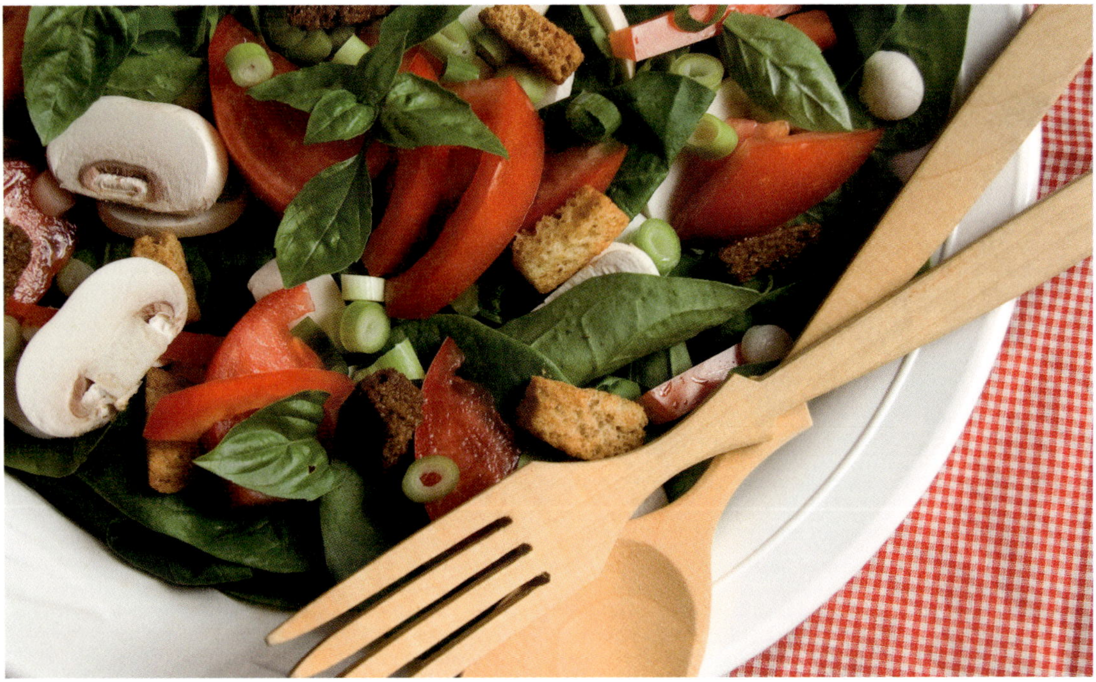

Energiedichte und clevere Sättigung

Wenn man gut gesättigt sein und gleichzeitig kalorisch knapp leben möchte, muss man den Magen mit Speisen füllen, die eine niedrige Energiedichte haben!

Es gilt:

> **Weniger als 125 Kilokalorien pro 100 g** eines Gerichts (ohne Getränke berechnet) sind **erstrebenswert!** Das ist so viel Volumen im Verhältnis zum Kaloriengehalt, dass man Unmengen essen müsste – wobei der Magen schier platzen würde –, um in eine positive Energiebilanz zu kommen. Damit wird man bei einer normalen sättigenden Magenfüllung also immer relativ wenig Kalorien zuführen und bleibt so ohne zu hungern unter seinem Energiebedarf.

> **Weniger als 150 Kilokalorien pro 100 g** eines Gerichts sind gerade **noch akzeptabel.** Die deutsche Durchschnittskost enthält für Frauen im Mittel 170 Kilokalorien und für Männer 200 Kilokalorien pro 100 g (ohne Getränke). Deswegen werden sie fett.

Menschen hören spontan auf zu essen, wenn der Magen ausreichend gedehnt wird. Dadurch entsteht ein Hormonsignal, das von der Magenwand zum zentralen Nervensystem (ZNS) gelangt. Zur Dehnung der Magenwand braucht es ein bestimmtes Nahrungsgewicht und -volumen. Es gilt das Prinzip: Je schwerer und voluminöser die Lebensmittel, desto eher tritt Sättigung ein – unabhängig von der Kalorienzufuhr. Kalorien sättigen nicht und am Mageneingang ist auch kein Kalorienzähler, der bei 500 den Zugang versperrt! Was also muss man essen, damit der Magen etwas Schweres, Voluminöses und gleichzeitig Kalorienarmes bekommt? Wasserreiches! Das nenne ich »clevere Sättigung«!

Viel Wasser enthalten Gemüse, Salate, Pilze, Beeren und Früchte. Als Sättigungsgrundlage senken sie die Energiedichte einer Mahlzeit deutlich. Damit kann man es sich locker leisten, fett- und eiweißreiche Zutaten wie Nüsse, Öl, Hülsenfrüchte, Fleisch, Fisch oder Milchprodukte dazu zu essen. So kombiniert haben die Gerichte immer noch eine vergleichsweise niedrige Energiedichte. Wichtig ist, dass jede Mahlzeit eine ausreichend große Eiweißbeilage enthält, denn zur anhaltenden Sattheit reicht die Magendehnung nicht aus. Eiweiß aktiviert im Dünndarm verschiedene Hormone, die anschließend das Sättigungszentrum aktivieren und das Hungerzentrum beruhigen.

Noch ein Wort zur Eiweißmenge

Essen wir nicht sowieso schon »zu viel« Eiweiß? Viele Menschen glauben, dass es gesundheitlich problematisch ist, wenn sie etwas mehr Eiweiß zu sich nehmen. Die DGE empfiehlt, täglich zehn Prozent der Kalorien oder 0,8 g pro Kilogramm Körpergewicht Eiweiß zu essen. 15 Prozent gelten höchstens noch als akzeptabel. Das entspricht der gegenwärtigen Zufuhr in Deutschland. Was aber passiert bei 18 oder 20 oder 25 Prozent? Erstens sagen Prozente wenig aus, weil 25 Prozent Eiweiß beispielsweise bei einer 1000-Kalorien-Diät für Menschen mit einem Gewicht von 70, 80 oder 90 Kilogramm viel zu wenig wären! Zweitens geben diese 0,8 Gramm genau gesagt nur den »Minimalbedarf« von Menschen an, inklusive Sicherheitszuschlag! Seit wann ist minimal gleich optimal? Dass das eine Richtschnur für gesunde Ernährung sein soll, ist denkbar komisch. Bei den Empfehlungen für Fett und Kohlenhydrate geht man auch nicht nach Minimalbedarf plus Sicherheitszuschlag. Abgesehen davon, dass es für Kohlenhydrate gar keinen Bedarf gibt – sie sind nicht essenziell.

Lieber mehr Eiweiß

Die wissenschaftlichen Befunde verdichten sich, dass eine moderate Steigerung des Eiweißanteils auf 20 bis 25 Energieprozent bzw. auf 1 bis 1,5 g pro Kilogramm Körpergewicht – bei ausgeglichener Energiebilanz – für die meisten gesundheitlich sehr vorteilhaft wäre. Damit wären sie besser gesättigt und könnten mit weniger Kalorien durch den Tag kommen und so einer Gewichtszunahme vorbeugen.

In Bezug auf Herz und Kreislauf wäre mehr Eiweiß eine Maßnahme gegen erhöhten Blutdruck und hohe Blutfettwerte. In Kombination mit viel Gemüse und Obst wird auch noch der Knochengesundheit etwas Gutes getan. Aus neuen Studien kann man schließen, dass zur Erlangung aller Vorteile **25 bis 30 g Eiweiß** in jeder Hauptmahlzeit enthalten sein sollten.

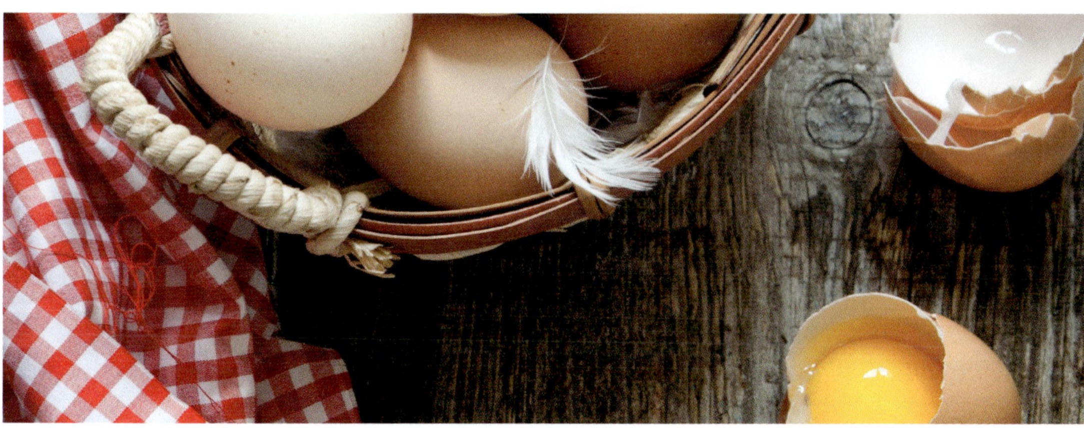

Alternative Tagespläne im Nährwertvergleich

Bei unserem bewegungsarmen Lebensstil ist nicht nur eine niedrige Energiedichte wichtig, sondern auch eine niedrige glykämische Last (GL). Mit den folgenden beiden Beispielen stelle ich Ihnen zwei alternative Tagespläne vor: einen, der alle Lebensmittelempfehlungen der DGE zu 100 Prozent berücksichtigt und mit einem mittleren GI von 57 auf eine günstige Kohlenhydratqualität achtet. Dagegen stelle ich einen Tagesplan nach dem Flexi-Carb-Prinzip, der wesentlich höhere Fett- und Eiweißanteile sowie entsprechend weniger Kohlenhydrate enthält. Auch hierbei wurde auf die Kohlenhydratqualität geachtet, was sich in einem vergleichbaren mittleren GI von 60 niederschlägt. Achten Sie bitte beim Vergleichen auf den Fettgehalt (in Gramm), den Fettanteil (in Energieprozent) und die Energiedichte (in Kilokalorien pro 100 Gramm Mahlzeit).

Außerdem kann man die Nährstoffdichte erfassen, indem man prüft, mit welchem Tagesbeispiel – beide liefern 2200 kcal – die Tageszufuhr-Empfehlungen der DGE für Vitamine und Mineralstoffe am besten erreicht werden.

DGE-Tagesplan mit 2220 kcal/1590 g

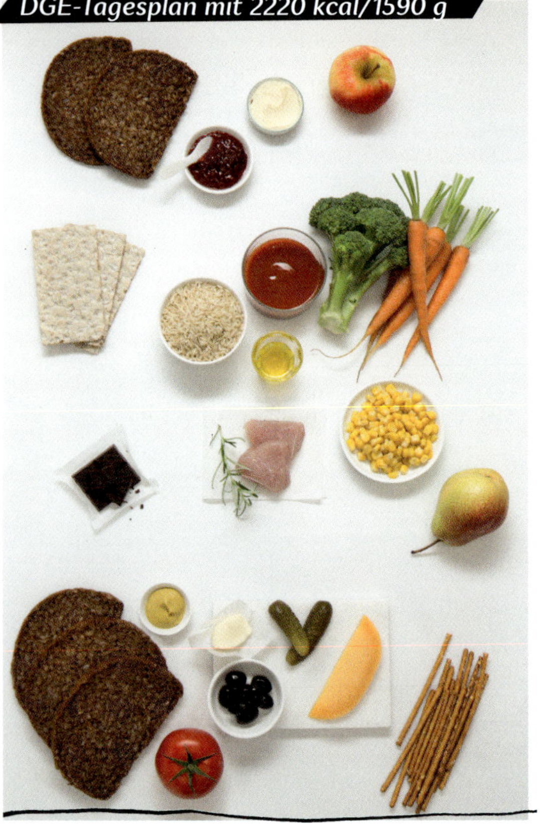

Glykämische Last = 192
DGE-Kost mit 30 % Fett
140 kcal pro 100 g

Flexi-Carb-Tagesplan mit 2210 kcal/2020 g

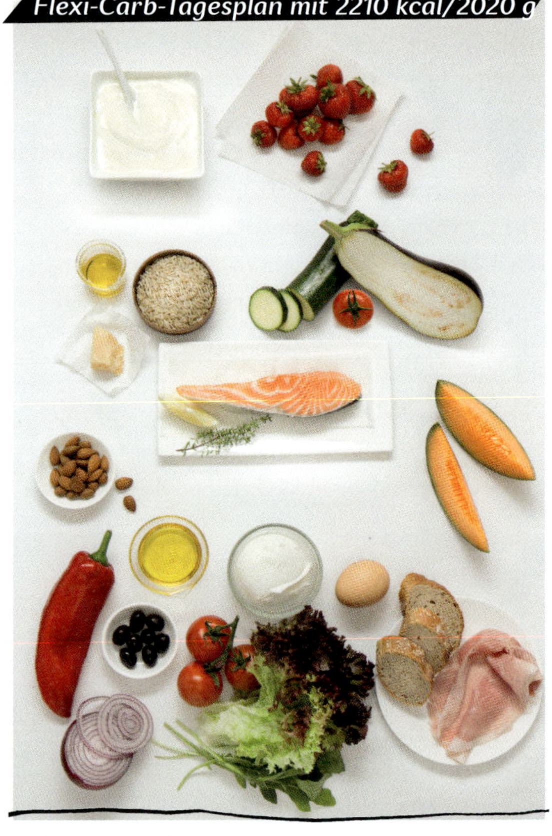

Glykämische Last = 98
Flexi-Carb-Kost mit 50 % Fett
109 kcal pro 100 g

Beispiel 1: DGE-Tagesplan mit Pute ohne Joghurt

Frühstück:
2 Scheiben Vollkornbrot (à 50 g)
20 g Margarine
40 g Marmelade
1 Apfel (125 g)

Snack:
3 Scheiben Knäckebrot

warme Mahlzeit:
150 g Möhren
150 g Brokkoli
50 g Mais
100 g Natur-Reis (ungekocht)
100 ml Tomatensoße
50 g Putenbrust
2 EL Öl (20 g)
1 Birne (180 g)

Snack:
25 g Zartbitterschokolade

kalte Mahlzeit:
3 Scheiben Vollkornbrot (à 50 g)
10 g Margarine
10 g Senf
1 Scheibe Schnittkäse (30 g)
1 große Tomate (100 g)
2 Gewürzgurken
20 g schwarze Oliven

Snack:
20 g Salzstangen

Der DGE-konforme Tagesplan enthält, verteilt auf drei Mahlzeiten und drei Snacks: 30 Prozent Fett, 14 Prozent Eiweiß und 56 Prozent Kohlenhydrate, 2220 kcal und 1590 g Lebensmittel. Diese fettreduzierte Kost ergibt eine Energiedichte von 140 kcal pro 100 g. Nicht schlecht – auf alle Fälle günstiger als die deutsche Durchschnittskost.

Beispiel 2: Mediterraner Tagesplan nach Flexi-Carb

Frühstück:
250 g Joghurt, 3,5 % Fett, natur
200 g Erdbeeren

warme Mahlzeit:
150 g Zucchini
150 g Auberginen
50 g Tomaten
150 g Lachssteak
10 g Parmesan
70 g Natur-Reis (ungekocht)
2 EL Olivenöl
Dessert: 200 g Melone

Snack:
25 g Mandeln, ungeschält

kalte Mahlzeit:
Salat aus:
50 g Lollo rosso und Rucola oder Chicorée
1 rote Spitzpaprika (150 g)
1 rote Zwiebel (100 g)
100 g Tomaten
20 g schwarze Oliven
120 g Mozzarella
1 Ei (Größe M)
30 g Schinken (roh oder gekocht)
2 EL Olivenöl
3 Scheiben Vollkornbaguette

Der kohlenhydratreduzierte, Fett-Eiweiß-betonte Tagesplan nach dem Flexi-Carb-Prinzip enthält, verteilt auf drei Mahlzeiten und einen Snack: 51 Prozent Fett, 20 Prozent Eiweiß und 28 Prozent Kohlenhydrate, 2210 kcal und 2020 g Lebensmittel. Diese Fett-Eiweiß-betonte Kost erreicht eine Energiedichte von nur 109 kcal pro 100 g! Und das mit über 50 Prozent Fett – unglaublich, oder? Den Unterschied macht nur das Wasser in den Lebensmitteln aus.

Die wesentlichen Unterschiede

Das viele Brot mit seinem geringen Wassergehalt bedingt die hohe Energiedichte des DGE-konformen Plans. Umgekehrt sind beim Gegenbeispiel Gemüse und Salat als Sättigungsgrundlage so energiearm, dass man das gewünschte Olivenöl großzügiger verwenden kann und dennoch eine sehr niedrige Energiedichte hat! Mit dem fettbetonten Tagesplan kann man fast 500 g mehr essen, was in etwa einer Magenfüllung entspricht, und nimmt trotzdem keine einzige Kalorie mehr auf! Oder andersherum: Viele werden so eine große Nahrungsmenge gar nicht schaffen. Wenn Sie etwas stehen lassen, haben Sie völlig gesättigt Kalorien gespart! Hinzu kommt der riesige Unterschied bei der glykämischen Last! Ich habe die GL für beide Tagespläne vom DONALD Studienzentrum Dortmund der Universität Bonn mit seiner speziellen GI-Datenbank objektiv berechnen lassen. Der fettarme, kohlenhydratbetonte Tagesplan liefert insgesamt eine GL von 192 – und das, »obwohl« nur Vollkornbrot verwendet wurde und der durchschnittliche GI mit 57 vorbildlich niedrig lag! Mit solch einer hohen GL liegt man laut internationalen Studienergebnissen weit im roten Bereich des erhöhten Risikos für Diabetes, Herz-Kreislauf-Erkrankungen und verschiedene Krebsarten. Der Fett-Protein-betonte Tagesplan liefert hingegen nur eine GL von 98! Das ist, obwohl der mittlere GI sogar etwas höher liegt, eine Halbierung der GL und damit der Blutzucker- und Insulinwirkung! Da freuen sich Leber und die Blutgefäße.

Vielsagend ist auch der Blick auf die Nährstoffdichte in der Grafik unten. Hier ist dargestellt, wie viel Prozent der DGE-Zufuhrempfehlungen mit den beiden Tagesplänen bei vergleichbarer Kalorienzufuhr erreicht werden. Man sieht sehr deutlich: Bei Vitaminen, Mineralstoffen und Spurenelementen liegt der Fett-Eiweiß-betonte Tagesplan mit viel Gemüse und Salat für fast alle DGE-Vorgaben vor dem fettarmen, vollkornbetonten Tagesplan. Das heißt, der mediterrane Flexi-Carb-Plan hat auch noch die deutlich höhere Nährstoffdichte! Ausnahmen sind nur Natrium – was allerdings nicht positiv zu werten ist und sich durch den ho-

Nährstoffdichte DGE vs. mediterranes Flexi-Carb

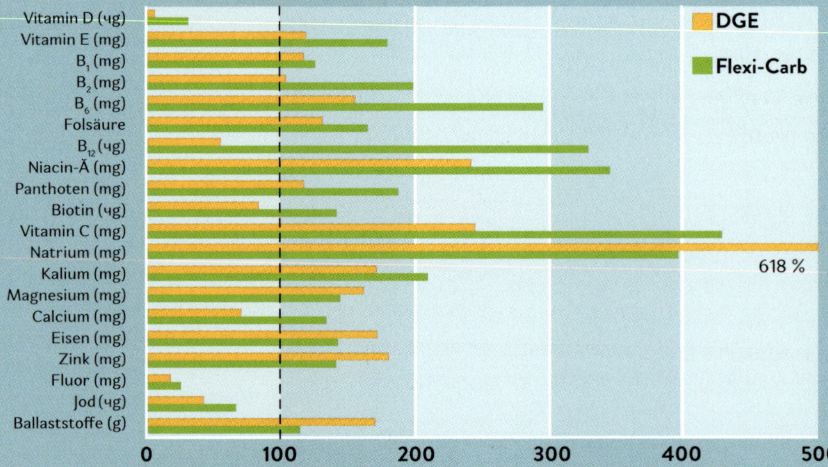

Nährstoffzufuhr-Empfehlungen (pro Tag) in Deutschland, Österreich, Schweiz

hen Kochsalzgehalt der großen Brotmenge erklärt – und die Mineralien Magnesium, Eisen und Zink. Deren höhere Zufuhrwerte sind durch das viele Vollkornbrot bedingt, aber es ist hinlänglich bekannt, dass die Resorption bzw. Verwertbarkeit dieser Mineralien und Spurenelemente aus Vollkorn eingeschränkt ist, sodass dieser Vorteil im DGE-Plan relativiert werden muss. Schließlich noch die Ballaststoffe: Immerhin erreicht der Fett-Eiweiß-betonte Tagesplan 35 g bzw. 117 Prozent der DGE-Empfehlungen, während der andere 160 Prozent erzielt. Dass man aber über 100 Prozent trotz nur drei kleiner Scheibchen Vollkornbaguette erreicht, ist beruhigend und belegt, dass Vollkorn mitnichten der einzige Ballaststofflieferant ist. Außerdem haben bekanntlich die wasserlöslichen Ballaststoffe aus Gemüse und Obst die günstigeren physiologischen Wirkungen.

FAZIT

Es wird höchste Zeit, Nährstoffrelationen und nährstoffbezogene Ernährungsempfehlungen hinter uns zu lassen und zu reinen Lebensmittelempfehlungen überzugehen. Welcher Verbraucher weiß schon, ob er 0,8 g oder 1,3 g Eiweiß pro Kilogramm Körpergewicht aufgenommen hat. Dabei geht es nicht nur um die drei Makronährstoffe (Eiweiß, Fett und Kohlenhydrate), sondern auch um die Mikronährstoffe (Vitamine und Mineralien) und die Vielzahl an weiteren Inhaltsstoffen.

Einzelnährstoffe und ihr Ruf

Es war eine Fehlentwicklung in der Forschung, dass man einzelne Nährstoffe, beispielsweise das Cholesterin, zuerst aus Nahrungsmitteln extrahiert und es in Experimenten isoliert in hoher Konzentration an Probanden oder Versuchstiere verfüttert hat und dann die erzielten Effekte auf den Konsum ganzer Nahrungsmittel übertragen hat. Gleiches passierte bei den gesättigten Fettsäuren und vielen anderen Inhaltsstoffen. Zur Klärung des gesundheitlichen Effekts von Nahrungsmitteln macht es aber keinen Sinn, sich auf Einzelnährstoffe zu konzentrieren. Denn sie wirken aus ihrem natürlichen Verbund herausgelöst anders als bei Zufuhr innerhalb ihrer natürlichen »Matrix« im ganzen Lebensmittel. Warum Eier wegen Cholesterin meiden, wenn doch andere Verbindungen im Ei entgegengesetzte, vorbeugende Effekte gegen Arteriosklerose ausüben können?

Es kommt im Endeffekt nur auf die gesundheitliche Gesamtwirkung der ganzen verzehrten Lebensmittel an. Das wusste bereits Aristoteles (384–322 v. Chr.), der als erster großer Systematiker unter den Philosophen und Begründer der abendländischen Wissenschaft gilt. Von ihm stammt der weise Satz: »Das Ganze ist mehr als die Summe seiner Teile.«
Genauso unsinnig ist es, sich nur an den Kaloriengehalten von Nahrungsmitteln zu orientieren, ohne die Sättigungswirkung des Nahrungsmittels zu beachten. Ein Nahrungsmittel mit 90 kcal pro 100 g würde gegenüber einem mit 130 kcal den Vorzug bekommen. Doch was, wenn man nach der vermeintlich kalorienbewussten Wahl schneller wieder Hunger und Appetit bekommt und zum neuerlichen Essen verleitet wird?

Kollaths Lehre

Der deutsche Ernährungsforscher und Hygieniker Werner Kollath (1892–1970) ist der Begründer der »Vollwerternährung«. In seinem Klassiker *Die Ordnung unserer Nahrung* schrieb er 1941, die bekannten Nährwertempfehlungen seien nichts weiter als »eine moderne Form der uralten magischen Zauberformeln [...], mit denen die Priester Assyriens oder Ägyptens die Völker zu lenken versuchten«. Entsprechend wandte Kollath sich entschieden gegen die Vorstellung, die damals in Mode gekommenen Kalorien-, Mineral- und Vitamintabellenwerke hätten irgendeine praktische Bedeutung »für die Ernährung der vielen Millionen einzelnen Haushalte«. Ganz im Gegenteil betonte Kollath, eine für die Praxis taugliche Ernährungsempfehlung dürfe »nicht schwierige chemische oder gar physikalische Begriffe voraussetzen«. »Denn«, so seine Befürchtung, »diese würden doch nur falsch verstanden werden. Und falsches Wissen ist schlimmer als Nichtwissen.« Daher auch seine Forderung: »Eine dauerhafte und praktisch brauchbare Ernährungslehre muss [...] einfach sein.« Der Gießener Ernährungsprofessor Claus Leitzmann hat Kollaths Werk später weitergeführt und die Vollwerternährung in Deutschland erst so richtig populär gemacht.

Nach 75 Jahren ist Kollaths Lehre aktueller denn je. Wer sich für eine wissenschaftliche Überprüfung von Kollaths Lehre vor dem Hintergrund des heutigen Wissensstands interessiert, dem lege ich das Studium eines Buches mit dem Titel *Rück- und Seitenblicke im Zeitalter der Ernährungsver(w)irrung* von Dr. Alexander Ströhle vom Institut für Lebensmittelwissenschaft und Humanernährung der Leibniz Universität Hannover dringend ans Herz.[9] Die Analysen darin sind verblüffend und ermutigen mich zu der Aussage: Wie recht Kollath doch hatte! Was mich im Übrigen auch daran erinnert, dass mein zweites Buch der Vollwerternährung gewidmet war.[10]

Die ideale Vollwertkost

Die nach Kollaths Ansicht »ideale Vollwertkost« setzt sich aus Gemüse, Obst, Nüssen, Hülsenfrüchten, Vollkorn- und Milchprodukten zusammen, ergänzt um Eier, Fisch und Fleisch! Kommt das jemandem bekannt vor? Kollath gab der Rohkost (noch) mehr Gewicht als am Mittelmeer üblich. Was fehlt? Die wichtige Rolle des kalt gepressten Olivenöls, dem Kollath zu seiner Zeit in Deutschland wohl eher selten begegnet sein dürfte, und die Empfehlung eines moderaten Weingenusses zu den Mahlzeiten! Zudem hatte Kollath dem Vollkorn einen sehr großen Wert eingeräumt – zu seiner Zeit, als die Menschen noch schlank und bewegungsaktiv waren, hat das aus heutiger Sicht auch gut gepasst.

9 *Ströhle, A.:* Rück- und Seitenblicke im Zeitalter der Ernährungsver(w)irrung – eine Hommage an Werner Kollath. *Köln: Ralf Reglin Verlag, 2009.*
10 *Schröder, E.M, Worm, N.:* Die Ausdauer-Vollwert-Ernährung. *sport-inform-Verlag, Oberhaching 1987*

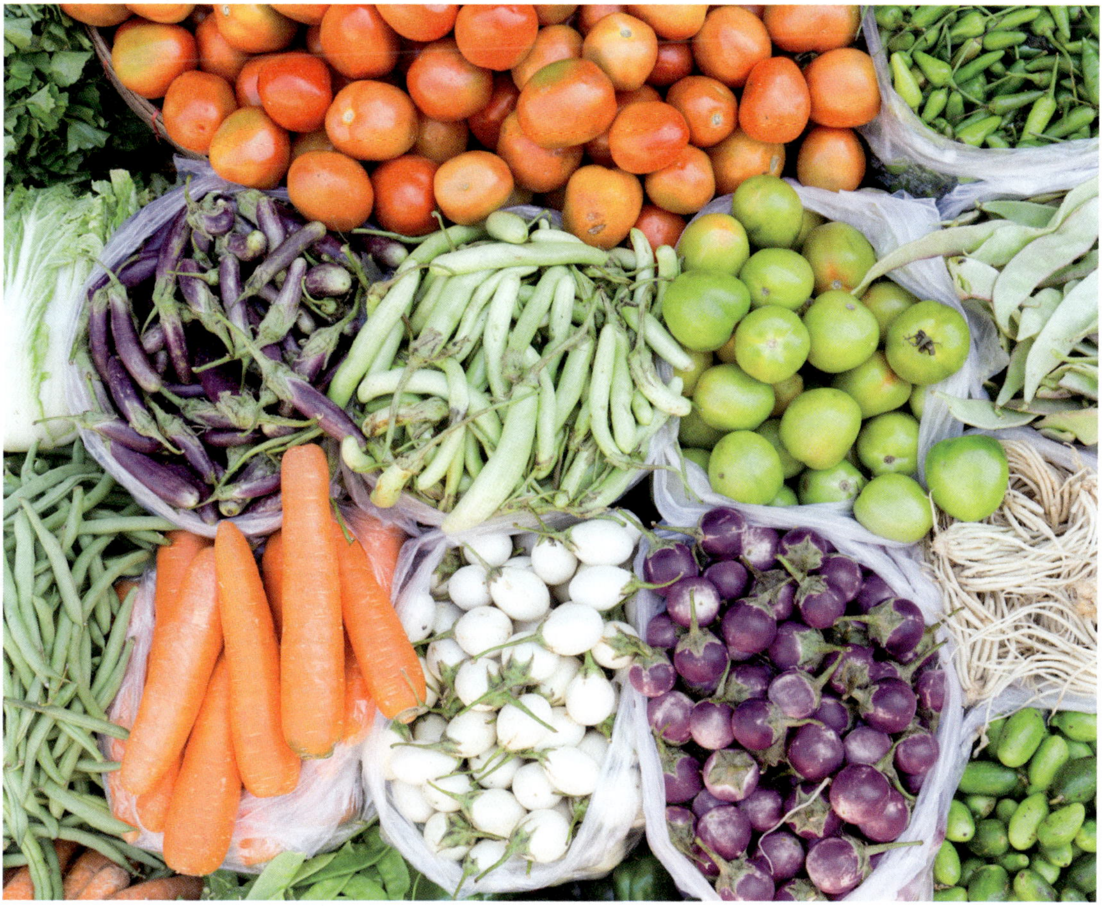

Die Grundlagen des Flexi-Carb-Konzepts

Kollath hat seine Empfehlungen naturphilosophisch entwickelt. Die Vorschläge in meinem Buch basieren völlig unabhängig davon auf der Analyse neuester wissenschaftlicher Erkenntnisse – doch beides passt fast perfekt zusammen. Die genaue quantitative Zusammenstellung der Kost überließ Kollath weitgehend den Vorlieben des Einzelnen. Jedoch riet er dazu, den Verzehr gering verarbeiteter Lebensmittel zu bevorzugen. »Aus diesem unvoreingenommenen Vorschlag«, so seine Meinung, »kann man sich eine Nahrung in Abhängigkeit von Geldmitteln, Geschmack, Klima leicht zusammensetzen.«

»Ad libitum« nennt man das. Das heißt: Wie es beliebt, ohne enge Vorschriften, vor allem ohne Kalorienbegrenzung. Ich habe nun 15 Jahre Erfahrung darin, Verbrauchern ein »ad libitum«-Ernährungskonzept nahezubringen.[11] Dabei konnte ich feststellen, dass das für viele ein Segen ist, es aber doch Menschen gibt, die sich wohler fühlen, wenn sie klare Vorschriften bekommen. Selbst zu entscheiden, scheint sie zu verunsichern. Ich lasse mich dennoch nicht von »ad libitum« abbringen, denn viele Studien haben bewiesen: Strenge Diätvorgaben sind auf Dauer nicht erfolgreicher als Vorschläge, in deren Rahmen man sich selbst zurechtfinden muss.

[11] *Meine LOGI-Methode als therapeutischer Ansatz für Menschen mit Übergewicht und Insulinresistenz.*

DIE *Flexi*-CARB-PYR

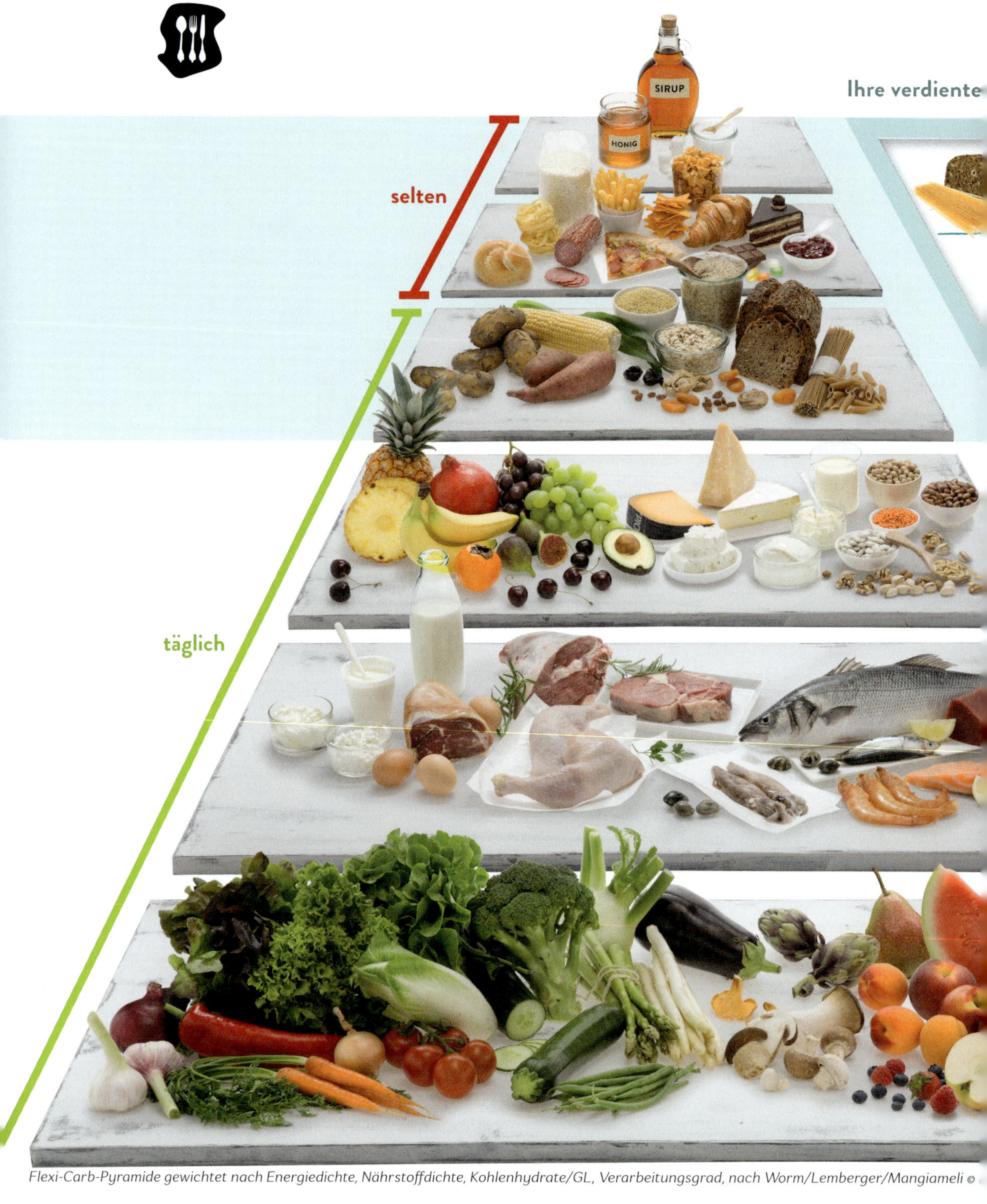

Flexi-Carb-Pyramide gewichtet nach Energiedichte, Nährstoffdichte, Kohlenhydrate/GL, Verarbeitungsgrad, nach Worm/Lemberger/Mangiameli ©

AMIDE

ra-Carbs

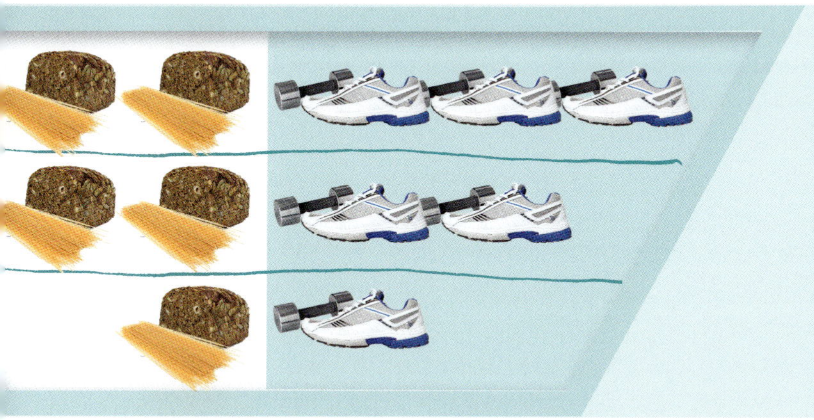

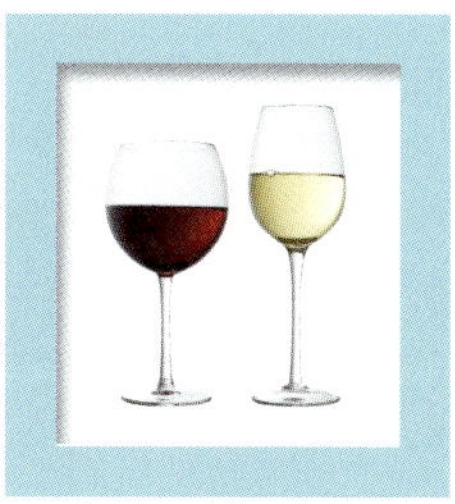

moderater Weinkonsum

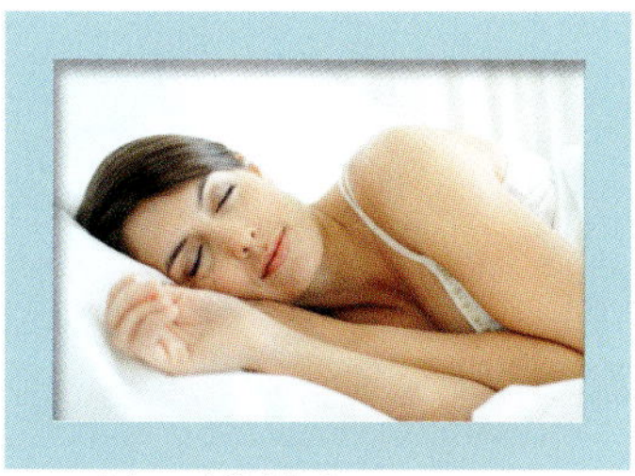

ausreichend Schlaf

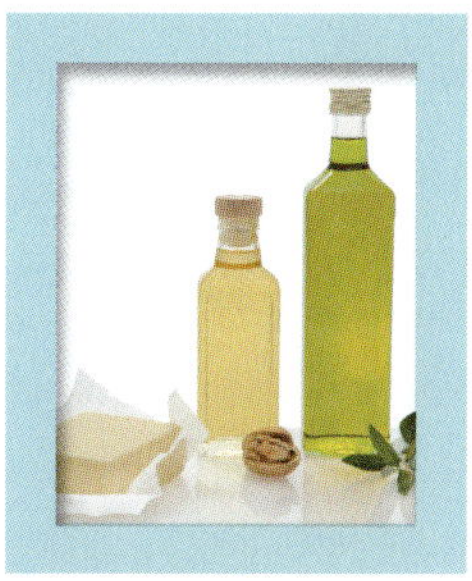

gute Fette

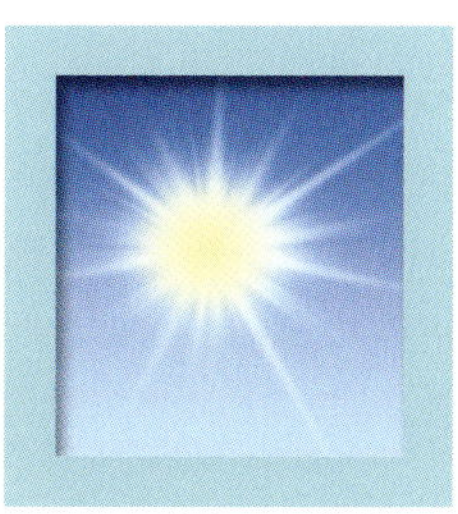

genügend Sonnenlicht

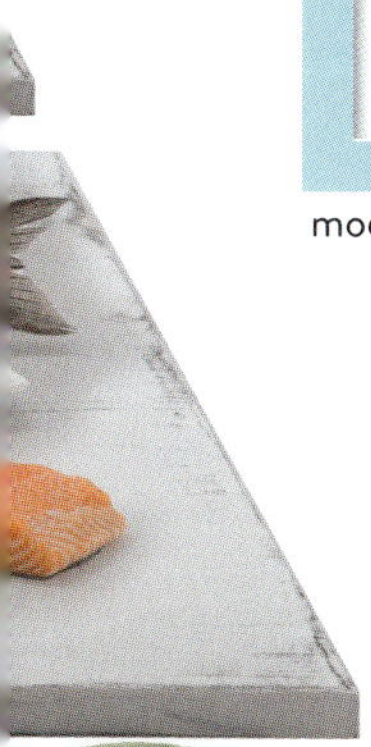

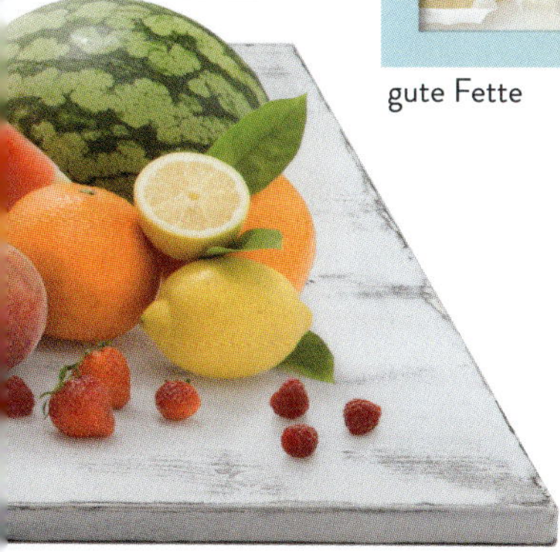

ag, 2015

Säfte, Softdrinks

Lightgetränke,
Früchte-Smoothies

Wellnesswasser,
Fruchtsaftschorle

Gemüsesäfte

Schwarzer/grüner Tee,
Kaffee

Wasser,
Früchte- und Kräutertee

Die Flexi-Carb-Pyramide

Die Flexi-Carb-Pyramide ist eine symbolische Darstellung für die optimale Zusammensetzung unserer Nahrung für die Mehrheit der Bevölkerung, das heißt für Menschen mit mehr oder weniger deutlichem Übergewicht und sitzendem Lebensstil. Die Pyramidenstufen geben entsprechend ihrer Fläche an, wovon viel gegessen werden soll. Das heißt: Von den unten positionierten Lebensmitteln darf man täglich und genügend und von den oben platzierten wenig und selten essen. Die Gruppierung der Nahrungsmittel auf der Flexi-Carb-Pyramide erfolgte auf der Basis von vier objektiv messbaren Kriterien. Je mehr von ihnen erfüllt sind, desto weiter rutschen die Lebensmittel nach unten.

1. Energiedichte

Die Energiedichte eines Lebensmittels oder einer Mahlzeit wird definiert als Kalorienmenge pro 100 g Nahrung. Liegt diese unter 125 kcal/100g, spricht man von einer niedrigen Energiedichte. Das ist erwünscht. Bei einem Wert zwischen 125 und 249 kcal/100 g liegt die Energiedichte im mittleren und ab 250 kcal/100 g im hohen Bereich. Für eine niedrige Energiedichte ist der Wasseranteil des Lebensmittels wesentlicher als der Fettanteil.

2. Kohlenhydratgehalt und glykämische Last (GL)

Es wird primär der Kohlenhydratgehalt bewertet. Die Kohlenhydratmenge beeinflusst den Blutzucker stärker als der glykämische Index. Lebensmittel mit einem niedrigen Kohlenhydratgehalt (unter 12 g/100 g Lebensmittel) sind daher eher unten auf der Pyramide zu finden, jene mit einem Kohlenhydratgehalt zwischen 12 g und 18 g/100 g Lebensmittel sind im mittleren Pyramidenbereich und ein Lebensmittel mit über 18 g Kohlenhydraten /100 g landet im oberen Bereich bis hin zur Spitze.

3. Nährstoffdichte

Die Nährstoffdichte bezieht sich nicht auf das Gewicht, sondern auf den Energiegehalt eines Nahrungsmittels. Sie drückt damit aus, wie viel Nährstoffe pro 100 kcal in einem Nahrungsmittel enthalten sind. Wasserreiche Nahrungsmittel sind relativ kalorienarm, sodass sich für 100 kcal eine relativ größere Menge Nahrung ergibt als für fettreichere Nahrungsmittel. Naturbelassenes Gemüse, Salate, Pilze, Früchte und Beeren, aber auch Fleisch, Fisch und Geflügel enthalten sehr viel Wasser und weisen deshalb pro 100 kcal typischerweise sehr viele Nährstoffe wie Eiweiß, Fett, Kohlenhydrate, Ballaststoffe, Vitamine und Mineralstoffe sowie sekundäre Pflanzenstoffe wie Flavonoide oder Carotinoide aus. Wasserarme Nahrungsmittel enthalten relativ viele Kalorien und haben somit eine niedrigere Nährstoffdichte. Je höher die Nährstoffdichte eines Lebensmittels pro 100 kcal ist, desto wahrscheinlicher finden Sie es auf der Basis oder der ersten Stufe der Pyramide. Je »leerer« die Kalorien sind (und je mehr Zusatzstoffe sie enthalten), desto höher wird es auf der Pyramide platziert.

4. Verarbeitungsgrad

Frische Lebensmittel der Saison sollten überwiegen. Je stärker ein Lebensmittel verarbeitet ist, desto weniger sollten Sie davon essen und desto weiter oben ist es auf der Pyramide zu finden.

5. Wissenschaftliche Datenlage

Nur in »Zweifelsfällen« stützen wir uns für das zu bewertende Lebensmittel auf die derzeitige Datenlage aus Langzeitbeobachtungsstudien. Unser Vertrauen in die Epidemiologie ist nicht so hoch wie in die objektiv messbaren Kriterien.

Die Ebenen der Pyramide – von der Basis zur Spitze

Die Basis

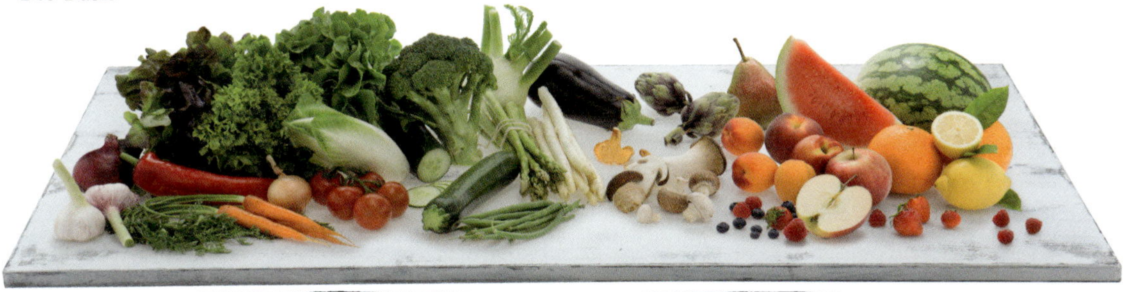

Die Basis der Flexi-Carb-Pyramide und somit einer optimalen Ernährung bilden wasser- und ballaststoffreiche Lebensmittel mit einem niedrigen Kohlenhydratgehalt und damit einer niedrigen glykämischen Last. Sie haben eine hohe Nährstoffdichte und sollten möglichst frisch und unverarbeitet eingekauft und zubereitet werden. Auf der Basis finden Sie Gemüsearten wie Artischocken, Auberginen, Paprikaschoten, Tomaten, Fenchel, Brokkoli, Spargel, Zwiebeln, grüne Bohnen, Knoblauch sowie Salate wie Rucola, Chicorée oder Lollo rosso. Dazu gesellen sich Pilze wie Champignons oder Steinpilze und zuckerarmes Obst wie Beeren, Zitrusfrüchte, Melonen, Nektarinen, Aprikosen, Pfirsiche, Äpfel und Birnen.

Empfehlung: Essen Sie reichlich und zu jeder Mahlzeit davon. Auch andere stärkearme Gemüsearten dürfen natürlich gegessen werden.

Stufe 1

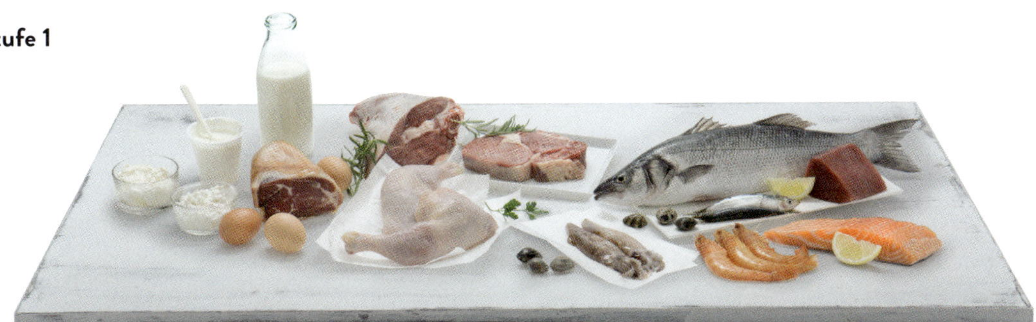

Auf dieser Stufe finden Sie wertvolle Eiweißlieferanten mit einer niedrigen bis mittleren Energiedichte und fast keine Kohlenhydrate. Die Vertreter dieser Stufe haben eine hohe Nährstoffdichte und liefern essenzielle Fettsäuren. Typische Vertreter sind: naturbelassene Milch und Milchprodukte, Joghurt, Fische, Meeresfrüchte, Eier, Geflügel, Frischfleisch von Rind, Kalb, Lamm und Schwein, aber auch relativ naturbelassene Fleischwaren wie Putenbrust und Schinken. Es muss nicht täglich Fleisch sein und als Fleischesser sollten Sie die unterschiedlichen Arten abwechseln.

Empfehlung: Essen Sie drei Portionen Milchprodukte pro Tag und dreimal pro Woche frischen Fisch. Als Fleischliebhaber sollten Sie bei den verschiedenen Fleischarten abwechseln, denn jede Art hat bezogen auf die Nährstoffe andere Vorzüge und Lücken.

Stufe 2

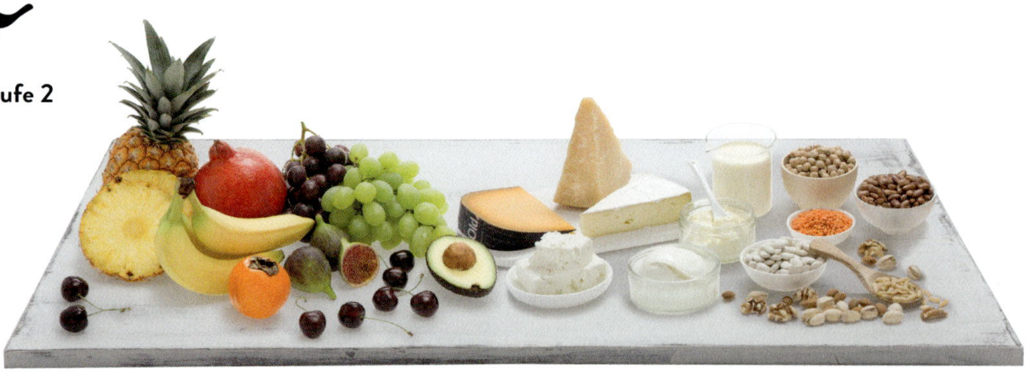

Auf der zweiten Pyramidenstufe sind nährstoffreiche Lebensmittel mit einer niedrigen bis hohen Energiedichte, mit relativ geringen oder moderaten Kohlenhydratmengen und einer geringen bis moderaten Blutzuckerwirkung versammelt.

Typische Vertreter sind: Käse, Sahne, Mascarpone, Hülsenfrüchte, zuckerreiche Obstsorten wie Weintrauben, Feigen, Bananen, Kakis, Ananas, Nüsse, Samen, Kerne, Avocado und Oliven.

Stufe 3

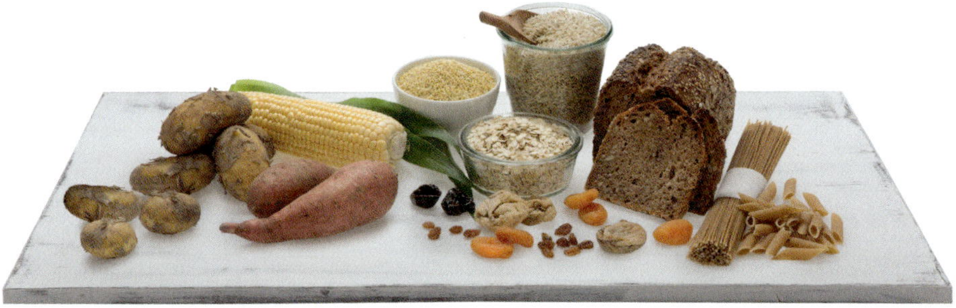

Lebensmittel auf dieser Stufe haben einen mittleren bis hohen Kohlenhydratgehalt. Ihre Blutzucker- und Insulinwirkung ist mittel bis stark und das hängt vor allem von der verzehrten Menge ab. Die meisten liefern viele Ballaststoffe. Ihr Verarbeitungsgrad und die Energiedichte variieren. Backwaren haben im Ofen viel Wasser abgegeben, wodurch sich die Energiedichte erhöht. Sie liefern jedoch eine nennenswerte Menge an essenziellen Nährstoffen. Viele Mineralstoffe und Spurenelemente werden aber aufgrund der heute üblichen industriellen Teigführung nicht gut verwertet, weil eine Substanz im Getreide namens Phytinsäure ihre Verfügbarkeit herabsetzt. Typische Nahrungsmittel sind auf dieser Stufe: Kartoffeln, Süßkartoffeln, Mais, Haferflocken, Hirse, Trockenfrüchte, Vollkornschrotbrot, Brot aus Natursauerteig, Vollkornnudeln und Vollkornreis.

Empfehlung: Die Verzehrmenge dieser kohlenhydrathaltigen Lebensmittel ist abhängig vom Lebensstil, besonders von der körperlichen Aktivität.

Stufe 4

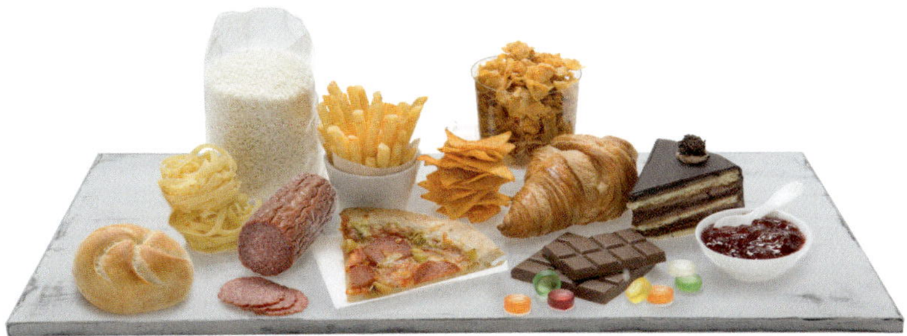

Diese Stufe enthält industriell hergestellte Lebensmittel ohne einen gesundheitlichen Zusatznutzen. Sie sind stark verarbeitet, enthalten teilweise unerwünschte Zusatzstoffe. Sie liefern kaum essenzielle Nährstoffe, sind überwiegend kalorienreich, haben einen hohen Kohlenhydrat- und einen niedrigen Ballaststoffgehalt. Typische Vertreter sind: Pizza, Pommes frites, Weißbrot, weißer Reis, Nudeln aus Weißmehl, Cornflakes, Croissants, Schokolade, Kuchen, Chips, Aufschnitt.

Empfehlung: Diese Lebensmittel sollten nur selten auf dem Speiseplan stehen, weil sie aufgrund ihres hohen Kohlenhydrat- und niedrigen Ballaststoffgehalts stark blutzuckerwirksam sind, sehr viel Insulin locken und schnell wieder den Appetit anregen.

Die Spitze

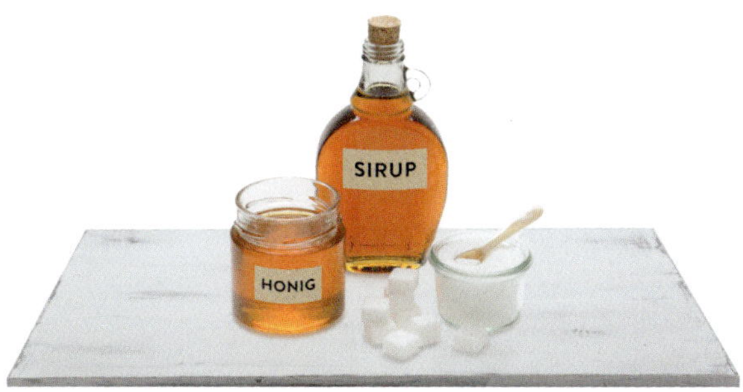

Zucker, Honig und Sirup gehören in die Spitze der Pyramide. Zum einen, weil sie viele leere Kalorien liefern, und zum anderen, weil sie nichts zur Gesundheit beitragen. Für manche wirkt Zucker wie eine Droge – je mehr sie davon essen, desto mehr Verlangen haben sie danach. Selbst Honig, der häufig als alternative »gesunde Süße« verwendet wird, kann hier nicht punkten. Wer wenig Süßungsmittel verwendet, sensibilisiert sich für die Geschmacksrichtung »süß« und schon nach wenigen Wochen schmeckt alles ohne Zucker süßer und intensiver.

Empfehlung: Den Konsum von Zucker und anderen Süßungsmitteln stark reduzieren und nur als seltenen Genuss einsetzen – oder durch intensive Muskelarbeit erst »verdienen«. Am besten nur in geringen Mengen zum Verfeinern von Salatdressings oder zum Süßen von Quarkspeisen verwenden. Zucker sollte auch in Kaffee und Tee nur sehr sparsam verwendet werden. Honig muss nicht dick aufs Brot gestrichen und Wasser nicht mit Sirup aufgepeppt werden.

Die Getränke

Auf der Flexi-Carb-Pyramide werden die Getränke nach drei Kriterien bewertet und nach Ausmaß der Erfüllung gewichtet und entsprechend in verschiedene Stufen eingeteilt:

1. Kalorien- und Zuckergehalt
Echte Durstlöscher sollen kalorien- und zuckerfrei sein. Sie haben vor allem den Zweck, das verlorene Wasser zu ersetzen. Gegen den Durst flüssige Kalorien zu trinken ist nicht besonders clever, da sie noch zu den meist überreichlichen Kalorien aus den Mahlzeiten dazukommen.

2. Frei von Aroma- und Farbstoffen
Was für die Lebensmittel gilt, trifft auch auf die Getränke zu: Sie sollten so natürlich wie möglich sein.

3. Kein Zusatz von Süßstoffen
Lightgetränke sind zwar kalorien- und zuckerfrei, doch der Süßstoffkonsum könnte nach neueren Erkenntnissen nicht ganz harmlos sein. Außerdem prägen solche Lightgetränke auch den Süßgeschmack.

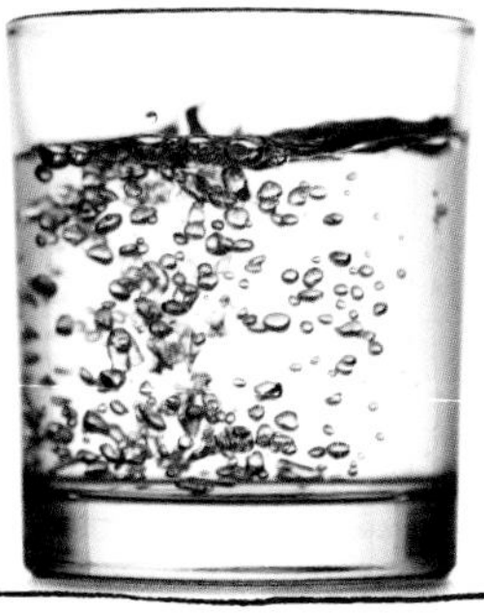

Die Basis
Ganz unten auf der Pyramide sind kalorienfreie Durstlöscher wie Wasser, Kräuter- und Früchtetees vertreten. Sie sollten den Flüssigkeitsbedarf decken.

Empfehlung: 1,5 bis 2 Liter pro Tag trinken. Bei sportlicher Betätigung muss es je nach Schweißverlust entsprechend mehr sein.

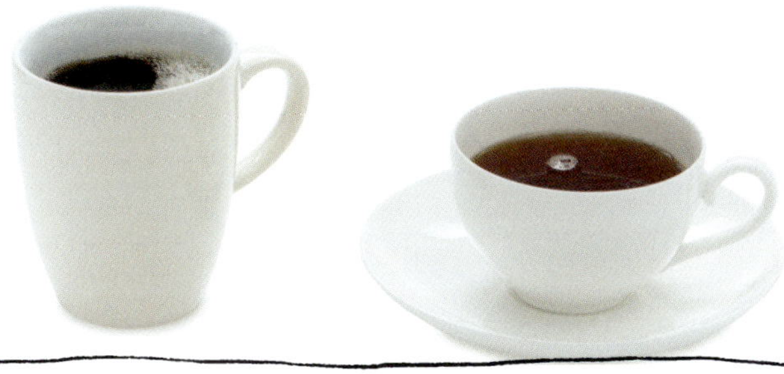

Stufe 1

Hier sind koffeinhaltige und teeinhaltige Getränke wie Kaffee und Tee ohne Zucker angesiedelt. Ob Espresso, Mokka, Café crème oder Americano – alles ist erlaubt. Viele Jahre galt Kaffee als Flüssigkeitsräuber, weshalb er nicht zu den Getränken gezählt wurde. Gleiches galt für andere koffeinhaltige Getränke wie schwarzen Tee. Diese Ansicht wurde durch neue Studien entkräftet. Regelmäßiger Kaffeekonsum entzieht dem Körper keine Flüssigkeit, der Kaffee darf zu den Getränken addiert werden. Außerdem hat Kaffee noch einiges für die Gesundheit zu bieten: Er senkt zum Beispiel das Diabetesrisiko, mindert das Verfettungsrisiko der Leber, unterstützt die geistige Leistungsfähigkeit und kann darüber hinaus unterstützend beim Abnehmen wirken.

Empfehlung: Wer gerne Kaffee trinkt, darf auch in Zukunft ohne schlechtes Gewissen drei oder vier Tassen pro Tag genießen.

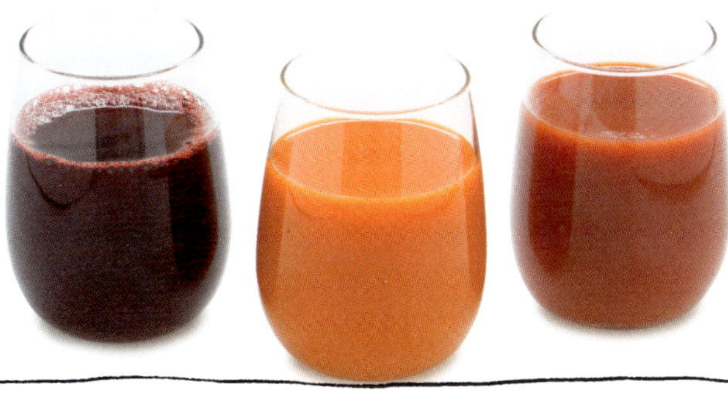

Stufe 2

Auf dieser Stufe sind die Gemüsesäfte angesiedelt. Sie liefern maximal 15 bis 40 kcal und 2,5 bis 6 g Kohlenhydrate pro 100 ml. Vor allem in roten Säften wie Tomaten- oder Möhrensaft stecken reichlich zellschützende Carotinoide. Dennoch sind Gemüsesäfte als Durstlöscher ungeeignet.

Empfehlung: Genießen Sie höchstens ein bis zwei Gläser pro Tag. Wählen Sie ungezuckerte Arten ohne Zusatzstoffe.

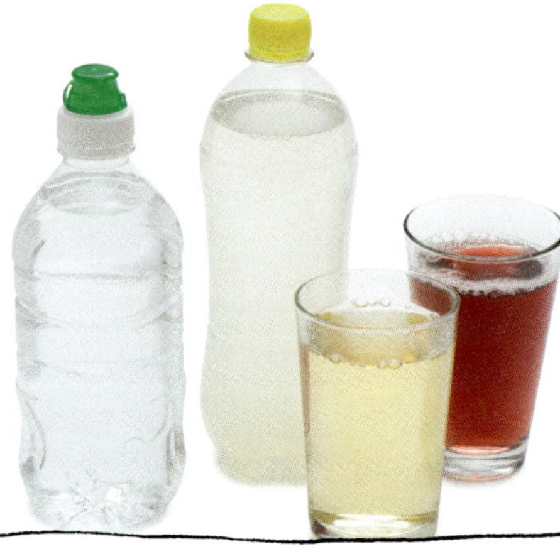

Stufe 3

Zu dieser Stufe gehören Wellnesswasser und Fruchtsaftschorlen. Sie sind zuckerreich und aromatisiert. In 100 ml stecken 20 bis 25 kcal und 5 bis 6 g Zucker. Fruchtsaftschorlen schneiden nicht besser ab. 100 ml Apfelsaftschorle liefern 6 bis 8 g Zucker. Wer damit seinen Durst löschen möchte, nimmt mit 1,5 Liter Flüssigkeit 300 bis 375 kcal und 30 Stücke Würfelzucker auf.

Empfehlung: Trinken Sie nicht mehr als ein Glas Fruchtsaftschorle oder Wellnesswasser pro Tag. Wenn Saftschorlen, dann selbst gemixte – am besten im Verhältnis 1 : 4, also mit einem Teil Saft und vier Teilen Wasser.

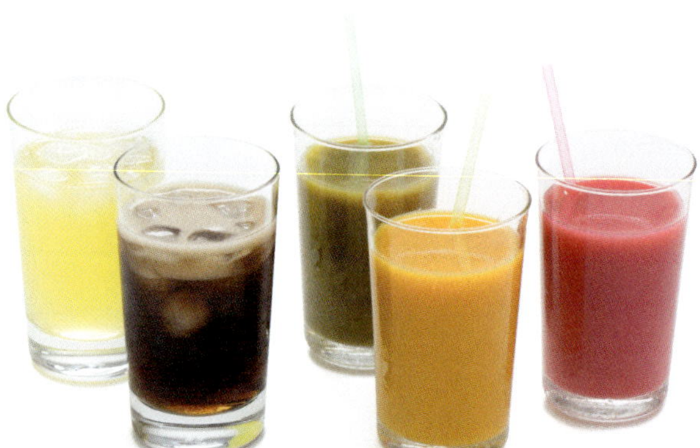

Stufe 4

Hier sind alle Lightgetränke vertreten. Sie sind zwar fast kalorien- und zuckerfrei, enthalten aber Süßstoffe, die nicht nur in hoher Dosis gesundheitlich problematisch sein könnten, wie neue Studien ausweisen. Insbesondere scheinen sie die Mikrobiota im Darm zu stören. Außerdem hemmt ihr Konsum die Entwöhnung von süßen Getränken.

Empfehlung: Trinken Sie höchstens ein Glas pro Tag.

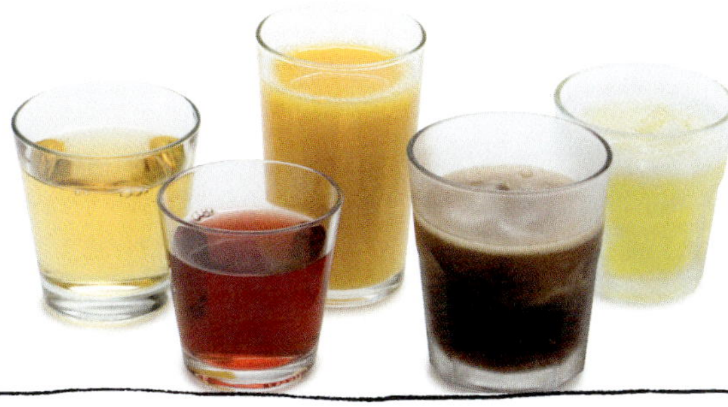

Stufe 5

Kalorienreiche Getränke mit viel Zucker bzw. Fruchtzucker haben hier ihren Platz, zum Beispiel Säfte, Softdrinks und Smoothies aus Früchten. Sicherlich enthalten sie mehr oder weniger Vitamine, Mineral- und Faserstoffe, aber eben auch viele Kalorien und reichlich Fruchtzucker. Der wirkt nicht nur appetitanregend, sondern hat bei höherer Zufuhr auch eine stärkere fettbildende Wirkung als Traubenzucker. Früchte sollte man essen und nicht trinken. In einem Viertelliter Apfelsaft stecken mehrere Äpfel. Essen würde man wohl nur einen. Softgetränke wie Limonade oder Cola haben nichts Gesundes zu bieten. Sie stecken voller Zucker und Zusatzstoffe. Wer täglich Getränke aus dieser Stufe konsumiert, hat ein größeres Risiko, seinen Körperumfang zu vergrößern. Wer stattdessen mehr Wasser (Basis) und Kaffee (Stufe 1) trinkt, kann einer Gewichtszunahme entgegenwirken.

Empfehlung: Selten genießen.

Außerhalb der Pyramide

Fette

Außerhalb der Pyramide befinden sich Butter und Pflanzenöle. Die Ernährung nach dem Flexi-Carb-Prinzip ist mediterran fettbetont, wobei das Olivenöl eine besondere Rolle spielt. Wir empfehlen als Öl überwiegend Olivenöl, aber auch Walnussöl oder Rapsöl. Butter ist ebenfalls empfehlenswert. Das Milchfett enthält alle nur erdenklichen gesättigten und ungesättigten Fettsäuren. Butter schmeckt einmalig und ist besonders leicht verdaulich. Das Mehr an Fett ist mit Sicherheit ein Grund dafür, dass die Mittelmeerkost ausgesprochen lecker und auch noch so gesund ist.

Wein darf sein

Ein moderater Weinkonsum ist inzwischen als Bestandteil eines gesunden Lebensstils anerkannt. Die schützende Wirkung auf Herz und Kreislauf beruht auf dem Alkohol an sich und auf seinen zahlreichen sekundären Pflanzenstoffen. Moderat bedeutet: der Genuss von täglich 200 bis 300 ml Wein, das entspricht etwa 24 bis 36 g Alkohol – für Frauen gilt eher der untere Wert und für Männer der obere. Unstrittig ist aber, dass bei höherem Alkoholkonsum die Risiken für Leber- und Bauchspeicheldrüsenerkrankungen sowie für bestimmte Krebsformen und Sucht ansteigen.

Gesunder Schlaf

Wer nachts nicht zur Ruhe kommt, zu kurz oder schlecht schläft, setzt sich einem erhöhten Gesundheitsrisiko aus. Bei sonst gesundem und ausreichendem Schlaf kann mal eine Nacht mit Schlafmangel ausgeglichen werden. Ist der Schlaf aber dauerhaft stark verkürzt oder in seinem Rhythmus gestört, steigt das Risiko körperlicher und psychischer Probleme. Schlafmangel macht vor allem insulinresistent, was wiederum den Kohlenhydratstoffwechsel beeinflusst und das Übergewichtsrisiko steigert.

Sonne tanken

Der Mangel an Sonnenlicht ist ein Risikofaktor für die Gesundheit. Sonne steigert nicht nur die Laune, sondern bildet Vitamin D, und dieses aktiviert viele Gene, die unsere Gesundheit steuern. Ein Mangel erhöht das Risiko für Alzheimer, Parkinson, Depressionen, Immunschwäche, Diabetes Typ 1 und 2, Herz-Kreislauf-Erkrankungen und viele Krebsarten.

Extra-Carbs verdienen

Körperlich Aktive können sich mehr Kohlenhydrate leisten. Hobbyathleten verbrennen in den Muskeln in einer Stunde anstrengendem Sport etwa 50 g Glykogen. Diese Kohlenhydratmenge dürfen Sie sich danach als Extraportion gönnen. In welcher Menge welches Lebensmittels 50 g Carbs stecken, können Sie mithilfe einer Nährwerttabelle selbst ausrechnen. Oder Sie halten sich an die Beispiele in der Tabelle auf Seite 161. Und wer nur eine halbe Stunde Sport treibt, isst natürlich nur eine halbe Portion.

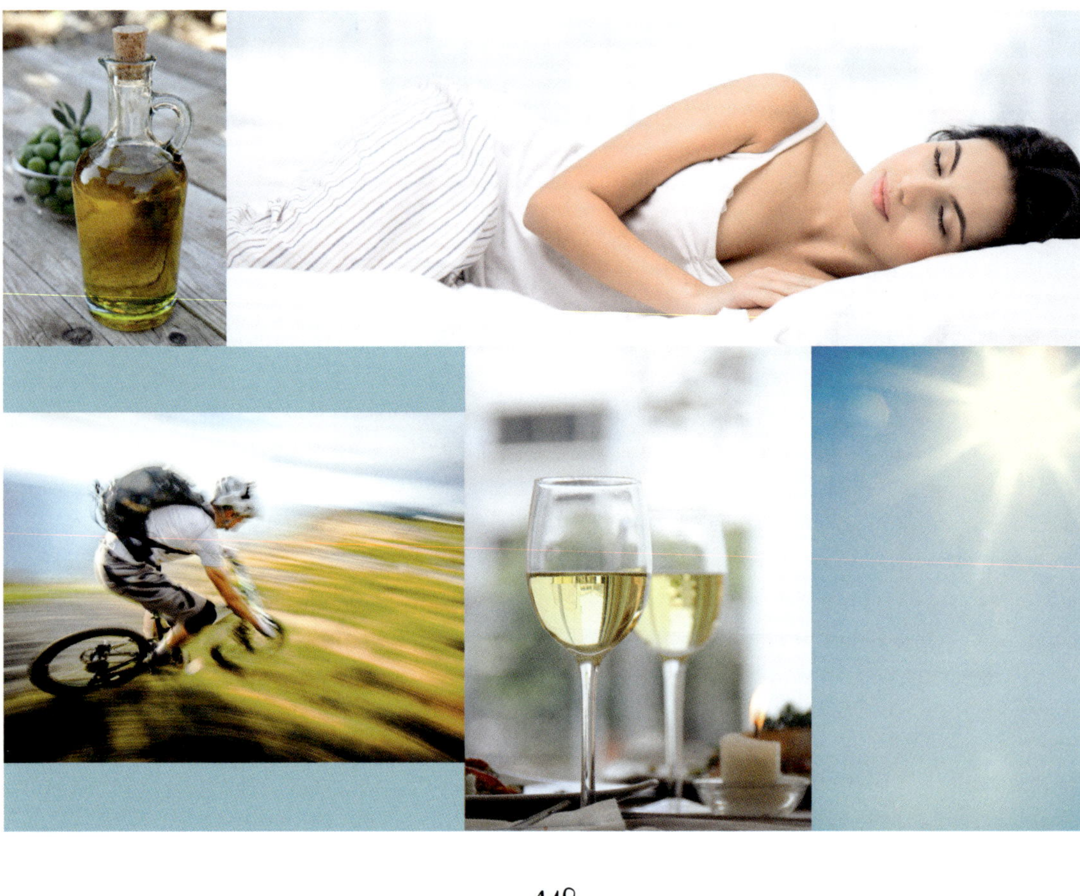

Das moderne Flexi-Carb-Prinzip

Dieses präventiv ausgerichtete Ernährungsprinzip bietet für jedes persönliche Ziel die richtige Strategie, egal ob man gesund bleiben, fitter werden oder nur ein paar Kilos abnehmen möchte. Der Clou dieses Konzepts ist es, in erster Linie die kritische tägliche Kohlenhydratmenge an den individuellen Lebensstil anzupassen, um Stoffwechselstörungen zu vermeiden. Je nach Muskelaktivität kann bei diesem Prinzip jeder die Kohlenhydrat- und Kalorienmenge flexibel gestalten.

Zur Orientierung für die Umsetzung von Lebensmittelempfehlungen haben sich für das Essen «ad libitum« die Ernährungspyramide (siehe Seite 138) und Tellermodelle (siehe Seite 167) bewährt. Mithilfe des Tellermodells erkennt man mit einem Blick, von welchen Nahrungsmitteln man viel und von welchen man wenig auf seinen Teller laden soll.

Das Flexi-Carb-Konzept basiert auf diesen Lebensmittelempfehlungen:

- Gemüse: das A und O jeder Mahlzeit
- Früchte: ja, aber ohne Freifahrtschein und nicht als Saft
- Hülsenfrüchte: die genialen Sattmacher
- Nüsse: in moderaten Mengen täglich dabei
- Fisch: gehört unbedingt dazu
- Milch und Milchprodukte: besonders wertvoll als Sauermilchprodukte
- Eier: immer wieder ohne Angst genießen
- Geflügel und Fleisch: darf sein, am besten schonend gegart
- Olivenöl: ein Muss mit Genuss und Maß
- Wein: darf sein – moderat und am besten zum Essen
- Getreide, Getreideprodukte und Kartoffeln: flexibel je nach Lebensstil

Die Flexi-Carb-Typen

Da bei meinem Ernährungsprogramm neben der Kohlenhydratmenge auch der Lebensstil mitberücksichtigt werden soll, habe ich mit meinen beiden Kolleginnen Heike Lemberger und Franca Mangiameli drei Carb-Typen für den Alltag definiert sowie eine spezielle niedrige Carb-Stufe für therapeutische Zwecke oder für extremes Low-Carb zur effektivsten Gewichtsreduktion. Die Zahl hinter dem Wort Carb steht für die Kohlenhydratmenge in Gramm, die für den Lebensstil und die körperlichen Vorbedingungen als sinnvoll erscheint.

Carb50 – zu therapeutischen Zwecken

Bei dieser Ernährung werden täglich nicht mehr als 50 g Kohlenhydrate zugeführt. Diese ketogene, das heißt extrem fettreiche und extrem kohlenhydratarme Diät wird immer häufiger zur Therapie eingesetzt. Völlig etabliert ist sie wegen ihres großen Erfolges bereits bei der Behandlung von Epilepsie bei Kindern und bei einigen seltenen Stoffwechselstörungen des Gehirns. Mehr dazu ab Seite 156. Da es ein rein therapeutischer Ansatz ist, wurden hier keine Rezepte integriert.

Carb100 – schlank und gesund

Das ist eine moderne Basis-Ernährung – energiereduziert, mit niedrigem Kohlenhydratanteil. Diese Carb-Stufe ist besonders für jene geeignet, die abnehmen möchten oder müssen, schlecht schlafen, Diabetes, Bluthochdruck oder eine Fettstoffwechselstörung haben, sich kaum bewegen, ein erhöhtes Risiko für eine Insulinresistenz besitzen oder diese bereits entwickelt haben. Das Frühstück und die beiden Hauptmahlzeiten sollten zusammen höchstens 100 g Kohlenhydrate pro Tag enthalten. Nicht nur die negative Energiebilanz, sondern auch die Nahrungszusammenstellung trägt entscheidend dazu bei, dass Sie nicht nur abnehmen, sondern auch Ihren gestressten Stoffwechsel entlasten. Rezepte für diese Carb-Stufe finden Sie ab Seite 181.

Carb150 – gesund und fit

Das ist eine moderne Ernährung mit moderatem Kohlenhydratanteil und ausgeglichener Energiebilanz. Diese Carb-Stufe ist geeignet für:

> Normalgewichtige, die gesund und schlank sind, es bleiben möchten und sich wenig bewegen,

> Übergewichtige, die sonst noch keine Risikofaktoren für Insulinresistenz haben und drei- bis viermal pro Woche 30 bis 45 Minuten Sport treiben.

Das Frühstück und die beiden Hauptmahlzeiten können zusammen etwa 100 bis 150 g Kohlenhydrate pro Tag enthalten. Für diejenigen, die sich für diese Carb-Stufe entscheiden, ist eine Kohlenhydratmenge von bis zu 150 g pro Tag unproblematisch, da diese Menge unter den genannten Bedingungen durch die Leber, das zentrale Nervensystem (ZNS) und die körperliche Aktivität im Muskel sicherlich komplett verbrannt wird. Selbst wer sich wenig bewegt und normalgewichtig ist (aber sonst wenig Risikofaktoren für eine Insulinresistenz hat), bleibt mit einer solchen relativ niedrigen Carb-Zufuhr und der Umsetzung der Flexi-Carb-Regeln mit hoher Wahrscheinlichkeit in einer ausgeglichenen Energiebilanz oder sogar knapp darunter – was wiederum die Fettverbrennung fördert.

Carb200 –
für sehr aktive und sportliche Menschen

Das ist eine moderne Ernährung mit einer Extraportion »verdienter« Kalorien und Kohlenhydrate. Diese Carb-Stufe ist geeignet für gesunde, schlanke Menschen, die mindestens viermal pro Woche 60 Minuten trainieren, um fit und schlank zu bleiben und ihre körperliche Leistungsfähigkeit zu optimieren. Das Frühstück, die beiden Hauptmahlzeiten und ein Snack können zusammen etwa 150 g bis 200 g Kohlenhydrate pro Tag enthalten.

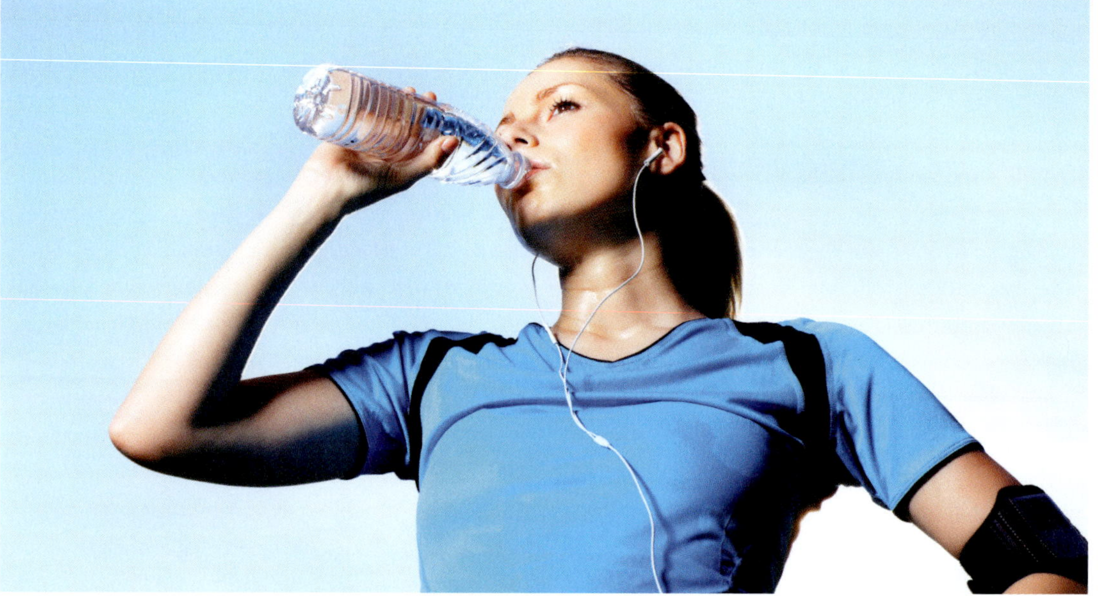

Die 12 Flexi-Carb-Regeln

1. Achten Sie auf eine geringe Energiedichte der Mahlzeiten, indem Sie von wasserreichen Lebensmitteln am meisten essen. Sie sollen immer die Sättigungsgrundlage sein. Essen Sie mindestens dreimal am Tag Gemüse, Salat und Pilze in unbeschränkter Menge und zweimal am Tag eine Handvoll zucker- und stärkearmes Obst. Bevorzugen Sie saisonales Gemüse und Obst. Vermeiden Sie Zwischenmahlzeiten bzw. Snacks!

2. Jede Mahlzeit sollte ein oder zwei eiweißreiche Lebensmittel, z. B. Eier, Fisch, Fleisch, Geflügel oder Milchprodukte, enthalten. 150 bis 200 g pro Mahlzeit sind empfehlenswert.

3. Bei Nahrungsmitteln mit einer höheren Energiedichte, z. B. Käse, Nüssen, Kernen und zucker- bzw. stärkereicherem Obst, sollte man Augenmaß bewahren. Wir empfehlen diese Portionsgrößen:
50 bis 70 g Käse, 25 bis 30 g Nüsse oder 150 g Früchte pro Mahlzeit. Greifen Sie auch regelmäßig bei den wichtigsten pflanzlichen Eiweißlieferanten, den Hülsenfrüchten (Erbsen, Bohnen und Linsen), zu.

4. Kohlenhydratreiche Nahrungsmittel sollen mit Zurückhaltung gegessen werden. Essen Sie am besten nach dem Tellermodell: 40 bis 50 Prozent Gemüse, Salat und Pilze, 30 bis 40 Prozent eiweißreiche Lebensmittel und bis zu 10 Prozent Beilagen als Pasta, Kartoffeln, Reis oder Brot. Dazu etwas Öl und Butter, damit das Essen schmeckt.

5. Essen Sie Getreideprodukte und Reis am besten in der Vollkornvariante. Schränken Sie Weißmehlprodukte und gezuckerte Lebensmittel so weit wie möglich ein.

6. Bevorzugen Sie frische, unverarbeitete Lebensmittel. Meiden Sie Produkte mit Zusatz- und Aromastoffen, z. B. Lightgetränke und Fertigprodukte.

7. Sparen Sie nicht beim Fett. Olivenöl hält Ihre Gefäße gesund und Butter schadet Ihnen nicht! 2 bis 3 EL Olivenöl oder 20 bis 30 g Butter sind pro Mahlzeit empfehlenswert.

8. Verdienen Sie sich Ihre Kohlenhydrate: Mit einer Stunde Sport verbrennen Sie zirka 50 g Kohlenhydrate. Je intensiver und länger die sportliche Aktivität andauert, desto mehr Kohlenhydrate können Sie sich gönnen. Bei den stärkereichen Beilagen sind Hirse, Haferflocken, Couscous und Polenta eine leckere Abwechslung zu Pasta, Kartoffeln, Reis und Vollkornbrot.

9. Trinken Sie 1,5 bis 2 Liter kalorienfreie Getränke am Tag. Empfehlenswert sind Wasser, Kräuter- bzw. Früchtetee, Kaffee, grüner und schwarzer Tee.

10. Ein moderater Alkoholkonsum, z. B. ein Glas Wein am Tag, ist empfehlenswert, aber kein Muss!

11. Von April bis September lohnt es sich, mittags an die Sonne zu gehen, um einen Vitamin-D-Vorrat für den langen Winter anzulegen.

12. Achten Sie auf einen ausreichend langen und guten, also einen erholsamen Schlaf.

Mediterran abnehmen

Mit dem Flexi-Carb-Konzept können Sie natürlich auch abnehmen. Das wichtigste Grundprinzip beim Abnehmen ist, weniger Kalorien zuzuführen, als der Körper verbraucht – eine Binsenweisheit. Dazu kann man entweder den Kalorienverbrauch erhöhen oder die Kalorienzufuhr senken. Oder man kombiniert beides.

Es gibt Hunderte Diäten im Angebot. Alle sind mehr oder weniger wirksam. Das Problem entsteht meist erst bei dem Versuch, das neue Gewicht zu halten. Die meisten Menschen scheitern letztlich mit jeder Art von Diät, weil der Gewichtserhalt ein Kampf gegen die biologischen Mechanismen ist, die noch stärker als Windmühlen ihre Kreise ziehen. Der Hintergrund dafür ist bekannt. Mit jedem Kilo weniger benötigt der Körper weniger Kalorien für seinen Grundumsatz. Nicht nur weil weniger Fettmasse kalorisch versorgt werden muss – beim Abnehmen ohne begleitendes Krafttraining und ohne erhöhte Eiweißzufuhr wird neben der Fett- auch die Muskelmasse abgebaut. Das ist besonders ungünstig, da Muskelzellen selbst in Ruhe mehr Energie verbrauchen als Fettzellen.

Was passiert beim Abnehmen?

Ich skizziere das einmal ganz einfach: Wenn ein durchschnittlicher fettleibiger Mann mit 100 Kilo anfängt abzunehmen, hat er zu diesem Zeitpunkt einen Grundumsatz von 2400 kcal pro Tag. Dazu kommt noch sein Leistungsumsatz in Freizeit und Arbeit. Bei einer sitzenden Tätigkeit und wenig Freizeitaktivität rechnet man mit einem Mehr von 40 %, was zusätzlich 960 kcal entspricht. Das macht 3360 kcal Gesamtenergieverbrauch und mit gleich vielen Kalorien im Essen hält er sein Gewicht. Er reduziert nun seine Energiezufuhr um 500 kcal pro Tag auf 2860 kcal und verhält sich sehr diszipliniert. Nach einigen Wochen hat er es geschafft und bringt nur noch 90 kg auf die Waage, wobei die letzten Wochen bereits mühsam waren und die Kilos nur noch langsam purzelten.

Mit 90 Kilo kommt er auf einen Grundumsatz von 2160 kcal. Bei der gleichen körperlichen Aktivität + 40 % erreicht er einen Gesamtumsatz von 3024 Kilokalorien. Um dieses Gewicht zu halten, darf er auch nicht mehr essen. Das sind aber 340 kcal weniger, als er es gewohnt war. Sein Traumgewicht liegt bei 80 kg. Um das zu erreichen, nimmt er sich vor, wieder täglich 500 kcal weniger zu essen. Er stellt sich also auf eine Diät mit 2500 kcal pro Tag ein. Falls er tatsächlich bei 80 kg ankommt, liegen sein Grund- und Leistungsumsatz zusammen dann nur noch bei 2700 kcal pro Tag. Neue Studien zeigen übrigens: Bei kohlenhydratarmen Diäten geht der Grundumsatz weniger stark zurück als bei den üblichen fettarmen und kohlenhydratbetonten.

Das neue Gewicht halten

Um das neue Gewicht zu halten, darf der Mann von diesem Moment an bis zum Lebensende nur noch so viel essen, wie sein Körper – um 20 Kilos »erleichtert« – jetzt verbraucht. Das ist aber viel weniger als vor der Diät! An diesem Problem scheitern die meisten. Einfach mal 600 oder 700 Kilokalorien weniger zu essen als die ganzen Jahre davor, ist ungewohnt. Dabei ist die Realität sogar noch krasser. Denn der Körper regelt für die niedrigere Kalorienzufuhr typischerweise auch noch den Energieverbrauch herunter. Man wird unbewusst dahin gesteuert, sich weniger zu bewegen, um weniger Kalorien zu verbrauchen. Das Gehirn denkt eben ans Überleben und nicht an den Spiegel. Zudem sind Fettgewebe, Magen und Darm gemein. Sie senden beim Versuch, das neue Gewicht zu halten, ständig Hungersignale ans Gehirn. Und nicht nur das, sie bremsen gleichzeitig auch die Sättigungssignale – und das bei deutlich gesenktem Kalorienbedarf. In diesem »2-Fronten-Krieg« kann kaum einer bestehen. Die Hungergefühle und der Appetit hören bei den meisten Menschen nicht auf, bis sie nachgeben und ihr altes Gewicht wieder erreicht ist.

Was kann man dagegen tun? Theoretisch ganz einfach: mehr verbrauchen! Überall sieht man sie rennen, durch Wälder und Straßenschluchten, am Meer oder auf dem Laufband. Sie träumen davon, ihr Fett durch Laufen abschmelzen zu können. Es klappt leider nicht. Schlecht Trainierte können sich nicht hoch belasten. Wenn sie 20 Minuten durchhalten, sind sie fix und fertig und haben vielleicht 100 kcal verbrannt. Das entspricht einem Glas Cola (250 ml)! Außerdem macht mehr Sport mehr Hunger! Es ist viel einfacher, mit cleveren Ernährungsmaßnahmen 500 kcal pro Tag einzusparen, als 500 kcal mit Sport abzulaufen.

Krafttraining – die Lösung!

Sehr zu empfehlen beim Abnehmen ist Krafttraining. Gehen Sie in ein Studio und bauen Sie Ihre Muskeln auf – oder trainieren Sie zu Hause mit Bodyweight-Übungen. Es hat so viele positive Gesundheitseffekte! Klar, es ist auch mühsam, durch Gewichtedrücken und -heben viele Kalorien zu verbrennen. Aber dabei kommen zwei interessante Effekte hinzu. Es gibt den Nachbrenneffekt. Bis zu 22 Stunden nach dem Krafttraining muss die Muskulatur noch regenerieren. Dafür benötigt sie viele Kalorien – und das ganz in Ruhe. Zudem wird langsam Muskulatur aufgebaut. Diese verbraucht bekanntlich Kilo für Kilo viel mehr Kalorien als jedes Kilo Fettgewebe. So verbrennt man mit mehr Muskeln gemütlich beim Fernsehen Kalorien! Es ist nicht zufällig wissenschaftlich längst belegt, dass Krafttraining für den Gewichtserhalt wichtiger ist als Ausdauertraining.

Noch mehr Erfolg mit Flexi-Carb

Gute Chancen auf Erfolg hat derjenige, der eine Ernährungsart findet, die einerseits praxistauglich ist und andererseits mit deutlich weniger Kalorien als vorher die gleiche Sättigung und Befriedigung liefert. Das ist sicherlich ein Grund, warum in jüngerer Zeit Studien mit mediterraner Reduktionskost durchgeführt wurden, die vergleichsweise erfolgreich waren. Ein weiterer Grund für Erfolg dürfte die niedrigere glykämische Last (GL) einer mediterranen Ernährung sein. Wer mehr Gemüse, Salat, Früchte und Hülsenfrüchte als Sättigungsgrundlage isst, muss nicht mehr so viel Hochglykämisches wie Brot, Backwaren, feine Teigwaren oder weißen Reis essen. Dadurch kreist weniger Insulin im Blut und das Abnehmen fällt leichter. Das Motto muss daher lauten: die glykämische Last (GL) senken.

FAZIT

Die Mehrheit der Fettleibigen hat eine mehr oder weniger ausgeprägte Insulinresistenz und damit einen zu hohen Insulinspiegel. Für diese Menschen ist es empfehlenswert, eine kohlenhydratreduzierte Diät einzuhalten, allein schon deshalb, weil damit ihre Risikofaktoren effektiv sinken, selbst wenn sie nicht abnehmen. Zudem nehmen die meisten mithilfe von Low-Carb-Konzepten effektiver ab als mit fettarmen, kohlenhydratbetonten Diäten, zumindest wenn man die Kalorien freigibt und die Abnehmwilligen auf Hunger und Sättigung achten. Auch zu mediterranem Low-Carb gibt es immer mehr Studien – und ich wette, das ist die Richtung für die zukünftige Adipositas-Therapie.

Low-Carb und Keto alla mediterranea

Eier und Speck den ganzen Tag – das viele Cholesterin und Fett verschließt die Arterien und dann kommt es zum Herzinfarkt. Oder: Davon wird einem schlecht und deshalb nimmt man ab. Oder: Gewicht verliert man, weil der Stoffwechsel durch den Kohlenhydratverzicht nicht mehr richtig funktioniert.

Das ist nicht mein Standpunkt, sondern es handelt sich um Zitate aus der Berichterstattung über Low-Carb-Diäten in den deutschen Gesundheitsmedien. Was über die Atkins-Diät seit Jahrzehnten verbreitet wurde, war schauderhaft. Dr. Robert Atkins aus New York vertrat seit 1965 die Auffassung, dass nicht Fett, sondern Zucker und Stärke das Problem in der Ernährung seien. Er gab Fett und Cholesterin frei und verstieß damit gegen die wachsende Überzeugung, dass genau jene doch die Übeltäter seien. Einige Ärztekollegen versuchten sogar, ihm wegen vorsätzlicher Körperverletzung die Berufslizenz entziehen zu lassen. Doch es ging seinen Patienten prächtig, und sie waren glücklich, endlich einmal abgenommen zu haben. Atkins' Fehler war, dass er sich nur auf seine Tausende Patientenerfolge berief und nie eine kontrollierte Studie als Beleg vorlegte.

Low-Carb – ein Erfolgsmodell?

Inzwischen sind über 20 gut kontrollierte Studien zu Low-Carb-Diäten durchgeführt worden. Die Ergebnisse sind für alle einsehbar. Dennoch herrscht bis heute das weitverbreitete Vorurteil, eine Low-Carb-Diät sei eine Speck- und Eierkur, die den LDL-Cholesterinspiegel und die Harnsäure erhöhen würde und deshalb gefährlich sei. Dass Meta-Analysen der vorliegenden Stoffwechselstudien dem klar widersprechen, dass das LDL-Cholesterin nicht erhöht wird, das HDL-Cholesterin steigt und die Triglyzeride sinken und auch der Blutdruck und Entzündungsparameter eher sinken – das wird offenbar von deutschen »Ernährungsexperten« allzu gerne ausgeblendet. Was nicht sein darf, kann auch nicht sein! Dass sich moderne Low-Carb-Konzepte wie meine LOGI-Methode [12] mit Gemüse, Salaten, Nüssen und einem guten Olivenöl als Sättigungsgrundlage durchführen lassen, entzieht sich offenbar der Vorstellungskraft vieler Meinungsbildner. Inzwischen gibt es sogar Studien mit vegetarischen und veganen Low-Carb-Diäten – und immer treten günstige Ergebnisse zutage. Klar ist auch, dass Low-Carb-Diäten bei Menschen mit Insulinresistenz und Folgeerscheinungen die besten Effekte zeigen. Der Witz dabei ist, dass die Stoffwechselverbesserungen bei diesen Menschen sogar unabhängig von einer Gewichtsreduktion erfolgen. Wenn sie damit zusätzlich abnehmen, verstärken sich naturgemäß die günstigen Effekte.

Kohlenhydratreduzierte Diäten als Therapie

Im Jahr 2014 ist ein Wunder geschehen. In zwei neuen Leitlinien zur ärztlichen Versorgung im Bereich Adipositas und Diabetes sind nach Jahrzehnten des Widerstands kohlenhydratreduzierte Diäten tatsächlich als eine mögliche Therapievariante anerkannt worden. Nun wird dort also Low-Carb für die therapeutische Tätigkeit in Bezug auf Gewichtsreduktion und Diabetes als gleichwertig gegenüber den fettarmen Diäten eingestuft. Das ist ein Segen für Patienten, weil Ernährungsberater so etwas nun auch offiziell anbieten dürfen. Von allen Diäten auf der Basis natürlicher Nahrungsmittel ermöglichen kohlenhydratreduzierte Diäten im Schnitt die größte Gewichtsabnahme –

[12] *Worm, N.:* LOGI-Methode: Glücklich und schlank. *Systemed-Verlag, Lünen 2003; Worm, N.:* Low-Carb. *riva Verlag, München 2010*

sofern sie »ad libitum« ausgeführt werden, also ohne Kalorienvorgaben. Das ist ein wichtiger Unterschied zu kalorienbilanzierten Diäten mit festen Vorgaben. Mit bilanzierten Diäten, egal wie viele Kohlenhydrate oder Fette sie enthalten, nimmt man immer genauso viel ab, wie an Kaloriendefizit erzielt wurde. Aber mit der Zeit wird es immer unlustiger, sich an Pläne und feste Vorgaben zu halten. Deshalb sind bilanzierte Diäten aus meiner Sicht nicht empfehlenswert. Wenn Low-Carb-Diäten »ad libitum« durchgeführt werden, sind sie in Sättigung und Sattheit anderen überlegen. Bereits nach einem halben Jahr beobachtet man mittlere Gewichtsverluste von sieben bis acht kg, während fettarme Diäten »ad libitum« nur etwa drei bis vier Kilo erreichen. Nach sechs Monaten ist allerdings meist Schluss. Danach steigt unter allen Diäten wieder das Gewicht an, nicht weil die Diäten nicht mehr »funktionieren«, sondern weil die Menschen nicht mehr mitmachen. Sie haben den Kampf gegen den inneren Schweinehund, der den 2-Fronten-Krieg perfekt führt, verloren (siehe Seite 153). Die besten Gegenmaßnahmen sind im folgenden Infokasten zusammengefasst.

Abnehmen mit dem Low-Carb-Prinzip

Dauerhaft abspecken ist nur realistisch, wenn die negative Energiebilanz möglichst ohne größeren Hunger, Appetit und Verzicht erreicht wird.
Das erste wichtige Prinzip dafür ist das Erzielen eines Sättigungssignals durch die Dehnung der Magenwand. Dafür müssen Sie den Magen mit voluminösen und schweren Speisen, die gleichzeitig kalorienarm sind, füllen. Das erreicht man am besten mit einer wasserreichen Nahrung, also mit den wasserreichsten Lebensmitteln wie Gemüse, Salaten, Beeren, Pilzen, Fisch, Fleisch und Geflügel: Frisches Gemüse enthält 90 bis 95 Prozent Wasser und deshalb durchschnittlich nur 10 bis 15 kcal pro 100 g. Obst enthält etwas weniger Wasser und dafür 50 bis 60 kcal pro 100 g. Mageres Fleisch, Fisch oder Geflügel liefern auch noch 70 bis 80 Prozent Wasser und deshalb auch nur 100 bis 120 kcal pro 100 g. Brot dagegen verliert sein Wasser beim Backen. So enthält trockenes Weißbrot bei nur 45 Prozent Wasser 270 kcal pro 100 g!

Das zweite Prinzip ist eine eiweißbetonte Diät, die nicht zu wenig Fett enthalten sollte. Fettreichere Speisen bewirken eine längere Magenverweildauer und liefern Geschmacks- und Aromastoffe. Den meisten schmeckt das besser, es sättigt länger und es befriedigt mehr. Eiweiß löst die Produktion verschiedener Hormone im Darm aus, die mit dem Blut zum Gehirn gelangen und dort das Hunger- und Sättigungszentrum beeinflussen. Weiterhin bewirkt ein Mehr an Eiweiß eine Erhöhung des Grundumsatzes, das heißt eine Steigerung des Kalorienverbrauchs. Denn der Körper braucht mehr Energie für die Verdauung und Verstoffwechselung des Eiweißes und erzeugt dabei mehr Wärme. Bei eiweißreicher Nahrung kann auf diese Weise leicht ein Mehrverbrauch von 150 bis 300 kcal pro Tag erzielt werden! Hinzu kommt, dass ein hoher Eiweißanteil bei negativer Energiebilanz den Abbau von Muskelmasse hemmt bzw. in Kombination mit Krafttraining sogar verhindert. Das ist wichtig, um den Kalorienverbrauch während und nach dem Abnehmen möglichst hoch zu halten. Je höher die Muskelmasse, desto höher ist der Energieverbrauch.

Die ketogene Diät – Carb50

Im therapeutischen Bereich findet auch die krasseste Form der kohlenhydratreduzierten Diät immer mehr Beachtung: die ketogene Diät. Das ist eine extrem fettreiche und extrem kohlenhydratarme Ernährung. Völlig etabliert ist sie bereits wegen ihres großen Erfolges bei der Behandlung von Epilepsie bei Kindern und bei einigen seltenen Stoffwechselstörungen des Gehirns. In jüngerer Zeit halten Forscher es auch für möglich, dass diese Ernährungsform für eine Reihe weiterer Krankheiten therapeutisch sinnvoll sein könnte – das reicht von Akne und Alzheimer über Parkinson bis hin zu Schädel-Hirn-Traumata. In der Krebstherapie wird sie entgegen mancher Aussagen nicht als Mittel zur »Heilung« angesehen, sondern als eine sinnvolle, therapieunterstützende Maßnahme.

Physiologischer Exkurs

Ketose und ketogene Diät klingt für viele fremd und wohl auch unheimlich. Vielleicht erklärt das zum Teil die vielen Vorurteile, die man auch in Fachkreisen immer noch antrifft. Bei einem Blick in ein Lehrbuch für Physiologie erkennt man schnell, dass die Bildung von Ketonkörpern und Aceton ein natürlicher Stoffwechselprozess ist. In diesen Stoffwechselzustand gelangt der Körper immer, wenn die Nahrungszufuhr sehr gering ist oder wenn man gänzlich darauf verzichtet bzw. fastet. So rutschen gesundheitsbewusste Menschen beim Heilfasten innerhalb weniger Tage stets in die sogenannte Ketose. Das ist ein Prozess im Fasten- bzw. Hungerstoffwechsel, der das Leben erhält. Beim Heilfasten ist das sogar erwünscht, weil die Ketose für das angestrebte »Fastenhoch« verantwortlich ist, bei dem man sich außergewöhnlich gut fühlt. Dieser Stoffwechselweg bleibt so lange erhalten, wie man fastet.

Die Erklärung ist einfach: Einige Gewebe sind bei normaler Ernährung auf die Versorgung mit Glukose angewiesen, um daraus Energie zu gewinnen: manche Hirnzellen, rote Blutkörperchen und Zellen des Nierenmarks. Alle anderen Zellen können sich über Fett mit Energie versorgen. Bereits nach wenigen Stunden des Fastens sind die Zuckerreserven in der Leber verbraucht, sodass die Leber keine Glukose mehr in den Blutkreislauf abgibt. Sie schaltet dann auf einen alternativen Stoffwechselweg um. Um Gehirn, die roten Blutkörperchen und das Nierenmark weiter mit Glukose zu versorgen, wird Muskeleiweiß abgebaut, das in der Leber zu Glukose aufgebaut wird. Dieser Prozess nennt sich Glukoneogenese.

Ketone – die Rettung fürs Gehirn

Ein ständiger Verlust von Muskeleiweiß bzw. Muskulatur ist aber unerwünscht. Um sich davor zu schützen, existiert ein spezieller Hungerstoffwechsel: Die Leber fängt nach wenigen Tagen des Nahrungsentzugs an, aus den Fettsäuren, die in diesem Zustand vermehrt aus dem Fettgewebe anfluten, Ketosäuren (Ketone) zu bilden und wieder an den Blutkreislauf abzugeben. Man kann diese Ketone leicht im Blut und Urin nachweisen. Entsprechende Diagnosesticks gibt es in der Apotheke. Aceton ist übrigens nur ein Nebenprodukt der eigentlichen Ketone.

Ketone sind quasi die »Rettung« für das Gehirn: Die Nervenzellen können mit Ketonen dauerhaft und besonders effektiv mit Energie versorgt werden, ohne dass es zu Einschränkungen der Hirnleistung kommt. Ein weiterer Vorteil ist, dass diese physiologische erhöhte Konzentration von Ketonen im Blut die Leber veranlasst, weniger Glukoneogenese zu betreiben. Somit ist die Ketose ein idealer Zustand, um langes Hungern geistig fit und ohne größeren Muskelschwund gesund zu überstehen. Ketosäuren scheinen auch eine Art Balsam für den gestressten Energiestoffwechsel im zentralen Nervensystem (ZNS) zu sein. Immerhin hat die Menschheit in ihrer Entwicklungsgeschichte die zahlreichen Hungerphasen auf diese Weise

erfolgreich überstanden.
Eine Ketose darf aber nicht mit der gefährlichen Ketoazidose verwechselt werden, einer lebensbedrohlichen Stoffwechselentgleisung, die vor allem bei Typ-1-Diabetikern als Komplikation auftreten kann. Diese wird durch einen absoluten, also vollständigen Insulinmangel hervorgerufen, durch den zehnfach höhere Konzentrationen von Ketosäuren im Kreislauf auftreten, die infolge dieser starken Übersäuerung das Leben bedrohen.

Hungerstoffwechsel und ketogene Diät
Die ketogene Diät simuliert den Überlebensmechanismus »Hungerstoffwechsel« mit Ketonbildung in gewisser Weise – allerdings ohne dass man hungern muss. Bei dieser Diät muss die Kohlenhydratzufuhr nur gering genug sein – für die meisten müssen es weniger als 50 g Kohlenhydrate am Tag sein, für intensiv trainierende Sportler würden auch 80 oder 100 g noch funktionieren. Das viele Fett, das man stattdessen zu sich nimmt, sorgt für die notwendige Energie. Ja, die ketogene Diät ist bewusst fettreich. Außerdem wird mit einer noch ausreichenden Eiweißzufuhr sichergestellt, dass die Glukoneogenese nicht aus Muskeln, sondern aus Nahrungseiweiß gespeist wird. So dient die ketogene Diät einem weitgehenden Erhalt der Muskel- bzw. Körpersubstanz.

Diese Zusammenhänge machen die ketogene Diät für Krebspatienten interessant. Bekanntlich ist die gefürchtete Tumorkachexie, der radikale Abbau der Körpermasse, eine der wesentlichen Todesursachen bei Krebserkrankungen. Vor diesem Hintergrund ist der Erhalt der Körper- und vor allem der Muskelmasse bei Krebskranken von großer Bedeutung.

Mediterrane ketogene Diät

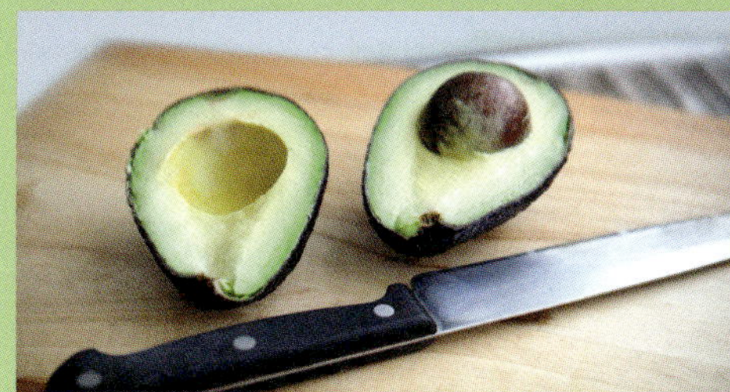

Die ketogene Diät kann man auch mediterran gestalten. Es gibt inzwischen gute Studien, die den Erfolg belegen. Da 100 g stärkearmes Gemüse nur wenige Gramm Kohlenhydrate enthalten, kann man in der Tat einen Berg Gemüse verzehren, ohne aus dem ketogenen Stoffwechsel zu fallen. Olivenöl ist ohnehin kein Problem. Da Obst zuckerreich ist, muss man sich hier sehr zurückhalten.
Es gibt aber sehr kohlenhydratarme Obstarten wie praktisch alle Beerenarten, Rhabarber und Papaya, nicht zu vergessen die extrem fette und ballaststoffreiche Avocado. Alle können in leckere Rezepte eingebaut werden und liefern weitaus mehr wertvolle Pflanzenstoffe als die »Standardobstarten« Bananen und Äpfel. Ach ja: Schokolade ist natürlich NICHT verboten, sehr dunkle, hochwertige Arten können pur, als Mousse au Chocolat, als Schokokuchen oder als Pralinen gegessen werden. Und ketogenes Brot und Nudeln gibt es zu kaufen und kann man selber machen. Noch einfacher ist es, »Nudeln« aus Möhren oder Zucchini zuzubereiten. Man muss sich nur die Rezepte in den vielen Keto-Kochbüchern oder in den Internet-Patientenforen einmal genau ansehen.

Die Kohlenhydratfrage für Aktive

»Machen Sie mehr Sport, dann nehmen Sie auch ab!« Kennen Sie diesen Spruch? Auch ich möchte an dieser Stelle wiederholen: Zur Vorbeugung von Zivilisationskrankheiten sind viele Muskeln besonders wichtig! Ihre Stoffwechselfunktionen sind unverzichtbar. Selbst um das Fettgewebe fit zu halten, bleibt einem nichts anderes übrig, als die Muskeln zu aktivieren. Nur durch einen hohen Sauerstoffverbrauch entsteht der Anreiz zur Optimierung der Durchblutung – mithilfe der Anlage neuer feiner Adern im Muskel- und Fettgewebe.

Optimal ist es, wenn Muskeln tagtäglich kräftig arbeiten, damit ihr effektivster Treibstoff, das Glykogen, regelmäßig verbraucht wird. Dieser Zuckerspeicher lässt sich am besten wieder auffüllen, wenn vorher Platz geschaffen wurde. Wie soll ein Teller Spaghetti in die Muskeln passen, wenn diese noch bis zum Rand voll mit Glykogen sind? Damit die Pasta ohne Reue gegessen werden kann, muss sie vorher erst durch ein Training »verdient« werden. Allerdings muss man für einen nennenswerten Glykogenverbrauch ziemlich viel Gas geben, da bei niedriger Belastung der Muskel erst Fett verbrennt. Nur wenn es anstrengend wird, kommt das Glykogen dran.

Glykogen für Spitzenleistungen

Die Sorge von Sportlern ist immer, dass sie nicht mehr genügend Glykogen übrig haben und dadurch ihre Leistung abfällt. Deshalb sind in der Sporternährung die Nudelpartys und Bananenorgien eingeführt worden. Es existieren Empfehlungen von 60 und 70 Prozent Kohlenhydratanteil in der Ernährung von Spitzensportlern. Nicht dass das von den Profis tatsächlich eingehalten würde, doch etliche weniger sportliche Mitbürger mit Bauch und Rettungsringen hören davon und glauben, ihre maue Leistung durch mehr Nudeln megamäßig steigern zu können.
Diese Sichtweise muss ein wenig zurechtgerückt werden. Prinzipiell ist richtig, dass die Energie (das Adenosintriphosphat, ATP) für eine längere Ausdauerleistung aus der »Verbrennung« von Kohlenhydraten und Fett gewonnen wird. Für die ATP-Gewinnung aus Fett benötigt der Muskel mehr Sauerstoff als für die Verwendung von Glykogen. Der kluge Körper zieht daraus Konsequenzen: Bei Belastungen mit niedriger Intensität, Wandern beispielsweise, bei dem die Sauerstoffversorgung der Muskeln problemlos möglich ist, nutzt er seine großen Fettreserven für die Energiegewinnung. Bei hohen Intensitäten, beim flotten Joggen beispielsweise, wird die Sauerstoffversorgung im Muskel kritisch knapp. Dann nimmt er Glykogen zur Energiegewinnung, weil damit die gleiche Energiemenge bei geringerem Sauerstoffangebot bereitgestellt werden kann.
Bei Belastungen im mittleren Bereich, etwa beim gemütlichen Dauerlauf, wird Energie aus einer Mischung von Fett und Glykogen gewonnen.

Sauerstoffversorgung und Trainingszustand

Völlig Untrainierte haben eine schlechte Sauerstoffversorgung im Muskel. Sie kommen deshalb schnell »aus der Puste«. Ihr Muskel greift zwar frühzeitig auf Glykogen zurück, aber es nutzt wenig. Die Energiegewinnung reicht trotzdem nicht aus und zum Weitermachen bleibt irgendwann nur die Möglichkeit, die Intensität stark herunterzuschrauben. Dennoch: Bewegung in gemäßigtem Tempo ist nicht nutzlos, denn die Muskelzellen reagieren wenigstens wieder auf das Hormon Insulin. Bei jeder Art von Aktivität wird Fett im Muskelgewebe verbrannt. Und Fett im untrainierten

Muskelgewebe macht die Zellen bekanntermaßen Insulin-unempfindlich.
Profis in exzellenter Trainingsverfassung können sich extrem belasten. Ihr Körper hat gelernt, über Atmung und Lunge sehr viel Sauerstoff aufzunehmen. Die Blutkörperchen haben sich so angepasst, dass sie viel Sauerstoff zu den Muskeln transportieren können, und die Muskeln haben gelernt, höhere Belastungsintensitäten energetisch noch durch Fettverbrennung abzudecken.

Maximale Sauerstoffkapazität

Seinen Trainingszustand kann man an der Sauerstoffaufnahme und Sauerstoffverwertung messen. Dieses Maß heißt maximale Sauerstoffkapazität (VO2max). Sie gibt an, wie viele Milliliter Sauerstoff der Körper im Zustand der Ausbelastung maximal pro Minute verwerten kann. Diesen Wert sollte man am besten noch in Bezug zur Körpermasse setzen. Wie viele Kohlenhydrate (Glykogen) oder Fett der Körper gerade verbrennt, kann man an den Atemgasen ablesen. Und zwar vergleicht man das Verhältnis der Menge des ausgeatmeten Kohlenstoffdioxids (CO2) in einer bestimmten Zeit mit der Menge des aufgenommenen Sauerstoffes (O2) in der gleichen Zeit. Das nennt sich respiratorischer Quotient (RQ). Der RQ, die VO2max bzw. die VO2peak (Werte für die Sauerstoffaufnahmekapazität des Körpers) sind in unzähligen Untersuchungen an Trainierten und Untrainierten erhoben worden. Auf Basis dieser Werte kann man auch die Mengen des Glykogenverbrauchs unter Belastungen bei unterschiedlicher Intensität schätzen.

Glykogenabbau und Trainingszustand

Für eine niedrige Belastung, wie sie für Untrainierte typisch ist, wird als grober Richtwert ein Glykogenverbrauch von 20 g pro Stunde angegeben. Bei besser trainierten Hobbysportlern kann man von etwa 30 g Glykogen pro Stunde ausgehen. Einigermaßen fitte Hobbysportler bauen bei anstrengenden Belastungen rund 50 g Glykogen pro Stunde ab. Leistungssportler verbrauchen im Training vielleicht an die 60 bis 70 g und im Wettkampf bei maximaler Leistung 80 bis 110 g Glykogen. Da in der Muskulatur nur etwa 400 g Glykogen gespeichert werden können, müssen sich Leistungssportler bei länger dauernden Belastungen tatsächlich um eine passende Kohlenhydrat-

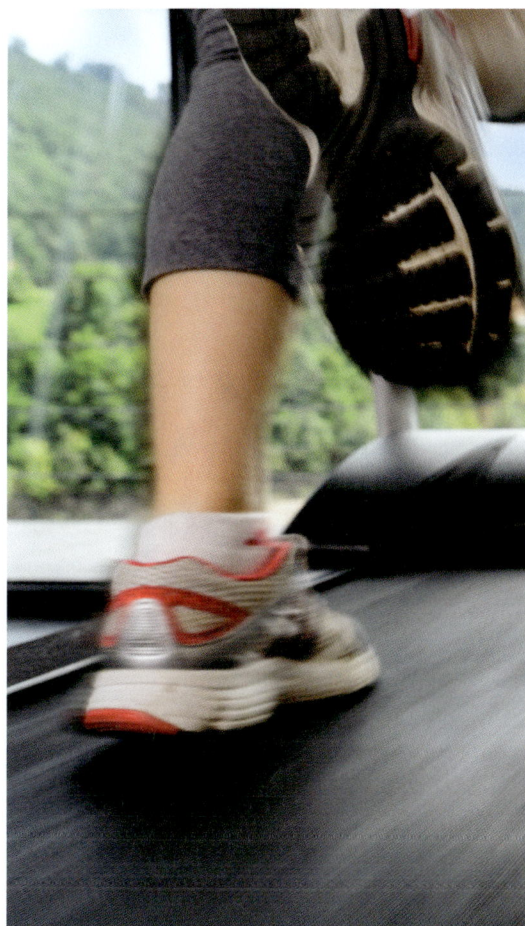

versorgung kümmern. Wenn sie mehrere Stunden pro Tag trainieren oder ein Tennismatch über fünf Stunden dauert, müssen sie sich die verbrauchten Kohlenhydrate schnell wieder zurückholen. Sonst haben sie am nächsten Tag keine Chance auf Spitzenleistungen.

Carbs und Freizeitaktivitäten

Was aber muss Herr Mustermann, ein Schreibtischtäter, tun? Muss er sich um mehr Kohlenhydrate kümmern, wenn er sich nach Büroschluss eine Stunde aufs Rennrad setzt? Sicherlich nicht. Für diese Leistung reichen seine Glykogenvorräte locker aus und die verbrauchten 40 oder 50 g Kohlenhydrate kann er einfach über sein Abendessen oder Frühstück wieder aufladen. Wenn er nur eine halbe Stunde fürs Radfahren investiert hat, darf es eben nur die Hälfte an Carbs sein. Für Herrn Mustermann geht es nicht um die körperliche Leistungsfähigkeit. Seine abendliche Aktivität gilt vor allem seiner Gesundheit.

Was aber ist, wenn Herr Mustermann sich nicht aufs Rad setzt und Glykogen verbraucht, sondern sich nach acht gesessenen Bürostunden noch vier Fernsehstunden im Sitzen »leistet«? Wie viel Pasta passt noch in seine Muskeln, deren Glykogenvorrat kaum verbraucht wurde? Wie viel Pasta passt in seine Muskeln, wenn er bereits insulinresistent ist? Auf alle Fälle noch weniger!

Wenn er vermeiden möchte, dass seine Insulinresistenz die üblichen Folgen zeitigt – einen hohen Insulinspiegel und eine Verschiebung der Carbs in die Bauchhöhle und Leber –, muss er nach der Arbeit seine Muskeln richtig anstrengen! Er muss sich seine geliebten Nudeln erst »verdienen«.

Leicht verdiente Carbs

Im Flexi-Carb-Konzept gibt es die Kategorie der »verdienten Carbs«. Der Einfachheit halber gehen wir pro Stunde Ausgleichssport bei berufstätigen Hobbysportlern von einem Glykogenverbrauch von etwa 50 g aus. Wer die abtrainiert, darf ohne Reue eine Extra-Kohlenhydrat-Portion, die 50 g Kohlenhydrate liefert, genießen. So enthalten beispielsweise 100 g Roggenvollkornbrot 47 g Kohlenhydrate. Eine Standardscheibe Vollkornbrot wiegt 50 g. Herr Mustermann hat sich mit der Radtour zwei Scheiben Vollkornbrot dazuverdient. Dann sind noch sechs Gramm frei – diese Kohlenhydrate schenkt er sich oder bekommt sie mit einer Portion Kefir, die er noch dazu trinkt.

Weitere Anregungen finden Sie in der Tabelle auf Seite 161 oder im Buch meiner Kolleginnen Lemberger und Mangiameli.[13] Wir haben drei Stufen »verdienter Kohlenhydrate« auf der Flexi-Carb-Pyramide untergebracht. Mehr braucht es nicht, denn die Pyramide ist nicht für Leistungssportler gedacht. Wenn man tatsächlich 4000, 5000 oder 6000 Kilokalorien pro Tag in Training oder Wettkampf verbraucht, wird man mit den vielen wasser- und ballaststoffreichen Nahrungsmitteln wenig Freude haben. Dafür bräuchte man einen Kuhmagen. Leistungssportler haben eher das gegenteilige Problem und wissen nicht, wie sie derart viele Kalorien in einem erträglichen Volumen essen können.

[13] *Lemberger, H., Mangiameli, F.:* Flexi-Carb – das Kochbuch. *riva Verlag, München 2015*

50-g-Carb-Liste

Nach einem Ausgleichssport, bei dem Sie 50 g Glykogen verbraucht haben, dürfen Sie mit einem Lebensmittel aus dieser Liste Ihren Speicher wieder mit Carbs auffüllen. Eier, Fleisch, Fisch, Meeresfrüchte, Fett und Öle enthalten keine Kohlenhydrate und sind deswegen nicht aufgelistet.

Getreide & Getreideprodukte und Reis

Lebensmittel	So viel (in Gramm) liefert 50 g Carbs:
Amaranth	90
Baguette	100
Brioche	125
Bulgur (ungekocht)	70
Cornflakes	65
Croissant	110
Fladenbrot	100
Grünkern (ungekocht)	80
Haferflocken	80
Hirse	70
Knäckebrot	75
Mais (Dose)	250
Mehl	70
Müsliriegel	70–85
Nudeln (gekocht)	165–200
Nudeln (ungekocht)	75
Polenta (ungekocht)	65
Pumpernickel	130
Quinoa	85
Reis (gekocht)	200
Reis (ungekocht)	65
Reisnudeln (gekocht)	230
Reiswaffeln	65
Rosinenbrötchen	100
Semmelknödel	230
Toast	110
Vollkornbrot	130
Vollkornbrötchen	105
Vollkornmehl	85
Vollkornnudeln (gekocht)	190–210
Vollkornnudeln (ungekocht)	82
Weißbrot	100
Weißmehlbrötchen	100

Kartoffel & Kartoffelprodukte

Lebensmittel	So viel (in Gramm) liefert 50 g Carbs:
Bratkartoffeln	350
Gnocchi (ungekocht)	150–165
Kartoffeln (Salz-/Pellkartoffeln)	355
Kartoffelgratin	420–500
Kartoffelpüree	310–500
Pommes frites	290
Süßkartoffeln	210

Frisches Obst

Lebensmittel	So viel (in Gramm) liefert 50 g Carbs:
Ananas	385
Apfel	450
Aprikose	555
Banane	240
Birne	415
Blaubeeren	715
Brombeeren	1650
Erdbeeren	835
Feige	385
Grapefruit, Pampelmuse	555
Honigmelone	1000
Johannisbeeren	715
Kaki, Sharonfrucht	310
Kirschen, sauer	455
Kirschen, süß	385
Kiwis	455
Litschis	295
Mandarine, Clementine	500

Lebensmittel	So viel (in Gramm) liefert 50 g Carbs:
Mango	385
Mirabellen	355
Nektarine	415
Orange	555
Papaya	2500
Pfirsich	555
Pflaumen	500
Wassermelone	625
Weintrauben	315
Zitronen	625
Zwetschgen	555

Dosenobst, Trockenobst und andere Obstprodukte

Lebensmittel	So viel (in Gramm) liefert 50 g Carbs:
Äpfel, getrocknet	82
Apfelmus	265
Aprikosen, getrocknet	100
Datteln, getrocknet	75
Dosenobst	190–295
Grütze	225–250
Pflaumen, getrocknet	95
Rosinen	75
Studentenfutter	100–165

Nussprodukte

Lebensmittel	So viel (in Gramm) liefert 50 g Carbs:
Kokoschips, Kokosraspel	625-770
Nüsse, Nuss-Mix (geröstet, gesalzen)	200
Nüsse im Schokomantel	95–110
Nüsse im Teigmantel	125
Nussmus	265–835
Wasabi-Nüsse	100

Gemüse, Salat & Pilze

Lebensmittel	So viel (in Gramm) liefert 50 g Carbs:
Artischocken	1665
Auberginen	1665
Chicorée	2500
Fenchel	1665
Gurken	2500
Kohlgemüse, z. B. Blumenkohl, Brokkoli, Grünkohl	1250–2500
Kohlrabi	1250
Kürbis	1000–1250
Möhren	1040
Paprikaschoten	835–1665
Pastinaken	335
Petersilienwurzeln	1000
Pilze, z. B. Champignons, Pfifferlinge, Austernpilze	5000
Porree, Lauch	1665
Radieschen	2500
Rote Bete	625–835
Rote Bete (vakuumverpackt)	555
Salat, z. B. Lollo rosso, Feldsalat, Rucola	2500–5000
Sellerie	2500
Spargel	2500
Spinat	5000
Tomaten	1665
Zucchini	2500
Zwiebeln	1000

Hülsenfrüchte und Erzeugnisse

Lebensmittel	So viel (in Gramm) liefert 50 g Carbs:
Bohnen, grün	1665
Bohnen, weiß (Dose)	500
Brechbohnen (Dose)	1250
Erbsen (gekocht)	450
Erdnüsse	625
Kichererbsen (gekocht)	240–295
Kidneybohnen (gekocht)	335–555
Linsen (gekocht)	280
Mungobohnen	1665
Sojamilch	5000
Sojasprossen	1000
Tempeh	415–2500
Tofu	5000
Zuckerschoten	500

Antipasti, sauer eingelegtes Gemüse

Lebensmittel	So viel (in Gramm) liefert 50 g Carbs:
Antipasti, z. B. eingelegte Paprika	335-1665
Erbsen- und Möhrengemüse	415–715
Gewürzgurken	1250–2500
Mixed Pickles	835
Rotkohl (Konserve, Glas)	275–315
Sauerkraut (Dose)	1665–2500
Silberzwiebeln	715
Tomaten, eingelegt	1665

Eiweißhaltiger Mehlersatz

Lebensmittel	So viel (in Gramm) liefert 50 g Carbs:
Eiweißpulver	1665
Haselnussmehl	280
Kichererbsenmehl	115
Kokosmehl	225–1250
Linsenmehl	95
Mandelmehl	715
Mandeln (gemahlen)	1250
Sojamehl	1665
Sesammehl	275

Nüsse, Samen & Kerne

Lebensmittel	So viel (in Gramm) liefert 50 g Carbs:
Cashewnüsse	165–200
Esskastanien, Maronen	140
Haselnüsse	455
Kokosnüsse	1000
Kürbiskerne	355
Leinsamen	5000
Macadamianüsse	5000
Mandeln	1250
Paranüsse	1250
Pecannüsse	1250
Pinienkerne	715
Pistazien	415
Sesamsamen	500
Sonnenblumenkerne	415
Walnüsse	455

Milch, Milchprodukte, Käse

Lebensmittel	So viel (in Gramm) liefert 50 g Carbs:
Buttermilch, Dickmilch	1250
Frischkäse	1665
Hüttenkäse	2000
Joghurt	1250
Käse (allgemein)	5000
Milch	1100
Milchprodukte, gezuckert (z. B. Fruchtjoghurt, Joghurtdrink)	280–355
Molke	1000
Quark	1250
Sahne, Schmand, Crème fraîche	1665

Fertiggerichte & Fast Food

Lebensmittel	So viel (in Gramm) liefert 50 g Carbs:
Chicken Nuggets	250
Cilli con Carne	415
Eintopf (z. B. Erbseneintopf, Linseneintopf)	500–1000
Fischstäbchen	265
Hamburger	190
Lasagne	415
Nudelgerichte (instant)	90
Pizza, z. B. Salami	200
Ravioli	355–455
Sushi	135

Süßwaren & Knabbereien

Lebensmittel	So viel (in Gramm) liefert 50 g Carbs:
Chips	120
Eiscreme	155–310
Fruchteis	180–500
Gummibärchen	65
Kekse, Plätzchen	90
Kräcker, Salzstangen	65
Kuchen	135
Lakritze	70
Marshmallows	60
Popcorn (salzig)	90
Popcorn (süß)	80
Pudding	335–500
Schokolade	100
Schokoladenkuss	75
Torte	165
Zartbitterschokolade	85

Alkoholfreie Getränke

Lebensmittel	So viel (in Gramm) liefert 50 g Carbs:
Bier, alkoholfrei	1000
Eistee	714
Fruchtsäfte	380–555
Gemüsesäfte	835–2500
Kaffeegetränke aus dem Kühlregal (z. B. Latte macchiato)	500
Limonade, fermentiert (z. B. Bionade)	625–1000
Malzbier	450
Saftschorle	1250
Smoothies	355
Softgetränke, z. B. Limonade	500
Sportgetränke	835
Wellnesswasser	1250

Alkoholhaltige Getränke

Lebensmittel	So viel (in Gramm) liefert 50 g Carbs:
Bier	1665
Bier mit Limonade	1000
Glühwein	335
Sekt	1500
Wein	1665

Die Nährstoffdaten entstammen überwiegend dem Bundeslebensmittelschlüssel (BLS) 2.3. Zusätzlich wurden Herstellerangaben übernommen

Flexi-Carb für jeden Tag

Ab hier geht es darum, die vorausgegangenen theoretischen Erkenntnisse im täglichen Leben umzusetzen. Sie wissen inzwischen, dass Flexi-Carb-Küche mehr ist als nur das Essen von gesunden, leckeren und frischen Lebensmitteln. Sie ist mediterraner Genuss mit flexiblen Kohlenhydratmengen, abgestimmt auf die Lebensstilfaktoren Muskelaktivität, Sonnenlicht, Schlaf und Stress.

Die meisten Menschen werden vom Flexi-Carb-Prinzip profitieren, egal ob Büromenschen wie Herr Mustermann, Hobbysportler, Bewegungsfreaks, Übergewichtige, Diabetiker oder Menschen mit metabolischem Syndrom, Bluthochdruck und erhöhten Blutfettwerten. Auch gesunde und schlanke Menschen tun damit ihrer Gesundheit etwas Gutes.

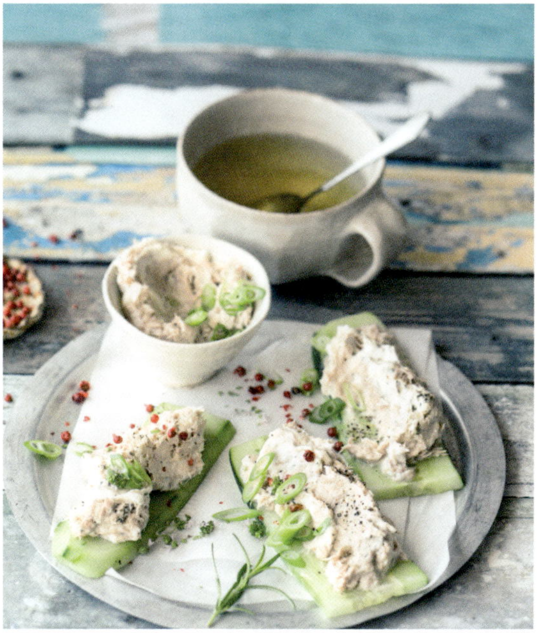

Frühstück

Für viele Deutsche ist das Frühstück die wichtigste Mahlzeit. Hierzulande wird gerne mal wie ein Kaiser gefrühstückt, vor allem am Wochenende. Brot, Backwaren, Müsli, Marmelade, Eier, Wurst, Käse, Joghurt – ob deftig oder süß, die Auswahl ist groß. In den Mittelmeerländern sieht es ganz anders aus. Morgens wird sehr sparsam gespeist. Nach hiesiger Ansicht starten die Menschen am Mittelmeer nicht besonders gesund in den Tag. Dennoch waren sie gesund und schlank, solange sie viel körperlich arbeiten mussten. Traditionell ist das Frühstück dort eher süß, mit Croissant, Brioche, Zwieback und dazu Marmelade, Butter und Kaffee. Früher konnten die Menschen sich das leisten. Seit sich in den Mittelmeerländern die Industrialisierung und der Wohlstand breitgemacht haben, schlagen diese Süßigkeiten auch dort auf die Hüften.

Muss das Frühstück sein?

Viele Menschen frühstücken reichhaltig in der Annahme, sie würden dadurch mittags und abends weniger essen. Es gibt aber Studien, die das Gegenteil belegen. Der Ernährungsmediziner Volker Schusdziarra von der Technischen Universität München ließ 3000 Patienten seiner Übergewichtsambulanz ein Ernährungstagebuch führen und analysierte, ob Vielfrühstücker im Vergleich zu den Frühstücksmuffeln im Tagesverlauf weniger aßen. Genau das Gegenteil war der Fall: Wer morgens wie ein Kaiser frühstückte, glich die aufgenommenen Kalorien nicht mit einem Bettler-Abendessen wieder aus. Im Durchschnitt nahmen sie am Ende des Tages sogar 400 Kilokalorien mehr auf als die Frühstücksvermeider. Es ist sicherlich individuell unterschiedlich. Wer abnehmen möchte, könnte auch einmal versuchen, nicht das Abendessen, sondern das Frühstück zu streichen. Für wen das aber nicht infrage kommt, der soll natürlich weiterhin frühstücken. Achten

Sie darauf, dass das Frühstück viel Eiweiß aus Eiern oder Quark, viele Ballaststoffe aus Gemüse und Früchten und weniger blutzuckerwirksame Kohlenhydrate aus Brot oder Müsli enthält, es sei denn, Sie radeln anschließend eine Stunde lang zur Arbeit. Rezepte finden Sie ab Seite 181.

Mittagessen und Abendbrot

In den Mittelmeerländern ist es üblich, eine warme Mahlzeit pro Tag einzunehmen – meistens mittags. Warm essen ist jedoch kein Muss. Wenn Sie lieber zweimal am Tag etwas schnelles Kaltes bevorzugen, dann behalten Sie das bei. Und umgekehrt, mögen Sie es lieber zwei- oder dreimal täglich warm, dann lassen Sie es sich eben mehrmals warm schmecken. Entscheiden Sie selbst. Die Basis für diese beiden Mahlzeiten sind Gemüse, Salate und Pilze – zum Teil in Kombination mit Früchten. Sie sind die eigentlichen Sättigungsbeilagen. Ihr Wasseranteil liefert keine Kalorien, wodurch sich deutlich die Energiedichte der Lebensmittel und Gerichte senkt. Und er verändert das Gewicht der Nahrung, sie ist voluminöser, schwerer und sättigender. Rezepte finden Sie ab Seite 185.

Snacks

Machen Sie es wie die Südländer – die knabbern zwischendurch Nüsse oder Kerne. Den klassischen süßen Begleiter zum Kaffee am Nachmittag gibt es dort nicht – höchstens einen Keks oder ein kleines Stückchen dunkle Schokolade. Das Snacken zwischendurch birgt immer die Gefahr, über den Tag mehr zu essen als nötig – vor allem dann, wenn die Zwischenmahlzeiten eine hohe glykämische Last (GL) haben. Dann wird der Appetit oft erst richtig angeregt und insbesondere bei Insulinresistenz bleibt der Insulinspiegel tagsüber permanent erhöht. Neue Studien belegen: Das Essen zwischendurch macht fett. Deswegen sind bei der Flexi-Carb-Stufe Carb100 und Carb150 keine Snacks vorgesehen. Wenn Sie der Appetit

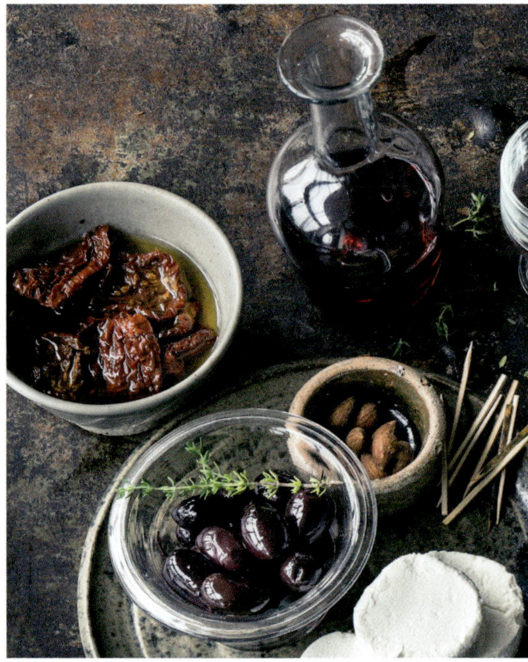

dennoch überkommt, entscheiden Sie sich für eiweiß- und ballaststoffreiche Nahrungsmittel, die Ihren Blutzucker nicht stark belasten, zum Beispiel eine Möhre mit gekochtem Schinken umwickelt, zwei Apfelscheiben mit Frischkäse bestrichen oder etwas Quark mit Beeren nach Wahl und gemahlener Vanille verrührt.

Tellermodelle nach Carb-Stufen

Etwas enger gefasst als die Pyramide (siehe Seite 138), aber für das sogenannte Essen »ad libitum« durchaus hilfreich sind Tellermodelle. Diese Modelle sind sehr beliebt, weil sie noch mehr Hilfestellung bei der Auswahl der Lebensmittel geben. Mit einem Blick erkennt jeder sofort, wie eine Hauptmahlzeit zusammengestellt sein könnte oder noch besser sollte. Doch im Grunde muss jeder seinen eigenen, individuellen Weg finden.

Sie finden in den folgenden Abschnitten Zahlen zum Kohlenhydrat- und Kaloriengehalt. Diese Angaben sind keine strikten Vorgaben, die alle einhalten müssen, sondern sie sind Beispiele, die zu Ihrer Information dienen. Wir möchten beim Flexi-Carb-Konzept nicht, dass Sie in Zukunft mit Küchenwaage und Kalorientabelle Ihre Ernährung gestalten. Wir empfehlen Ihnen, dass Sie sich bei der Auswahl der Nahrungsmittel in der täglichen Gewichtung an der Flexi-Carb-Pyramide und den unten vorgestellten Tellermodellen orientieren.

Die folgende Übersicht zeigt, wie viele Kohlenhydrate und Kalorien bei Carb100 in etwa in den Mahlzeiten enthalten sind.

Zusammensetzung der Mahlzeiten für Carb 100

Mahlzeit	*Kohlenhydratgehalt*	*Kaloriengehalt*
Frühstück	20–30 g	300–400 kcal
Hauptmahlzeit (Mittagessen)	25–35 g	500–600 kcal
Hauptmahlzeit (Abendessen)	25–35 g	500–600 kcal
Snacks	keine	keine
Gesamt	65–100 g	1300–1600 kcal

Tellermodell Carb 100

Hier ist ein Beispiel-Teller für einen Menschen mit oder ohne Übergewicht, aber mit erkennbaren Risikofaktoren (Blutdruck, Blutfette, Blutzucker) und überwiegend sitzender Tätigkeit ohne sportlichen Ausgleich dargestellt. Für ihn sind Kohlenhydrate nicht wichtig. Gemüse, Salate und Früchte plus Eiweiß stehen im Vordergrund seiner Ernährung.

- (grün) 50 % Gemüse, Salat, Pilze
- (grau) 40–50 % eiweißhaltige Lebensmittel wie Fisch, Fleisch, Milchprodukte, Käse
- (gelb) 0–10 % kohlenhydratreiche Beilagen (Hirse, Couscous, Bulgur, Reis, Nudeln, Kartoffeln, Brot, Haferflocken …)

plus 1–2 EL Olivenöl oder 10–20 g Butter

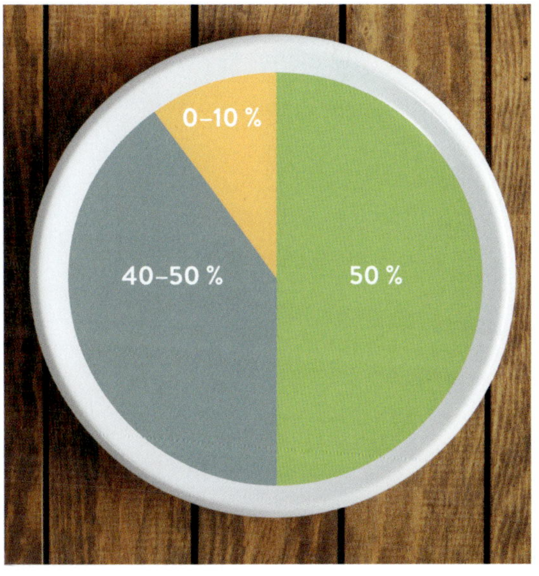

Die Prozentangaben beziehen sich auf den Telleranteil, nicht auf die Energieprozente.

Die folgende Übersicht zeigt, wie viele Kohlenhydrate und Kalorien bei Carb150 in etwa in den Mahlzeiten enthalten sind.

Zusammensetzung der Mahlzeiten für Carb150

Mahlzeit	*Kohlenhydratgehalt*	*Kaloriengehalt*
Frühstück	>30–40 g	500–600 kcal
Hauptmahlzeit (Mittagessen)	>35–55 g	700–800 kcal
Hauptmahlzeit (Abendessen)	>35–55 g	700–800 kcal
Snacks	keine	keine
Gesamt	>100–150 g	1900–2200 kcal

Tellermodell Carb 150

Hier ist ein Beispiel-Teller für Menschen mit Normalgewicht, die gesund und schlank sind, es bleiben möchten und sich wenig bewegen, dargestellt. Oder für Übergewichtige, die sonst noch keine Risikofaktoren für Insulinresistenz haben und drei- bis viermal pro Woche 30 bis 45 Minuten Sport treiben.

- 40–50 % Gemüse, Salat, Pilze
- 40 % eiweißhaltige Lebensmittel wie Fisch, Fleisch, Milchprodukte, Käse
- 10–20 % kohlenhydratreiche Beilagen (Hirse, Couscous, Bulgur, Reis, Nudeln, Kartoffeln, Brot, Haferflocken…)

plus 2–3 EL Olivenöl oder 20–30 g Butter

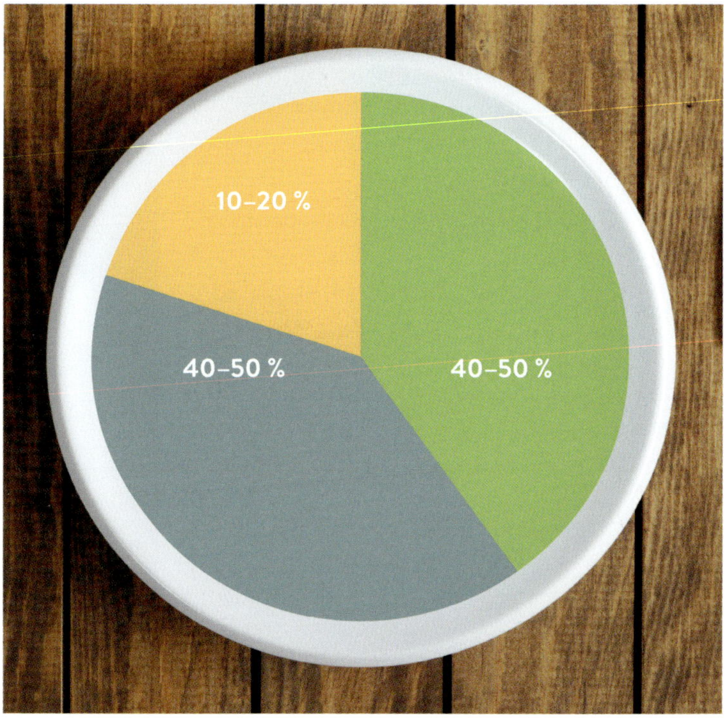

Die Prozentangaben beziehen sich auf den Telleranteil, nicht auf die Energieprozente.

Die folgende Übersicht zeigt, wie viele Kohlenhydrate und Kalorien bei Carb200 in etwa in den Mahlzeiten enthalten sind.

Zusammensetzung der Mahlzeiten für Carb200

Mahlzeit	*Kohlenhydratgehalt*	*Kaloriengehalt*
Frühstück	> 40–60 g	600 kcal
Hauptmahlzeit (Mittagessen)	> 55–65 g	800–900 kcal
Hauptmahlzeit (Abendessen)	> 55–65 g	800–900 kcal
Snacks	maximal 10 g	200 kcal
Gesamt	> 150–200 g	2400–2600 kcal

Tellermodell Carb 200

Hier ist ein Beispiel-Teller für einen schlanken und sportlich aktiven Menschen dargestellt.

- 40 % Gemüse, Salat, Pilze
- 30–40 % eiweißhaltige Lebensmittel wie Fisch, Fleisch, Milchprodukte, Käse
- 20–30 % kohlenhydratreiche Beilagen (Hirse, Couscous, Bulgur, Reis, Nudeln, Kartoffeln, Brot, Haferflocken…)

plus 3–4 EL Olivenöl oder 30–40 g Butter

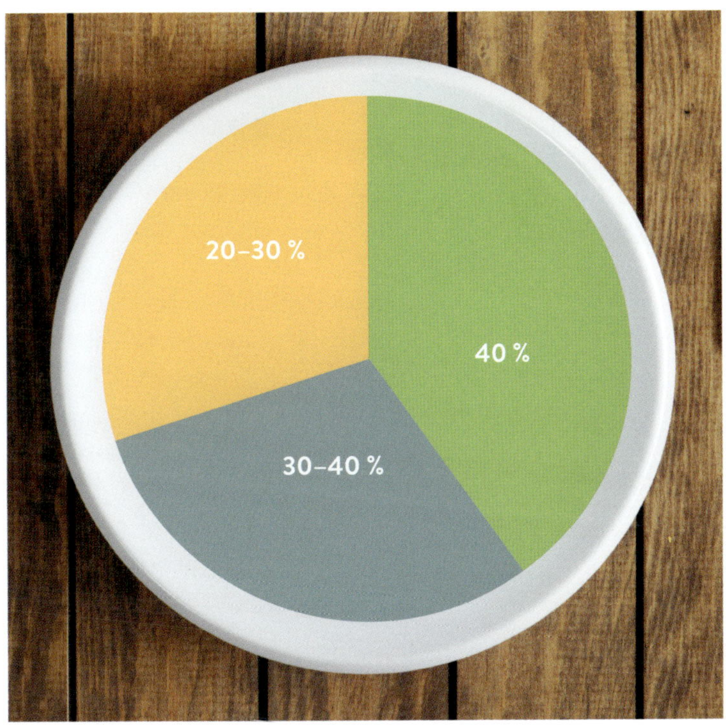

Die Prozentangaben beziehen sich auf den Telleranteil, nicht auf die Energieprozente.

Low-Carb für unterwegs

Wer intelligent vorkocht, muss sich im Alltag weniger Gedanken um das Essen machen. Viele Gerichte können Sie am nächsten Tag noch einmal essen oder, um mehr Abwechslung reinzubringen, in leicht abgewandelter Form zubereiten.

Hier ein paar einfache Beispiele für Selbstgekochtes zum Mitnehmen:

> Bereiten Sie von einem Gericht einfach mehr vor, z. B. Frikadellen oder Steak, und genießen Sie es am nächsten Tag kalt.
> Gemüse darf zu keiner Mahlzeit fehlen. Kochen Sie auch davon gleich mehr, beispielsweise grüne Bohnen, sodass es am nächsten Tag noch für einen Bohnensalat mit Garnelen oder Mozzarella reicht.
> Aus Gemüseresten vom Vortag können Sie mit Essig und Olivenöl einen Salat zubereiten. Wer möchte, mischt noch Fetawürfel oder klein geschnittenen Serranoschinken unter den Salat – fertig.
> Mediterranes Gemüsebrot (siehe Seite 181) können Sie einfach auf Vorrat backen und anschließend scheibenweise einfrieren. Bei Bedarf auftauen lassen und nach Belieben belegen.
> Eine Extraportion Suppe oder Eintopf vom Vortag können Sie in einem gut verschlossenen Behälter ebenfalls mitnehmen, wenn es am Arbeitsplatz die Möglichkeit zum Aufwärmen gibt.

Wer nichts von zu Hause mitnehmen möchte, wählt Low-Carb-bewusst aus dem Riesenangebot der vielen Anbieter unterwegs. Hier ein paar Vorschläge:

Location	*Das wählen Sie aus:*
Bahnhof	Salate mit Geflügel, Käse oder Eiern Wraps mit Salat und Thunfisch Obstsalate mit Quark oder Joghurt Bratwurst mit Senf
Bäcker	1 Vollkornbrötchen oder Vollkornbrot mit mehreren Scheiben Belag wie gekochtem Schinken und dazu Salat.
Döner-Imbiss	Dönerteller mit Fleisch, Krautsalat und Zaziki Falafelteller mit Dip und Salat *Überbackenen Fetakäse* Getränk: Ayran (Joghurtdrink)

Location	*Das wählen Sie aus:*
Fast-Food-Restaurant	Burger ohne »Brot-Deckel« Chicken Wings oder Nuggets mit Salat Salat mit gebratenen Geflügelstreifen Wrap gefüllt mit Fleisch Getränke: Latte macchiato, Wasser
Kantine	***Siehe Tellermodell, Seite 167*** *Vorspeise:* Salat oder Gemüsesuppe *Hauptspeise:* Salat mit Käse, Schinken, Thunfisch etc. Gerichte mit Fleisch und Fisch, mit wenig Nudeln, Reis oder Kartoffeln, dazu eine große Portion Gemüse oder Salat (z. B. Schnitzel mit Gemüse und Salat, Lachs auf Spinat) *Dessert:* Quark (natur) oder Joghurt (natur) mit frischen Früchten
Metzger	Linseneintopf mit Wiener Würstchen Bohnensalat Wurstsalat Frikadellen mit Senf Rippchen mit Krautsalat Schnitzel mit Salat
Supermarkt	Abgepackten Salat mit Geflügel Salat vom Buffet Verzehrfertiges Obst und Gemüse: Apfel, Birne, Cherrytomaten, Radieschen etc. Möhrensticks mit Kräuterquark Oliven Obstsalat mischen mit Naturjoghurt, Quark Frikadellen, Würstchen, Salamisticks, Käsewürfel Surimi Geräucherten Fisch (z. B. Forelle, Lachs, Makrele) Nüsse, Kerne, Kokoschips
Tankstelle	Salami- und Käsesticks Nussmischung Bockwurst oder Frikadelle mit Senf

Eine Carb100-Woche zum Einstieg

Wer das Flexi-Carb-Prinzip erst einmal testen möchte, startet mit einfachen Rezepten an einem ruhigen Wochenende vor einer Arbeitswoche, in der es kaum Termine gibt. Alle Rezepte sind blitzschnell zubereitet und für eine Person zusammengestellt. Runden Sie das Ganze mit leichter Bewegung ab.

1. Tag

Frühstück

Kräuter-Tomaten-Omelett

2 Eier (Größe M)
2 EL Milch (3,5 % Fett)
2 EL frisch gehackte mediterrane Kräuter (z. B. Oregano, Basilikum)
Salz und Pfeffer
2 Tomaten
1 EL Butter
1 Scheibe Vollkorntoastbrot (30 g)

Die Eier mit Milch, Kräutern, Salz und Pfeffer verquirlen. Die Tomaten waschen, von den Stielansätzen befreien und in Scheiben schneiden. Die Butter in einer Pfanne zerlassen, die Eiermischung dazugeben und stocken lassen. Die Tomatenscheiben darauf verteilen und das Omelett 2–3 Minuten warm halten. Mit Salz und Pfeffer würzen. Den Vollkorntoast und eine Tasse Cappuccino dazu genießen.

Mittagessen

Zucchinispaghetti mit Tomaten und Mozzarella

30 g Spaghetti (ungekocht)
Salz
1 Zucchino (200 g)
200 g Cocktailtomaten
150 g Mini-Mozzarella
1 EL frisch gehackte glatte Petersilie
1 Knoblauchzehe
2 EL Aceto balsamico (hell)
2 EL Tomatenmark
2 EL Olivenöl
Chilipulver und Pfeffer

Die Spaghetti in Salzwasser nach Packungsangabe bissfest garen. Inzwischen den Zucchino putzen, waschen und mit einem Spiralschneider in feine Streifen wie Spaghetti drehen oder mit dem Sparschäler in Streifen schneiden. Die Tomaten waschen und halbieren. Die Mozzarellakugeln abtropfen lassen und halbieren. Die Spaghetti abgießen und abtropfen lassen. Mit Zucchinistreifen, Tomaten, Mozzarella und Petersilie in einer Schüssel mischen. Den Knoblauch schälen und in eine kleine Schüssel pressen. Mit Essig, Tomatenmark, Salz, Öl und 2 EL Wasser verrühren. Die Zucchinimischung damit anmachen. Mit etwas Salz, Chilipulver und Pfeffer nach Belieben abschmecken.

Abendessen

Pilzpfanne mit Rindfleisch

250 g Champignons
120 g Minutensteak vom Rind
1 Zwiebel
2 EL Olivenöl
30 g magere Schinkenwürfel
20 g Crème fraîche
1 EL getrockneter Thymian
Salz und Pfeffer
2 Scheiben Vollkornbaguette (à 25 g)

Die Champignons putzen, abreiben und in Stücke schneiden. Das Steak in mundgerechte Würfel schneiden. Die Zwiebel schälem und würfeln. Das Öl in einer Pfanne erhitzen, die Zwiebel darin glasig dünsten. Das Fleisch dazugeben und rundherum braun anbraten. Die Schinkenwürfel hinzufügen und 1–2 Minuten mitbraten. Die Champignons untermischen und 2–3 Minuten mitschmoren. Crème fraîche unterrühren. Alles mit Thymian, Salz und Pfeffer würzen. Das Baguette dazu genießen.

2. Tag

Frühstück

Beerenquark

150 g Beerenmischung (tiefgekühlt und ungezuckert)
150 g Quark (20 % Fett i. Tr.)
1 EL gehackte Haselnüsse
1 TL Honig
gemahlene Vanille nach Geschmack

Die Beeren auftauen lassen. Dann mit Quark, Haselnüssen, Honig und gemahlener Vanille verrühren. Dazu ein Glas Latte macchiato genießen.

Mittagessen

Fruchtiger Krabbencocktail

1 Nektarine
1 Orange
200 g Chicorée
200 g gegarte Krabben
150 g Joghurt (3,5 % Fett)
40 g Crème fraîche
einige Spritzer Zitronensaft
Pfeffer und Salz

Die Nektarine waschen, halbieren, entsteinen und in kleine Würfel schneiden. Die Orange schälen, weiße Haut entfernen und das Fruchtfleisch ebenfalls klein würfeln. Den Chicorée putzen, waschen und in dünne Streifen schneiden. Die Krabben kalt abbrausen und abtropfen lassen. Den Joghurt mit der Crème fraîche und einigen Spritzern Zitronensaft verrühren. Nektarine, Orange, Chicorée und Krabben dazugeben und alles vermischen. Mit Salz und Pfeffer nach Geschmack würzen.

Abendessen

Kichererbsensuppe mit Spinat

150 g Spinat (tiefgekühlt)
150 g Kichererbsen (Dose)
1 Zwiebel
1 Knoblauchzehe
2 EL Olivenöl
400 ml Gemüsebrühe
3 EL frisch gehacktes Basilikum
2 EL Ricotta
Salz und Pfeffer

Den Spinat antauen lassen. Die Kichererbsen in einem Sieb kalt abbrausen und abtropfen lassen. Zwiebel und Knoblauch schälen und fein hacken. Das Öl in einem Topf erhitzen, Zwiebel und Knoblauch darin glasig dünsten. Die Kichererbsen dazugeben und unter Rühren 5 Minuten mitdünsten. Den Spinat hinzufügen, die Gemüsebrühe dazugießen, aufkochen und 2–3 Minuten köcheln lassen. Basilikum und Ricotta unter die Suppe rühren, dann nicht mehr kochen lassen. Die Suppe mit Salz und Pfeffer nach Geschmack würzen.

Mit dem Beginn der neuen Woche können Sie mit den folgenden Carb100-Kurzrezepten und Mahlzeitenvorschlägen ganz einfach Low-Carb weitermachen.

Ideen fürs Frühstück von Montag bis Freitag

Beeren-Schoko-Quark: aus 150 g Beeren (nach Belieben), 150 g Magerquark, 1 EL Kernen, 1 TL Kakaopulver und gemahlener Vanille nach Geschmack. Alle Zutaten verrühren.

Hüttenkäse mit Apfel: aus 125 g Apfel in Würfeln, 150 g Hüttenkäse, 1 EL Haferflocken, 1 EL gehackten Mandeln und Zimtpulver nach Geschmack. Alle Zutaten verrühren.

Nektarinenshake: aus 2 Nektarinen in Stückchen, 150 g Joghurt (3,5 % Fett), 50 ml Milch (3,5 % Fett), 1 EL Honig und 1 EL Mandelmus. Alle Zutaten pürieren.

Belegtes Brot: 1 kleine Scheibe Vollkornbrot mit Butter bestreichen, mit 2 Scheiben gekochtem Schinken und 1 Scheibe Gorgonzola belegen. Dazu 1 rote Paprikaschote in Streifen genießen.

Tomatenrührei: 150 g Tomaten waschen und fein würfeln. 2 Eier mit Salz und Pfeffer verquirlen. Die Tomaten unterheben. 1 EL Olivenöl erhitzen, die Eier darin bei mittlerer Hitze unter Rühren stocken lassen. 1 kleine Scheibe Vollkornbrot dazu genießen.

Mediterranes Gemüsebrot (siehe Seite 181): 1 Scheibe Gemüsebrot mit etwas Pesto bestreichen. Mit 4 Gurkenscheiben und 10 g geriebenem Parmesan bestreuen oder mit 20 g Frischkäse bestreichen und mit 5 Birnenscheiben belegen.

Ideen für Hauptgerichte von Montag bis Freitag

Kalte Mahlzeiten

Salade Niçoise: aus 50 g grünem Salatmix, ¼ Gurke in Scheiben, 1 Tomate in Achteln, 1 Paprikaschote in Streifen, 1 hart gekochtem Ei in Achteln, 100 g Thunfisch (in eigenem Saft), 25 g Oliven ohne Stein, 3 EL Olivenöldressing. Alle Zutaten mischen und nach Geschmack würzen. Dazu 1 Scheibe Vollkornbaguette (30 g) genießen.

Insalata Caprese: aus 300 g Tomaten in Scheiben, 150 g Büffelmozzarella in Scheiben. Tomaten und Mozzarella dachziegelartig auf einen Teller legen, 1–2 EL Olivenöl darüberträufeln, 3–4 Basilikumblätter darauflegen. Dazu 1 kleine Scheibe Fladenbrot (30 g) genießen.

Gefüllte Avocado: 1 weiche Avocado halbieren und den Stein entfernen, 100 g gegarte Krabben mit 2–3 EL Crème fraîche und 1 TL Zitronensaft verrühren, salzen, pfeffern und in die Avocadohälften füllen. Dazu 2–3 Grissini genießen.

Bohnensalat mit Manchego: aus 50 g Manchego-Käse in Würfeln, 200 g gegarten grünen Bohnen, 1 Zwiebel in Ringen und 100 g halbierten Cocktailtomaten. Alle Zutaten mischen. 1 EL Olivenöl mit 1 EL Tomatenmark, Salz und Pfeffer verrühren und mit den Zutaten mischen. Dazu 1–2 gekochte Pellkartoffeln genießen.

Warme Mahlzeiten

Steak mit Ofengemüse: ½ Aubergine in Stücken, ½ Zucchini in Stücken mit 1–2 EL Olivenöl und Rosmarin oder Thymian mischen und auf einem Blech im Ofen (Mitte) bei 200 °C backen, bis das Gemüse gar ist. 150 g Rindersteak in 1 EL Olivenöl 1–2 Minuten braten. Dazu 1 Scheibe Vollkornbaguette (30 g) genießen.

Schweinemedaillons in Champignonsoße: 150 g Schweinemedaillons in 1 EL Olivenöl auf beiden Seiten braten. 1 große Zwiebel abziehen und würfeln. 150 g Champignons putzen, beides in 1–2 EL Olivenöl anbraten. 3 EL Crème fraîche unterrühren. 40 g Hirse (ungekocht) nach Packungsangabe garen und dazu genießen.

Lachs auf Spinat: 300 g Blattspinat verlesen und waschen, dann in 1 EL Olivenöl kurz andünsten. 1 EL Pinienkerne unterrühren und mit geriebenem Parmesan bestreuen.
150 g Lachsfilet in 1 EL Olivenöl auf beiden Seiten kurz braten, salzen und pfeffern.
40 g Tagliatelle (ungekocht) nach Packungsangabe garen und dazu genießen.

Hähnchenkeule mit Salat und Kräuterreis: 200 g Hähnchenkeule salzen, pfeffern und in einer beschichteten Pfanne ohne Fett braten. 1 Salatgurke in Scheiben mit 3–4 EL Essig-Öl-Marinade anmachen. 50 g Naturreis (ungekocht) nach Packungsangabe garen.
3 EL gehackte Kräuter untermischen und den Reis dazu genießen.

Frittata mit Gemüse: 3 Eier mit 1 EL Milch verquirlen, salzen und pfeffern. 2 fein gewürfelte rote Paprikaschoten, 2 gekochte Kartoffeln in kleinen Würfeln und 1 EL Thymianblättchen unterheben. 1 EL Olivenöl erhitzen, die Eiermischung darin bei kleiner Hitze stocken lassen, wenden und die andere Seite kurz ausbacken.

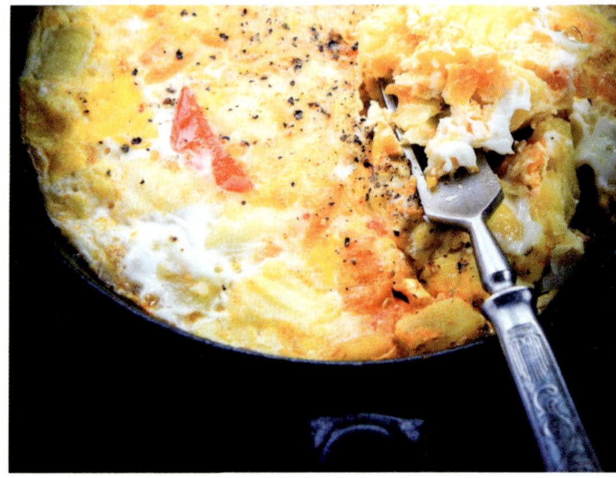

Zeit für etwas Bewegung!

Einfache Übungen für Bewegungsmuffel:

> Beginnen Sie den Tag mit Bewegung beim Zähneputzen! Die Gesäß- und Oberschenkelmuskeln anspannen, die Spannung zehn Sekunden halten. Anschließend die Muskulatur wieder entspannen. Die Übung wiederholen, bis das Zähneputzen beendet ist.
> Das Auto zum Einkaufen weiter weg parken und zu Fuß gehen.
> Den Hausputz zur Bewegungstherapie machen.
> Das Telefon zu Hause weiter weg legen und aufstehen, wenn es klingelt.
> Bei schönem Wetter radeln und bei schlechtem Wetter ins Hallenbad gehen. Oder eine Einladung zum Probetraining im Fitnessstudio um die Ecke annehmen.

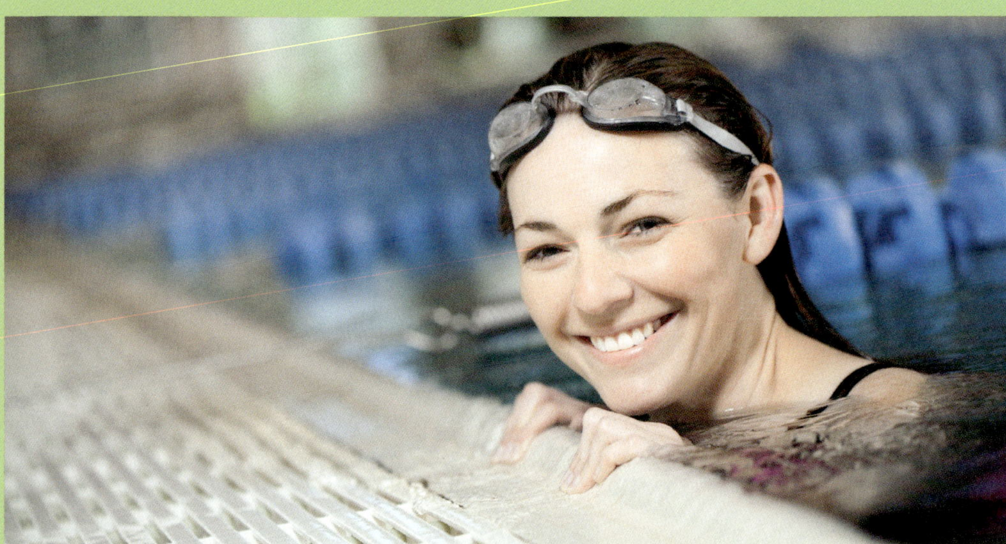

Mehr Bewegung im Alltag:

> Eine Bus- oder U-Bahn-Station früher aussteigen und das letzte Stück laufen.
> Mit dem Fahrrad zur Arbeit fahren.
> Bei der Arbeit Treppen steigen und nicht den Fahrstuhl nehmen.
> Beim Telefonieren oder Lesen aufstehen.
> Zum Telefonieren ein Headset nehmen und auf und ab gehen.
> Den Papierkorb in die entfernteste Ecke des Büros stellen.
> Den Kopierer auf einem anderen Stockwerk nutzen.
> Kollegen keine E-Mail schreiben, sondern zur Besprechung hingehen.
> Die Mittagspause für einen Spaziergang an der frischen Luft nutzen.

Eine Extraeinheit für Sportliche:

> Am Wochenende oder an einem freien Tag eine intensivere Trainingseinheit einlegen.
> Im Fitnessstudio mehr Gewichte einspannen. Und Ausdauersportler machen ein Intervalltraining und bringen den Stoffwechsel mit Schnelligkeit auf Trab.

Was auch noch guttut:

> Wer sich bewegt, raucht nicht. Sportliche Aktivitäten vertreiben die Lust auf Nikotin.
> Regelmäßig raus an die frische Luft gehen und besonders in den Monaten April bis September den Vitamin-D-Spiegel auffüllen.
> Ein Nachmittagsschläfchen zum Sammeln neuer Kräfte für die zweite Tageshälfte.

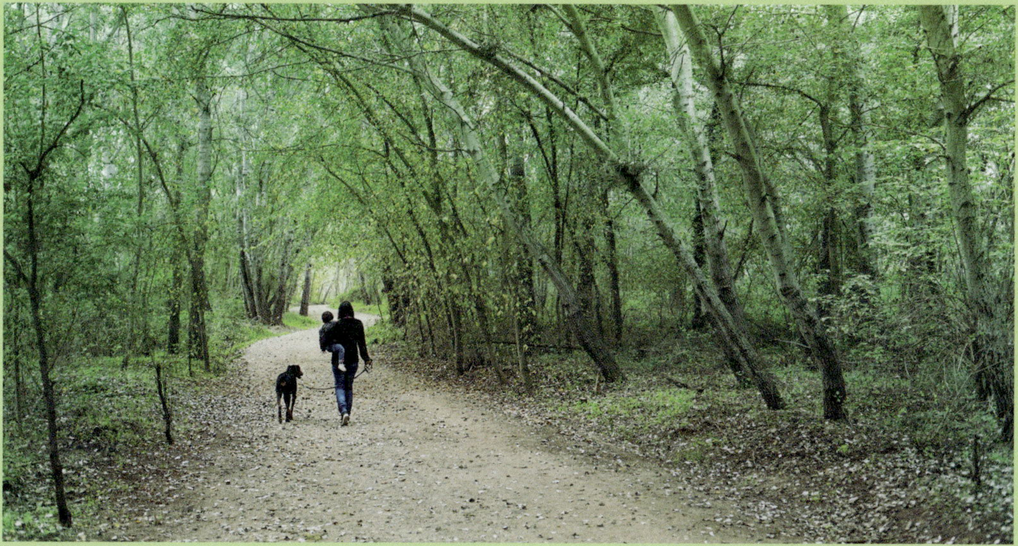

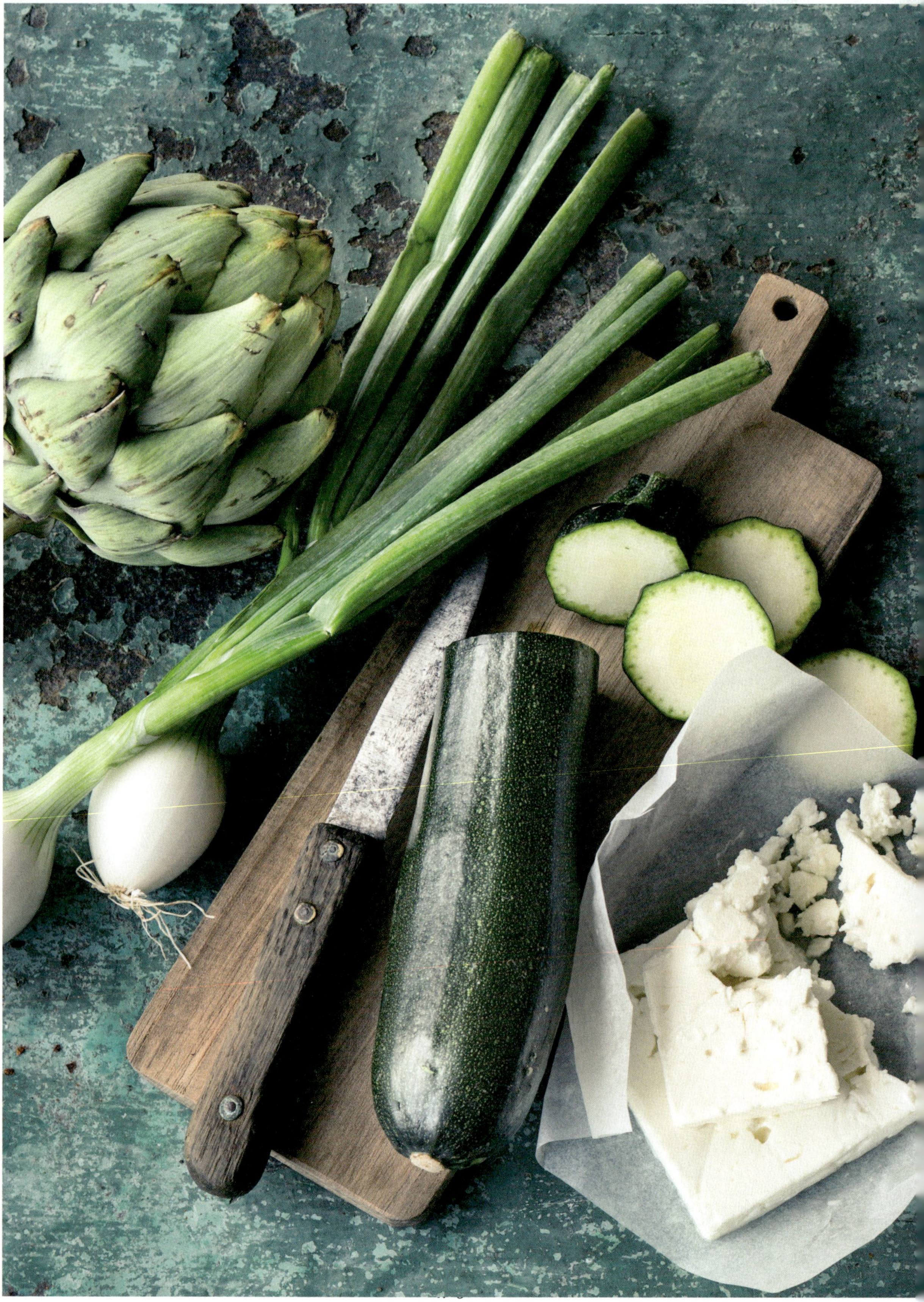

Rezeptteil

Meine Kolleginnen Heike Lemberger und Franca Mangiameli haben eine Fülle an Flexi-Carb-Rezepten entwickelt, die sie in ihrem Begleitbuch *Flexi-Carb – das Kochbuch* vorstellen. Auch die folgenden Rezepte stammen von ihnen. Sie sind in allen drei Carb-Stufen Carb100, Carb150 und Carb200 dargestellt, sodass jeder die Gerichte in der für ihn passenden Carb-Stufe nachkochen kann.

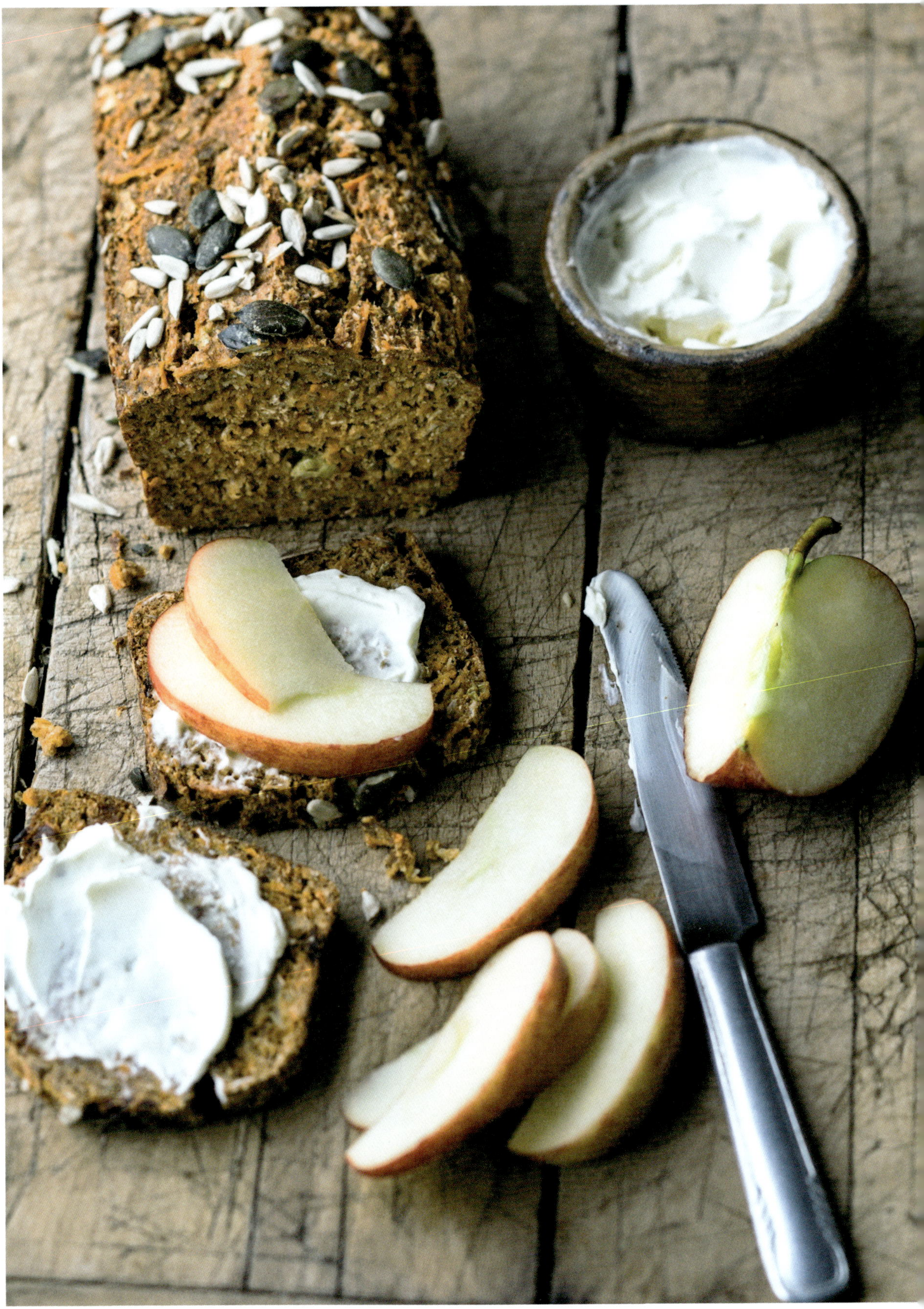

Mediterranes Gemüsebrot (Grundrezept)

Für 20 Scheiben:
300 g Möhren
100 g Frühlingszwiebeln
50 g getrocknete Tomaten (in Öl eingelegt)
150 g Vollkornmehl
60 g Haferflocken
100 g gemahlene Mandeln
40 g Weizenkleie
3 EL getrocknete Kräuter der Provence
1 Päckchen Backpulver
½ TL Salz
2 EL Olivenöl
2 EL Tomatenmark
300 g Magerquark
2 Eier (Größe M)
1 TL Kerne (z. B. Kürbis-, Sonnenblumenkerne)

1 Brotbackform (etwa 30 cm)

1 Scheibe (60g) liefert 100kcal, 5 g Fett, 8 g Kohlenhydrate, 6 g Eiweiß. Dieses Brot liefert 165 kcal/100g.

1 Den Backofen auf 180 °C (Ober-/Unterhitze, keine Umluft) vorheizen. Die Brotbackform mit Backpapier auslegen.

2 Die Möhren putzen, schälen und raspeln. Die Frühlingszwiebeln putzen, waschen und in sehr feine Ringe schneiden. Die Tomaten abtropfen lassen und fein hacken. Vollkornmehl, Haferflocken, gemahlene Mandeln, Weizenkleie, Kräuter der Provence, Backpulver und Salz mischen. Möhren, Frühlingszwiebeln und getrocknete Tomaten untermischen.

3 Das Olivenöl mit Tomatenmark, Quark und Eiern verrühren und unter die Gemüsemasse rühren. Den Teig 5 Minuten ruhen lassen.

4 Den Teig in die Backform geben, glatt streichen und gleichmäßig mit den Kernen bestreuen. Das Brot im Ofen (Mitte) 60–70 Minuten backen. Anschließend herausnehmen und auskühlen lassen.

Mediterranes Gemüsebrot mit Apfel und Tomaten

Carb 100

Für 2 Personen

80 g süßer Apfel (z. B. Gala, Red Delicious)
80 g Tomaten
4 Scheiben (à 60 g) Gemüsebrot
30 g Frischkäse (70 % Fett i. Tr.)

1 Portion (235 g) liefert 295 kcal, 15 g Fett, 23 g Kohlenhydrate, 12 g Eiweiß. Dieses Frühstück hat eine Energiedichte von 125 kcal/100 g.

1 Den Apfel und die Tomaten waschen und den Apfel mit einem Ausstecher vom Kerngehäuse befreien. Die Tomaten und den Apfel in Scheiben schneiden.

2 Die Brotscheiben toasten, mit dem Frischkäse bestreichen und mit den Apfel- oder Tomatenscheiben belegen.

Carb 150

1 Portion (390 g) liefert 500 kcal, 27 g Fett, 37 g Kohlenhydrate, 26 g Eiweiß. Dieses Frühstück hat eine Energiedichte von 128 kcal/100 g.

> 150 g süßer Apfel (z. B. Gala, Red Delicious), 120 g Tomaten, 6 Scheiben (à 60 g) Gemüsebrot, 30 g Frischkäse (70 % Fett i. Tr.), 80 g Magerquark
> Zubereitung wie Carb 100, aber: in Schritt 2 die Brotscheiben toasten, mit Frischkäse und Magerquark bestreichen und mit Apfel- oder Tomatenscheiben belegen.

Carb 200

1 Portion (585 g) liefert 595 kcal, 27 g Fett, 54 g Kohlenhydrate, 26 g Eiweiß. Dieses Frühstück hat eine Energiedichte von 102 kcal/100 g.

> 150 g süßer Apfel (z. B. Gala, Red Delicious), 120 g Tomaten, 6 Scheiben (à 60 g) Gemüsebrot, 30 g Frischkäse (70 % Fett i. Tr.), 80 g Magerquark, 2 Gläser (à 200 ml) Orangensaft
> Zubereitung wie Carb150, aber: nach Schritt 2 den Saft zu den Broten genießen.

Schoko-Nuss-Quark mit Birnenstücken

Carb 100

Für 2 Personen

200 g feste Birne
500 g Magerquark
15 g Haselnussmus
10 g fein gehackte Haselnüsse
1 TL dunkles Kakaopulver

1 Portion (365 g) liefert 335 kcal, 9 g Fett, 22 g Kohlenhydrate, 36 g Eiweiß. Dieses Frühstück hat eine Energiedichte von 92 kcal/100 g.

1 Die Birne schälen, halbieren, entkernen und in kleine Würfel schneiden.

2 Den Quark mit Haselnussmus, gehackten Haselnüssen und Kakaopulver cremig verrühren. Die Birnenwürfel untermischen.

Carb 150

1 Portion (430 g) liefert 505 kcal, 24 g Fett, 39 g Kohlenhydrate, 32 g Eiweiß. Dieses Frühstück hat eine Energiedichte von 117 kcal/100 g.

> 300 g feste Birne, 500 g Quark (20 % Fett i. Tr.), 25 g Haselnussmus, 10 g fein gehackte Haselnüsse, 30 g zarte Haferflocken, 1 TL dunkles Kakaopulver
> Zubereitung wie Carb100, aber: in Schritt 2 die Haferflocken unterrühren.

Carb 200

1 Portion (500 g) liefert 605 kcal, 34 g Fett, 55 g Kohlenhydrate, 34 g Eiweiß. Dieses Frühstück hat eine Energiedichte von 121 kcal/100 g.

> 400 g feste Birne, 500 g Quark (20 % Fett i. Tr.), 30 g Haselnussmus, 10 g fein gehackte Haselnüsse, 60 g zarte Haferflocken, 1 TL dunkles Kakaopulver
> Zubereitung wie Carb150.

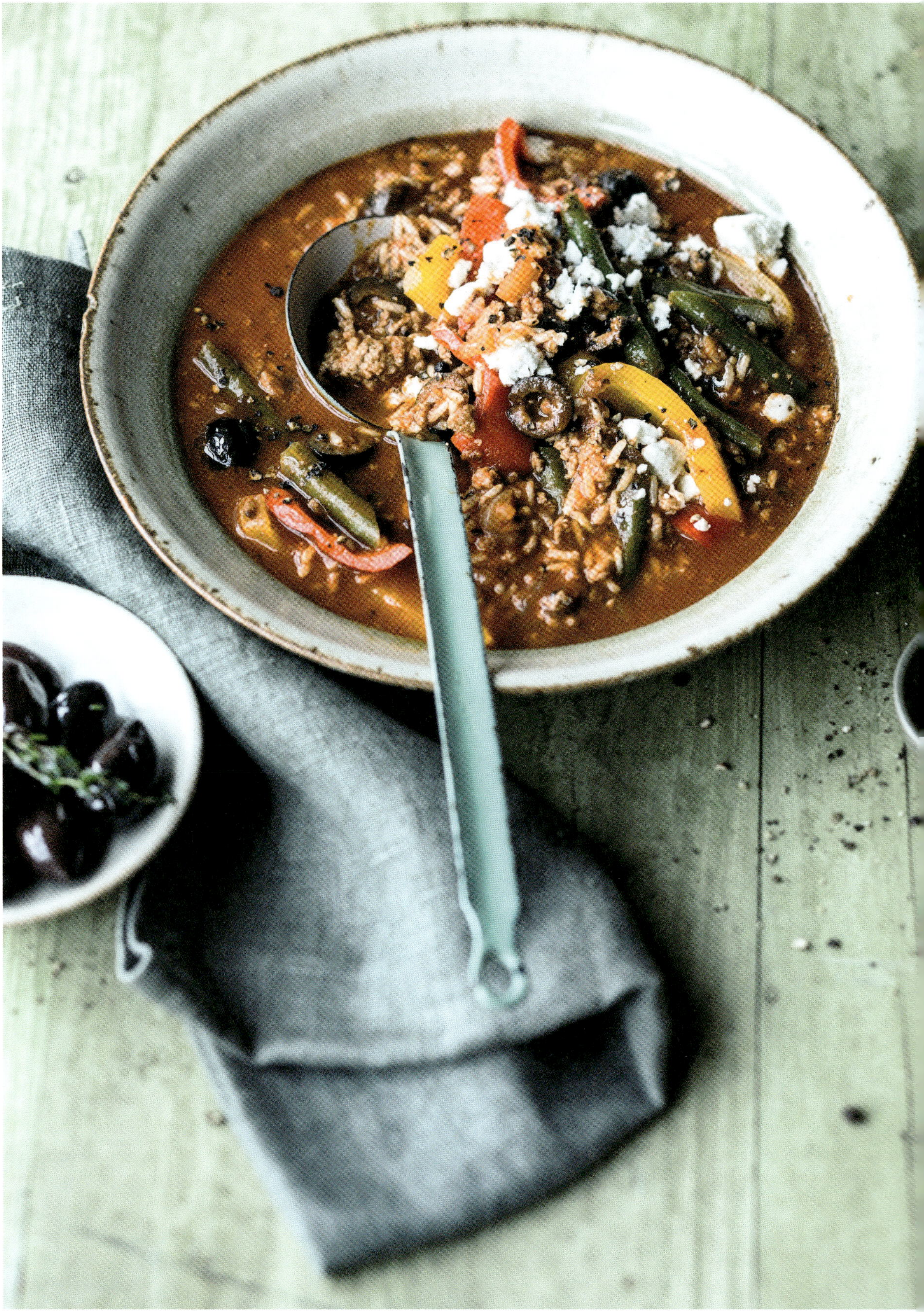

Griechischer Gemüse-Hackfleisch-Eintopf

Carb 100

Für 2 Personen

20 g schwarze Oliven (in Wasser eingelegt, ohne Stein)
100 g grüne Bohnen
1 gelbe Paprikaschote
1 rote Spitzpaprikaschote
50 g Zwiebeln
1 EL Olivenöl
200 g gemischtes Hackfleisch
40 g Tomatenmark
200 ml passierte Tomaten
40 g Naturreis (ungekocht)
½ TL scharfes Paprikapulver
Salz und Pfeffer
300 ml Gemüsebrühe
50 g Feta

1 Portion (655 g) liefert 575 kcal, 5 g Fett, 34 g Kohlenhydrate, 31 g Eiweiß. Die Energiedichte liegt bei 88 kcal/100 g.

1 Die Oliven halbieren und abtropfen lassen. Die Bohnen waschen, putzen, eventuell die Fäden entfernen und die Bohnen halbieren. Die Paprikaschoten halbieren, putzen, waschen und in mundgerechte Stücke schneiden. Die Zwiebel schälen und klein hacken.

2 In einem hohen Topf das Öl erhitzen, die Zwiebel darin 1–2 Minuten glasig dünsten. Das Hackfleisch hinzufügen und in 3–5 Minuten krümelig anbraten. Bohnen, Paprikastücke und Tomatenmark dazugeben und unterrühren.

3 Die passierten Tomaten dazugießen und aufkochen. Den Reis unterrühren. Mit Paprikapulver, Salz und Pfeffer nach Geschmack würzen und alles zugedeckt bei kleiner Hitze 15–20 Minuten köcheln lassen. Zwischendurch nach Bedarf die Gemüsebrühe dazugießen.

4 Den Feta mit einer Gabel zerbröckeln. Den Eintopf mit Feta bestreuen und servieren.

Carb 150

1 Portion (730 g) liefert 775 kcal, 47 g Fett, 46 g Kohlenhydrate, 42 g Eiweiß. Die Energiedichte liegt bei 106 kcal/100 g.

> 30 g schwarze Oliven (in Wasser eingelegt, ohne Stein), 100 g grüne Bohnen, 1 gelbe Paprikaschote, 1 rote Spitzpaprikaschote, 50 g Zwiebeln, 1 EL Olivenöl, 300 g gemischtes Hackfleisch, 40 g Tomatenmark, 200 ml passierte Tomaten, 70 g Naturreis (ungekocht), ½ TL scharfes Paprikapulver, Salz und Pfeffer, 300 ml Gemüsebrühe, 60 g Feta
> Zubereitung wie Carb100.

Carb 200

1 Portion (755 g) liefert 850 kcal, 49 g Fett, 57 g Kohlenhydrate, 45 g Eiweiß. Die Energiedichte liegt bei 113 kcal/100 g.

> 30 g schwarze Oliven (in Wasser eingelegt, ohne Stein, 100 g grüne Bohnen, 1 gelbe Paprikaschote, 1 rote Spitzpaprikaschote, 50 g Zwiebeln, 1 EL Olivenöl, 300 g gemischtes Hackfleisch, 40 g Tomatenmark, 200 ml passierte Tomaten, 100 g Naturreis (ungekocht), ½ TL scharfes Paprikapulver, Salz und Pfeffer, 300 ml Gemüsebrühe, 80 g Feta
> Zubereitung wie Carb100.

Französische Zwiebelsuppe mit Baguette

Carb 100
Für 2 Personen

1 große (400 g) Gemüsezwiebel
1 Knoblauchzehe
25 g Butter
20 g Vollkornmehl
500 ml Hühnerbrühe
200 ml trockener Weißwein
Salz
schwarzer Pfeffer aus der Mühle
2 Scheiben (à 30 g) Baguette
60 g Comté- oder Gruyère-Käse
1 TL frisch gehackte Petersilie

1 Portion (630 g) liefert 550 kcal, 23 g Fett, 29 g Kohlenhydrate, 29 g Eiweiß, 10 g Alkohol. Die Energiedichte liegt bei 87 kcal/100 g.

1 Zwiebel und Knoblauch schälen und die Zwiebel in Ringe schneiden. In einem großen Topf die Butter zerlassen. Die Zwiebelringe dazugeben und den Knoblauch dazupressen und bei kleiner Hitze 15 Minuten weich dünsten, ohne dass sie braun werden.

2 Das Mehl darüberstäuben und unter Rühren 1–2 Minuten anschwitzen. Mit Brühe und Weißwein ablöschen, mit Salz und Pfeffer nach Geschmack würzen. Die Suppe zugedeckt bei kleiner Hitze 15 Minuten köcheln lassen. Den Backofen auf 225 °C (Ober-/Unterhitze oder 200 °C Umluft) vorheizen.

3 Die Baguettescheiben in kleine Würfel schneiden und in einer Pfanne ohne Fett rösten. Den Käse reiben. Die Suppe mit Salz und Pfeffer abschmecken und in ofenfeste Suppentassen füllen. Mit den Brotwürfeln und dem Käse bestreuen. Im Ofen (Mitte) 5–7 Minuten backen. Die Suppe mit Petersilie bestreut servieren.

Carb 150

1 Portion (690 g) liefert 700 kcal, 30 g Fett, 50 g Kohlenhydrate, 39 g Eiweiß. Die Energiedichte liegt bei 98 kcal/100 g.

- 1 große (400 g) Gemüsezwiebel, 1 Knoblauchzehe, 30 g Butter, 20 g Vollkornmehl, 500 ml Hühnerbrühe, 200 ml trockener Weißwein, Salz, schwarzer Pfeffer aus der Mühle, 4 Scheiben (à 30 g) Baguette, 100 g Comté- oder Gruyère-Käse, 1 TL frisch gehackte Petersilie
- Zubereitung wie Carb100.

Carb 200

1 Portion (760 g) liefert 830 kcal, 35 g Fett, 65 g Kohlenhydrate, 42 g Eiweiß. Die Energiedichte liegt bei 109 kcal/100 g.

- 1–2 (500 g) Gemüsezwiebeln, 1 Knoblauchzehe, 40 g Butter, 20 g Vollkornmehl, 500 ml Hühnerbrühe, 200 ml trockener Weißwein, Salz, schwarzer Pfeffer aus der Mühle, 6 Scheiben (à 30 g) Baguette, 100 g Comté- oder Gruyère-Käse, 1 TL gehackte Petersilie
- Zubereitung wie Carb100.

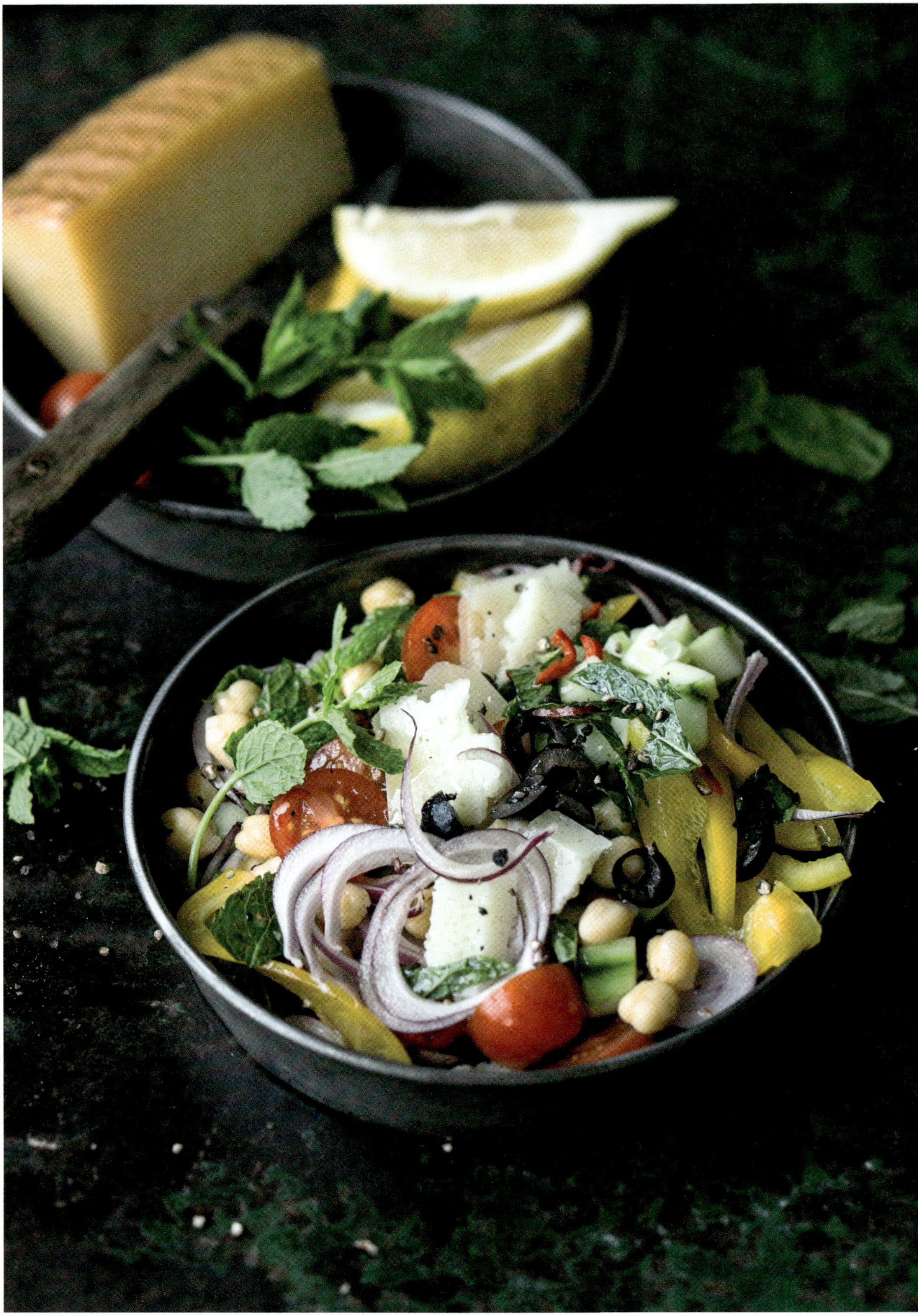

Kichererbsensalat mit Chili und Minze

Carb 100

Für 2 Personen

300 g Kichererbsen (Dose)
20 g schwarze Oliven (in Wasser eingelegt, ohne Stein)
150 g rote Zwiebeln
200 g (ca. ½) Gurke
1 Frühlingszwiebel
150 g Cocktailtomaten
1 (200 g) gelbe Paprikaschote
1 rote Chilischote
120 g Manchego-Käse (am Stück)
½ Bund Minze
2 EL Aceto balsamico (hell)
Salz und weißer Pfeffer
2 EL Olivenöl, 1 TL Honig
1 TL abgeriebene Schale von 1 Bio-Zitrone, 1 EL Zitronensaft
Chilipulver

1 Portion (605 g) liefert 565 kcal, 30 g Fett, 35 g Kohlenhydrate, 34 g Eiweiß. Die Energiedichte liegt bei 94 kcal/100 g.

1 Die Kichererbsen und Oliven abtropfen lassen. Die Oliven halbieren. Zwiebeln und Gurke schälen. Die Gurke klein würfeln und die Zwiebeln in Ringe schneiden. Die Frühlingszwiebel putzen, waschen und in Ringe schneiden. Die Tomaten waschen und vierteln. Paprika- und Chilischote längs aufschneiden, putzen und waschen. Die Paprikaschote klein würfeln. Den Chili in Ringe schneiden. Den Käse klein würfeln

2 Die vorbereiteten Zutaten in eine Schüssel geben. Die Minze waschen und trockenschütteln, die Blätter abzupfen, hacken und unter den Kichererbsenmix mischen.

3 Für das Dressing den Essig mit 1 Prise Salz, Pfeffer, Olivenöl, Honig, Zitronenschale und -saft verrühren. Den Salat mit dem Dressing mischen und nach Geschmack mit Chilipulver, Salz und Pfeffer würzen.

Carb 150

1 Portion (635 g) liefert 700 kcal, 38 g Fett, 46 g Kohlenhydrate, 43 g Eiweiß. Die Energiedichte liegt bei 110 kcal/100 g.

> 400 g Kichererbsen (Dose), 40 g schwarze Oliven (in Wasser eingelegt, ohne Stein), 150 g rote Zwiebeln, 200 g (ca. ½) Gurke, 1 Frühlingszwiebel, 150 g Cocktailtomaten, 1 (200 g) gelbe Paprikaschote, 1 rote Chilischote, 150 g Manchego-Käse (am Stück), ½ Bund Minze, 2 EL Aceto balsamico (hell), Salz und weißer Pfeffer, 2 EL Olivenöl, 2 TL Honig, 1 TL abgeriebene Schale von 1 Bio-Zitrone, 1 EL Zitronensaft, Chilipulver nach Geschmack
> Zubereitung wie Carb100.

Carb 200

1 Portion (885 g) liefert 850 kcal, 45 g Fett, 61 g Kohlenhydrate, 48 g Eiweiß. Die Energiedichte liegt bei 96 kcal/100 g.

> 500 g Kichererbsen (Dose), 40 g schwarze Oliven (in Wasser eingelegt, ohne Stein), 150 g rote Zwiebeln, 300 g Gurke, 2 Frühlingszwiebeln, 200 g Cocktailtomaten, 2 (à 150 g) gelbe Paprikaschoten, 1 rote Chilischote, 150 g Manchego-Käse (am Stück), ½ Bund Minze, 2 EL Aceto balsamico (hell), Salz und weißer Pfeffer, 3 EL Olivenöl, 2 EL Honig, 1 TL abgeriebene Schale von 1 Bio-Zitrone, 1 EL Zitronensaft, Chilipulver nach Geschmack
> Zubereitung wie Carb100.

Rote-Bete-Salat mit Apfel und Mozzarella

Carb 100

Für 2 Personen

20 g Pistazienkerne
500 g gekochte Rote Beten (vakuumverpackt)
250 g säuerliche Äpfel (z. B. Pink Lady)
200 g Mini-Mozzarella
10 frische Basilikumblätter
2 EL Aceto balsamico (hell)
3 EL Olivenöl
Salz
Pfeffer aus der Mühle

1 Portion (510 g) liefert 590 kcal, 40 g Fett, 34 g Kohlenhydrate, 24 g Eiweiß. Die Energiedichte liegt bei 116 kcal /100 g.

1 Die Pistazienkerne in einer Pfanne ohne Fett anrösten, dann abkühlen lassen.

2 Die Roten Beten mit kaltem Wasser abbrausen und in mundgerechte Würfel schneiden (am besten mit Einmalhandschuhen). Die Äpfel schälen, vierteln, entkernen und ebenfalls mundgerecht würfeln. Den Mozzarella abtropfen lassen. Die Basilikumblätter waschen, trocken schütteln und grob hacken.

3 Den Essig mit Olivenöl, Salz und Pfeffer verrühren. Pistazienkerne, Rote Beten, Äpfel, Mini-Mozzarella und Basilikum in eine Schüssel geben und mit dem Dressing anmachen.

Carb 150

1 Portion (600 g) liefert 730 kcal, 50 g Fett, 41 g Kohlenhydrate, 30 g Eiweiß. Die Energiedichte liegt bei 122 kcal/100 g.

- 40 g Pistazienkerne, 500 g gekochte Rote Beten (vakuumverpackt), 350 g säuerliche Äpfel (z. B. Pink Lady), 250 g Mini-Mozzarella, 10 frische Basilikumblätter, 2 EL Aceto balsamico (hell), 4 EL Olivenöl, Salz, Pfeffer aus der Mühle
- Zubereitung wie Carb100.

Carb 200

1 Portion (700 g) liefert 880 kcal, 56 g Fett, 62 g Kohlenhydrate, 33 g Eiweiß. Die Energiedichte liegt bei 125 kcal/100 g.

- 40 g Pistazienkerne, 500 g gekochte Rote Beten (vakuumverpackt), 350 g säuerliche Äpfel (z. B. Pink Lady), 250 g Mini-Mozzarella, 10 frische Basilikumblätter, 2 EL Aceto balsamico (hell), 4 EL Olivenöl, Salz, Pfeffer aus der Mühle, 2 Scheiben (à 30 g) Vollkornbaguette
- Zubereitung wie Carb100, aber: nach Schritt 3 das Vollkornbaguette zum Salat genießen.

Thunfischsalat mit Limettenvinaigrette

Carb 100

Für 2 Personen

150 g Gewürzgurken
300 g Thunfisch (im eigenen Saft, Dose)
100 g getrocknete Tomaten (in Öl eingelegt)
2 EL Kapern (Glas)
150 g Mais (Dose)
1 rote Zwiebel
20 g Sonnenblumenkerne
2 EL Limettensaft
1 TL abgeriebene Schale von 1 Bio-Limette
2 EL Olivenöl
1 EL Honig
½ TL milder Senf
Salz und schwarzer Pfeffer

1 Portion (425 g) liefert 520 kcal, 25 g Fett, 28 g Kohlenhydrate, 45 g Eiweiß. Die Energiedichte liegt bei 116 kcal /100 g.

1 Gewürzgurken, Thunfisch, getrocknete Tomaten, Kapern und Mais abtropfen lassen.

2 Die Zwiebel abziehen und in feine Ringe schneiden. Die Gewürzgurken in feine Scheiben schneiden. Den Thunfisch mit einer Gabel zerzupfen. Die Tomaten klein schneiden. Die Gewürzgurken mit Thunfisch, getrockneten Tomaten, Kapern, Mais, Zwiebel und Sonnenblumenkernen in einer Schüssel vermengen.

3 Für das Dressing den Limettensaft mit Limettenschale, Olivenöl, Honig, Senf und 1 Prise Salz verrühren. Den Salat mit dem Dressing mischen und mit etwas Salz und Pfeffer nach Geschmack würzen.

Carb 150

1 Portion (540 g) liefert 695 kcal, 31 g Fett, 52 g Kohlenhydrate, 49 g Eiweiß. Die Energiedichte liegt bei 129 kcal/100 g.

> 200 g Gewürzgurken, 300 g Thunfisch (im eigenen Saft, Dose), 100 g getrocknete Tomaten (in Öl eingelegt), 3 EL Kapern (Glas), 150 g Mais (Dose), 2 rote Zwiebeln, 20 g Sonnenblumenkerne, 3 EL Limettensaft, 1 TL abgeriebene Schale von 1 Bio-Limette, 2 EL Olivenöl, 1 EL Honig, 1 TL milder Senf, Salz und schwarzer Pfeffer, 90 g Toastbrot, 10 g Butter

> Zubereitung wie Carb100, aber: nach Schritt 3 das Toastbrot entrinden und in ca. 2 cm große Würfel schneiden. Die Butter in einer Pfanne zerlassen, die Brotwürfel darin goldgelb rösten und über den Salat streuen.

Carb 200

1 Portion (700 g) liefert 830 kcal, 41 g Fett, 62 g Kohlenhydrate, 51 g Eiweiß. Die Energiedichte liegt bei 128 kcal/100 g.

> 300 g Gewürzgurken, 300 g Thunfisch (im eigenen Saft, Dose), 100 g getrocknete Tomaten (in Öl eingelegt), 3 EL Kapern (Glas), 150 g Mais (Dose), 3 rote Zwiebeln, 20 g Sonnenblumenkerne, 3 EL Limettensaft, 1 TL abgeriebene Schale von 1 Bio-Limette, 4 EL Olivenöl, 2 EL Honig, 1 TL milder Senf, Salz und schwarzer Pfeffer, 120 g Toastbrot, 10 g Butter

> Zubereitung wie Carb 150.

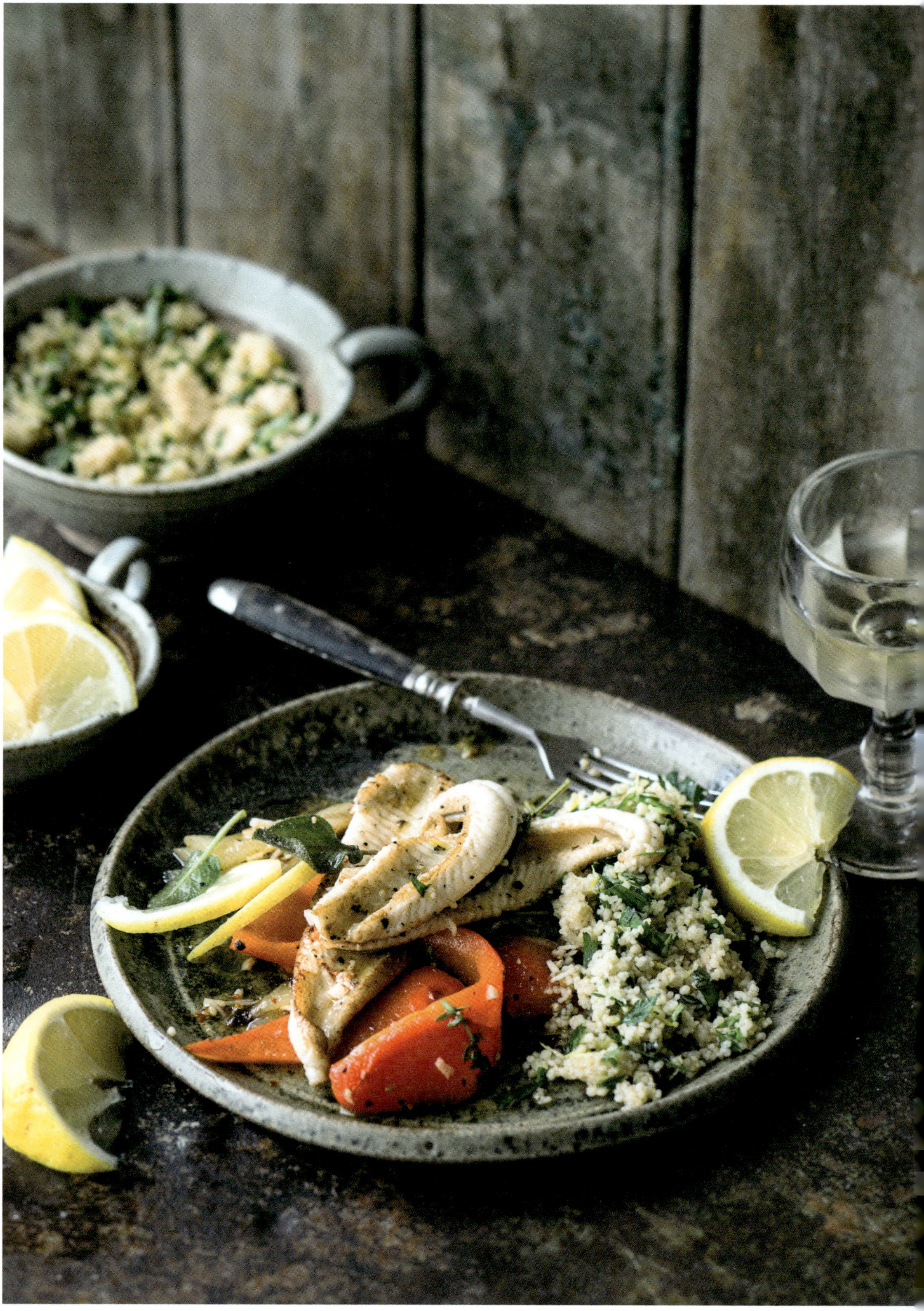

Seezunge mit Salbeibutter, Peperonata und Kräuter-Zitronen-Couscous

Carb 100

Für 2 Personen

½ kleine Bio-Zitrone
Salz
100 ml Wasser
50 g Couscous (ungekocht)
1 EL frisch gehackte glatte Petersilie
1 EL frisch gehacktes Basilikum
4 EL Olivenöl
weißer Pfeffer
1 (150 g) gelbe Paprikaschote
1 (150 g) rote Paprikaschote
2 kleine Knoblauchzehen
1 EL Aceto balsamico (hell)
½ TL Chilipulver
1 TL frische Thymianblättchen
6–8 Salbeiblätter
2 (à 150 g) Seezungenfilets (ohne Haut)
1 EL Zitronensaft
30 g Butter
1 Prise Zucker
4–6 Zitronenscheiben

1 Portion (470 g) liefert 555 kcal, 36 g Fett, 28 g Kohlenhydrate, 32 g Eiweiß. Die Energiedichte liegt bei 117 kcal/100 g.

1 Den Backofen auf 200 °C (Ober-/Unterhitze) vorheizen. Die Zitrone heiß waschen, trocken tupfen und die Schale abreiben. Den Saft auspressen und mit 100 ml Salzwasser aufkochen, dann vom Herd nehmen. Den Couscous unter Rühren einstreuen und 5–10 Minuten quellen und abkühlen lassen. Anschließend Petersilie, Basilikum, Zitronenschale und 1 EL Olivenöl unterrühren. Den Couscous mit Salz und Pfeffer würzen.

2 Die Paprikaschoten vierteln, putzen, waschen und mit der Hautseite nach oben auf ein Backblech legen und im Ofen (Mitte) 15 Minuten backen, bis die Haut schwarze Blasen wirft. Die Paprika herausnehmen, mit einem Tuch abdecken und abkühlen lassen. Die Paprikaviertel häuten und in große Stücke schneiden. Den Knoblauch abziehen. Den Essig mit 2 EL Olivenöl, Chilipulver, Thymian, Salz und Pfeffer verrühren. Den Knoblauch dazupressen und unterrühren. Das Dressing mit den Paprikastücken mischen. Die Peperonata 20–30 Minuten ziehen lassen.

3 Inzwischen die Salbeiblätter waschen. Seezungenfilets kalt abbrausen, trocken tupfen, mit Zitronensaft beträufeln und salzen. In einer beschichteten Pfanne 1 EL Olivenöl erhitzen, die Seezungenfilets darin von beiden Seiten jeweils 5 Minuten goldgelb anbraten.

4 Gleichzeitig die Butter in einem kleinen Topf erhitzen und den Salbei darin kurz schwenken. Mit Zucker und etwas Salz würzen. Seezungenfilets mit Salbeibutter beträufeln, mit Zitronenscheiben garnieren und auf der Peperonata anrichten. Mit Kräuter-Zitronen-Couscous servieren.

>>

Carb 150

1 Portion (590 g) liefert 740 kcal, 46 g Fett, 44 g Kohlenhydrate, 44 g Eiweiß. Die Energiedichte liegt bei 125 kcal/100 g.

> ½ kleine Bio-Zitrone, Salz, 200 ml Wasser, 100 g Couscous (ungekocht), 2 EL frisch gehackte glatte Petersilie, 2 EL frisch gehacktes Basilikum, 4 EL Olivenöl, weißer Pfeffer, 1 (150 g) gelbe Paprikaschote, 200 g rote Paprikaschoten, 2 kleine Knoblauchzehen, 1 EL Aceto balsamico (hell), ½ TL Chilipulver, 1 TL frische Thymianblättchen, 6–8 Salbeiblätter, 2 (à 200 g) Seezungenfilets (ohne Haut), 1 EL Zitronensaft, 50 g Butter, 1 Prise Zucker, 4–6 Zitronenscheiben

> Zubereitung wie Carb100.

Carb 200

1 Portion (645 g) liefert 810 kcal, 46 g Fett, 53 g Kohlenhydrate, 46 g Eiweiß. Die Energiedichte liegt bei 125 kcal/100 g.

> ½ kleine Bio-Zitrone, Salz, 250 ml Wasser, 125 g Couscous (ungekocht), 3 EL frisch gehackte glatte Petersilie, 3 EL frisch gehacktes Basilikum, 4 EL Olivenöl, weißer Pfeffer, 200 g gelbe Paprikaschoten, 200 g rote Paprikaschoten, 2 kleine Knoblauchzehen, 1 EL Aceto balsamico (hell), ½ TL Chilipulver, 1 TL frische Thymianblättchen, 6–8 Salbeiblätter, 2 (à 200 g) Seezungenfilets (ohne Haut), 1 EL Zitronensaft, 50 g Butter, 1 Prise Zucker, 4–6 Zitronenscheiben

> Zubereitung wie Carb100.

Scharfe Zucchinispaghetti mit Garnelen und Aprikosen

Carb 100

Für 2 Personen

50 g Vollkornspaghetti (ungekocht)
Salz
2 (je 300 g) große Zucchini
200 g Aprikosen
½ Bund Koriandergrün
½ scharfe rote Chilischote
1 Frühlingszwiebel
300 g frische Garnelen
20 g Pinienkerne
5 EL Olivenöl
2–3 EL Aceto balsamico (hell)
2 EL Orangensaft
1 TL Honig
Pfeffer

1 Portion (620 g) liefert 600 kcal, 34 g Fett, 33 g Kohlenhydrate, 41 g Eiweiß. Die Energiedichte liegt bei 97 kcal/100 g.

1 Die Spaghetti in kochendem Salzwasser nach Packungsangabe bissfest garen. Inzwischen die Zucchini putzen, waschen und mit einem Spiralschneider in feine Streifen wie Spaghetti drehen. Oder die Zucchini mit einem Sparschäler wie Bandnudeln fein hobeln. Die Spaghetti abgießen und etwas abkühlen lassen.

2 Die Aprikosen waschen, halbieren, entsteinen und in mundgerechte Stücke schneiden. Das Koriandergrün waschen, trocken schütteln und fein hacken. Die Chilischote längs aufschneiden, putzen, waschen und in feine Streifen schneiden. Die Frühlingszwiebel putzen, waschen und in Ringe schneiden.

3 Die Garnelen kalt abbrausen und trocken tupfen. Die Pinienkerne in einer Pfanne ohne Fett anrösten, dann abkühlen lassen. In einer Pfanne 2 EL Olivenöl erhitzen, Frühlingszwiebel, Chili und Garnelen darin 2 Minuten anbraten. Die Garnelen mit Salz würzen.

4 Für das Dressing den Essig mit dem restlichen Olivenöl, Orangensaft, Honig, etwas Salz und Pfeffer verrühren.

5 Die Zucchinispaghetti und Vollkornspaghetti mit Garnelen, Aprikosen, Pinienkernen und Koriander vermengen. Alles mit dem Dressing mischen, mit Salz abschmecken und anrichten.

Carb 150

1 Portion (700 g) liefert 790 kcal, 54 g Fett, 54 g Kohlenhydrate, 50 g Eiweiß.Die Energiedichte liegt bei 113 kcal/100 g.

> 80 g Vollkornspaghetti (ungekocht), Salz, 2 (je 300 g) große Zucchini, 200 g Aprikosen, ½ Bund Koriandergrün, ½ scharfe rote Chilischote, 2 Frühlingszwiebeln, 350 g frische Garnelen, 25 g Pinienkerne, 6 EL Olivenöl, 2–3 EL Aceto balsamico (hell), 2 EL Orangensaft, 1 TL Honig, Pfeffer
> Zubereitung wie Carb100.

Carb 200

Portion (750 g) liefert 885 kcal, 43 g Fett, 65 g Kohlenhydrate, 57 g Eiweiß. Die Energiedichte liegt bei 118 kcal/100 g.

> 110 g Vollkornspaghetti (ungekocht), Salz, 2 (je 300 g) große Zucchini, 200 g Aprikosen, ½ Bund Koriandergrün, ½ scharfe rote Chilischote, 2 Frühlingszwiebeln, 400 g frische Garnelen, 30 g Pinienkerne, 6 EL Olivenöl, 2–3 EL Aceto balsamico (hell), 2 EL Orangensaft, 1 TL Honig, Pfeffer
> Zubereitung wie Carb100.

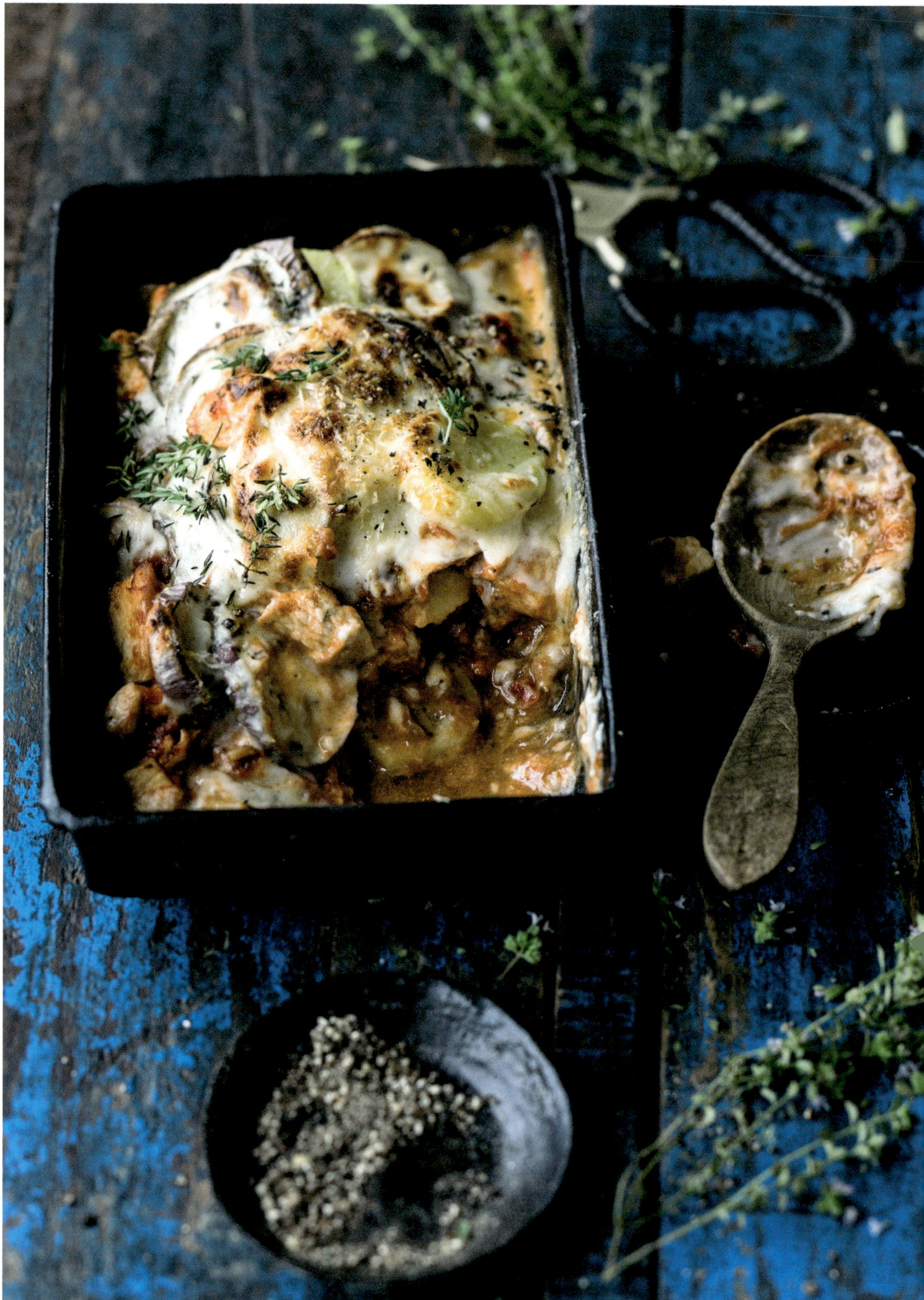

Putenmoussaka

Carb 100

Für 2 Personen

1 (300 g) Aubergine
Salz und Pfeffer
250 g festkochende Kartoffeln
½ Zwiebel
1 Knoblauchzehe
3–4 Zweige Thymian
3–4 Zweige Oregano
200 g Putenbrust
1 EL Olivenöl
1 EL Tomatenmark
300 g stückige Tomaten (Dose)
½ TL Zucker
40 g Parmesan
25 g Butter
20 g Mehl
250 ml Milch (3,5 % Fett)
4 g frisch geriebene Muskatnuss

1 Auflaufform (24 x 30 cm)

1 Portion (680 g) liefert 590 kcal, 29 g Fett, 35 g Kohlenhydrate, 42 g Eiweiß. Die Energiedichte liegt bei 87 kcal/100 g.

1 Den Backofen auf 180 °C (Ober-/Unterhitze) vorheizen. Ein Backblech mit Backpapier auslegen.

2 Die Aubergine waschen, in ca. 1 cm dicke Scheiben schneiden, auf das Backblech legen. Mit Salz und Pfeffer würzen. Die Auberginenscheiben im Ofen (oben) 10–15 Minuten backen. Zwischendurch die Scheiben wenden.

3 Die Kartoffeln schälen, waschen und in kochendem Salzwasser in 15–20 Minuten bissfest garen. Dann abgießen und abkühlen lassen.

4 Zwiebel und Knoblauch abziehen und fein würfeln. Thymian und Oregano waschen und trocken schütteln, die Blätter abzupfen und fein hacken. Die Putenbrust kalt abbrausen, trocken schütteln und in ca. 1 cm große Würfel schneiden.

5 In einer Pfanne 1 EL Olivenöl erhitzen, Zwiebel und Knoblauch darin glasig dünsten. Putenfleisch dazugeben und 1–2 Minuten anbraten. Das Tomatenmark dazugeben und unter Rühren 1 Minute mitbraten. Thymian, Oregano und Tomaten hinzufügen und unterrühren. Alles mit Zucker, Salz und Pfeffer würzen und offen bei kleiner Hitze 15 Minuten köcheln lassen.

6 Für die helle Soße den Parmesan reiben. Die Butter in einem kleinen Topf zerlassen, das Mehl darin unter Rühren 1–2 Minuten anschwitzen. Die Milch nach und nach dazugießen und unter Rühren aufkochen, bis die Soße sämig ist. 30 g Parmesan unterrühren. Die Soße mit Salz und Muskat würzen.

7 Inzwischen die Kartoffeln in dünne Scheiben schneiden und in die Auflaufform legen. Mit Salz und Pfeffer würzen. die Puten-Tomatenmasse auf den Kartoffeln verteilen. Die Auberginenscheiben dachziegelartig daraufschichten. Mit der hellen Soße übergießen und mit dem restlichen Parmesan bestreuen. Die Moussaka im Ofen (Mitte) in 35 Minuten goldgelb backen.

>>

Carb 150

1 Portion (765 g) liefert 705 kcal, 35 g Fett, 50 g Kohlenhydrate, 45 g Eiweiß. Die Energiedichte liegt bei 92 kcal/100 g.

> 1 (300 g) Aubergine, Salz und Pfeffer, 400 g festkochende Kartoffeln, ½ Zwiebel, 1 Knoblauchzehe, 3–4 Zweige Thymian, 3–4 Zweige Oregano, 200 g Putenbrust, 2 EL Olivenöl, 1 EL Tomatenmark, 300 g stückige Tomaten (Dose), ½ TL Zucker, 50 g Parmesan, 25 g Butter, 20 g Mehl, 250 ml Milch (3,5 % Fett), frisch geriebene Muskatnuss

> Zubereitung wie Carb100.

Carb 200

1 Portion (935 g) liefert 810 kcal, 39 g Fett, 61 g Kohlenhydrate, 48 g Eiweiß. Die Energiedichte liegt bei 87 kcal/100 g.

> 1 große (400 g) Aubergine, Salz und Pfeffer, 400 g festkochende Kartoffeln, 1 Zwiebel, 1 Knoblauchzehe, 3–4 Zweige Thymian, 3–4 Zweige Oregano, 200 g Putenbrust, 2 EL Olivenöl, 2 EL Tomatenmark, 300 g stückige Tomaten (Dose), ½ TL Zucker, 50 g Parmesan, 30 g Butter, 30 g Mehl, 300 ml Milch (3,5 % Fett), frisch geriebene Muskatnuss

> Zubereitung wie Carb100.

Hähnchen-Lauch-Gratin mit Kräutercreme

Carb 100

Für 2 Personen

50 g Vollkornfusilli (ungekocht)
Salz
2 Stangen (ca. 400 g) Lauch
25 g Parmesan
40 g Fontina-Käse
250 g Hähnchenbrustfilet
Pfeffer
2 EL frisch gehackte Kräuter (z. B. Kerbel, Thymian, Petersilie)
50 g Schmand
80 g Sahne

1 Auflaufform (32 x 20 cm)

1 Portion (520 g) liefert 590 kcal, 30 g Fett, 33 g Kohlenhydrate, 48 g Eiweiß. Die Energiedichte liegt bei 113 kcal/100 g.

1 Die Nudeln in kochendem Salzwasser nach Packungsangabe bissfest garen. Dann abgießen.

2 Den Lauch putzen und in Ringe schneiden. Die Lauchringe in ein Sieb geben und unter fließendem Wasser abbrausen und abtropfen lassen. Den Parmesan reiben. Den Fontina-Käse in Streifen schneiden. Den Backofen auf 180 °C (Umluft) vorheizen.

3 Hähnchenbrustfilet kalt abbrausen, trocken tupfen und längs der Faser in ca. 3 cm breite Streifen schneiden. Mit Salz und Pfeffer würzen. Lauchringe und Nudeln in einer Auflaufform verteilen und mit Salz und Pfeffer würzen. Die Fleischstreifen darauflegen.

4 Die Kräuter mit Schmand, Sahne und Parmesan verrühren. Den Schmand mit Salz und Pfeffer würzen und über den Auflauf gießen. Die Fontina-Streifen auf der Kräutercreme verteilen. Alles im Ofen (Mitte) 30–35 Minuten gratinieren.

Carb 150

1 Portion (615 g) liefert 790 kcal, 38 g Fett, 55 g Kohlenhydrate, 56 g Eiweiß. Die Energiedichte liegt bei 128 kcal/100 g.

> 125 g Vollkornfussili (ungekocht), Salz, 2 Stangen (ca. 400 g) Lauch, 30 g Parmesan, 60 g Fontina-Käse, 250 g Hähnchenbrustfilet, Pfeffer, 2 EL frisch gehackte Kräuter (z. B. Kerbel, Thymian, Petersilie), 60 g Schmand, 100 g Sahne
> Zubereitung wie Carb100.

Carb 200

1 Portion (680 g) liefert 900 kcal, 46 g Fett, 63 g Kohlenhydrate, 59 g Eiweiß. Die Energiedichte liegt bei 130 kcal/100 g.

> 140 g Vollkornfussili (ungekocht), Salz, 3 Stangen (ca. 500 g) Lauch, 30 g geriebener Parmesan, 60 g Fontina-Käse, 250 g Hähnchenbrustfilet, Pfeffer, 2 EL frisch gehackte Kräuter (z. B. Kerbel, Thymian, Petersilie), 100 g Schmand, 120 g Sahne
> Zubereitung wie Carb100.

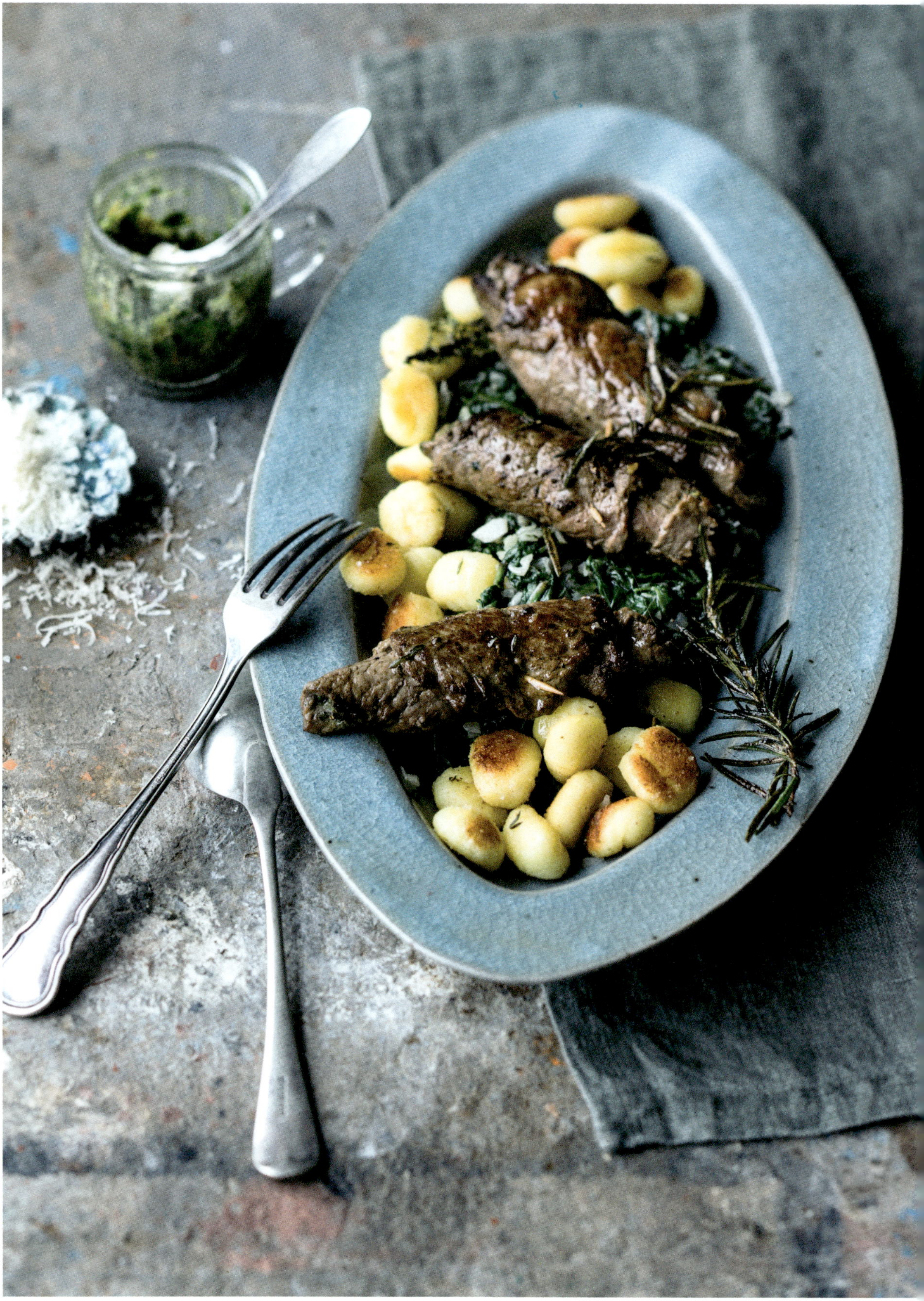

Pesto-Rindfleischröllchen mit Blattspinat und Thymian-Gnocchi

Carb 100

Für 2 Personen

200 g Gnocchi (Kühltheke)
2 Zweige Thymian
1 kg junger Blattspinat (frisch oder 300 g tiefgekühlt)
Salz
4 (à 50 g) Minutensteaks vom Rind
Pfeffer
30 g Pesto (Glas)
1 (100 g) Zwiebel
1 Knoblauchzehe
3 EL Olivenöl
20 g geriebener Parmesan
frisch geriebene Muskatnuss

4 kleine Holzspieße

1 Portion (440 g) liefert 550 kcal, 32 g Fett, 35 g Kohlenhydrate, 36 g Eiweiß. Die Energiedichte liegt bei 125 kcal/100 g.

1 Die Gnocchi nach Packungsangabe kochen. Den Thymian waschen, trocken schütteln und die Blätter abzupfen. Den Spinat verlesen, putzen und waschen. Den Spinat in kochendem Salzwasser 2–3 Minuten blanchieren, dann herausnehmen, kalt abbrausen und abtropfen lassen. Den Spinat ausdrücken und grob hacken.

2 Die Steaks kalt abbrausen, trocken tupfen, zwischen Frischhaltefolie legen und flach klopfen. Jedes Steak mit Salz und Pfeffer würzen, mit 1 TL Pesto bestreichen, aufrollen und jeweils mit einem Holzspießchen verschließen.

3 Zwiebel und Knoblauch schälen und fein hacken. 1 EL Olivenöl in einer Pfanne erhitzen, Zwiebel und Knoblauch darin glasig dünsten. Den Spinat hinzufügen, 2–3 Minuten mitdünsten. Mit Parmesan bestreuen und mit Muskat, Salz und Pfeffer würzen.

4 1 EL Olivenöl in einer Pfanne erhitzen, die Gnocchi darin 2–3 Minuten braten. Mit Salz, Muskat und Pfeffer würzen. Das restliche Olivenöl in einer beschichteten Pfanne erhitzen, die Steakröllchen darin bei mittlerer Hitze von allen Seiten jeweils 2–3 Minuten anbraten. Mit Salz und Pfeffer würzen. Mit Spinat und Gnocchi anrichten. Die Gnocchi mit Thymian bestreuen.

Carb 150

1 Portion (575 g) liefert 705 kcal, 37 g Fett, 51 g Kohlenhydrate, 42 g Eiweiß. Die Energiedichte liegt bei 123 kcal/100 g.

> 300 g Gnocchi (Kühltheke), 2 ½ Zweige Thymian, 1,5 kg junger Blattspinat (frisch oder 450 g tiefgekühlt), Salz, 4 (à 50 g) Minutensteaks vom Rind, Pfeffer, 40 g Pesto (Glas), 1 (100 g) Zwiebel, 1 Knoblauchzehe, 3 EL Olivenöl, 30 g geriebener Parmesan, frisch geriebene Muskatnuss, 4 kleine Holzspieße
> Zubereitung wie Carb100.

Carb 200

1 Portion (680 g) liefert 845 kcal, 42 g Fett, 65 g Kohlenhydrate, 56 g Eiweiß. Die Energiedichte liegt bei 124 kcal/100 g.

> 400 g Gnocchi (Kühltheke), 3 Zweige Thymian, 1,5 kg junger Blattspinat (frisch oder 450 g tiefgekühlt), Salz, 6 (à 50 g) Minutensteaks vom Rind, Pfeffer, 50 g Pesto (Glas), 1 (100 g) Zwiebel, 1 Knoblauchzehe, 3 EL Olivenöl, 30 g geriebener Parmesan, frisch geriebene Muskatnuss, 6 kleine Holzspieße
> Zubereitung wie Carb100.

Lamm-Köfte mit Taboulé

Carb 100
Für 2 Personen

60 g Hirse (ungekocht)
120 ml Wasser
Salz
1 Knoblauchzehe
2 (à 20 g) Frühlingszwiebeln
150 g Strauchtomaten
50 g glatte Petersilie
50 g frische Minze
1 scharfe rote Chilischote
1 kleine Zitrone
4 EL Olivenöl
Pfeffer
200 g Lammhackfleisch
1 Ei (Größe M)
½ TL gemahlener Kreuzkümmel
½ TL rosenscharfes Paprikapulver
120 g Joghurt (3,5 % Fett)

1 Portion (490 g) liefert 600 kcal, 38 g Fett, 32 g Kohlenhydrate, 31 g Eiweiß. Die Energiedichte liegt bei 122 kcal/100 g.

1 Die Hirse und 120 ml Salzwasser in einem Topf aufkochen, dann vom Herd nehmen und 10 Minuten quellen lassen.

2 Inzwischen den Knoblauch abziehen. Die Frühlingszwiebeln putzen, waschen und in Ringe schneiden. Die Tomaten waschen, vierteln, entkernen und klein würfeln. Die Kräuter waschen und trocken schütteln, die Blätter abzupfen und fein hacken. Die Chilischote längs aufschneiden, putzen, waschen und fein hacken. Den Saft der Zitrone auspressen.

3 Frühlingszwiebeln, Tomaten, Kräuter und Chili in eine Schüssel geben. Die Hirse mit einer Gabel auflockern und unterrühren. Den Knoblauch dazupressen. Den Zitronensaft und 3 EL Olivenöl unterrühren. Mit Salz und Pfeffer würzen und 10 Minuten ziehen lassen.

4 Das Lammhackfleisch in eine Schüssel geben und mit Ei, Kreuzkümmel, Paprikapulver, Salz und Pfeffer verkneten. Aus der Masse kleine Bällchen formen. Das restliche Öl in einer beschichteten Pfanne erhitzen, die Bällchen darin rundherum 5–6 Minuten braten. Das Taboulé mit den Lamm-Köfte und dem Joghurt obenauf servieren.

Carb 150

1 Portion (600 g) liefert 790 kcal, 44 g Fett, 55 g Kohlenhydrate, 43 g Eiweiß. Die Energiedichte liegt bei 132 kcal/100 g.

> 100 g Hirse (ungekocht), Salz, 200 ml Wasser, 1 Knoblauchzehe, 2 (à 20 g) Frühlingszwiebeln, 200 g Strauchtomaten, 50 g glatte Petersilie, 50 g frische Minze, 1 scharfe rote Chilischote, 1 kleine Zitrone, 25 g getrocknete Cranberrys, 4 EL Olivenöl, Pfeffer, 300 g Lammhackfleisch, 1 Ei (Größe M), ½ TL gemahlener Kreuzkümmel, ½ TL rosenscharfes Paprikapulver, 120 g Joghurt (3,5 % Fett)

> Zubereitung wie Carb100, aber: in Schritt 3 die Cranberrys mit den anderen Zutaten in der Schüssel mischen.

Carb 200

1 Portion (670 g) liefert 895 kcal, 52 g Fett, 62 g Kohlenhydrate, 44 g Eiweiß. Die Energiedichte liegt bei 134 kcal/100 g.

> 110 g Hirse (ungekocht), Salz, 220 ml Wasser, 1 Knoblauchzehe, 2 (à 20 g) Frühlingszwiebeln, 250 g Strauchtomaten, 50 g glatte Petersilie, 50 g frische Minze, 1 scharfe rote Chilischote, 1 kleine Zitrone, 30 g getrocknete Cranberrys, 5 ½ EL Olivenöl, Pfeffer, 300 g Lammhackfleisch, 1 Ei (Größe M), ½ TL gemahlener Kreuzkümmel, ½ TL rosenscharfes Paprikapulver, 120 g Joghurt (3,5 % Fett)

> Zubereitung wie Carb100, aber: in Schritt 3 die Cranberrys und 4 EL Olivenöl mit den anderen Zutaten in der Schüssel mischen.

Fenchel-Kartoffel-Auflauf mit Speck und Pecorino

Carb 100

Für 2 Personen

400 g Fenchelknollen
300 g mehligkochende Kartoffeln
8 frische Salbeiblätter
1 Ei (Größe S)
60 g Sahne
40 ml Milch (3,5 % Fett)
30 g geriebener Parmesan
Salz und Pfeffer
50 g Speckwürfel
80 g Pecorino-Käse in Scheiben (alternativ Raclette-Käse)

1 Auflaufform (20 x 24 cm)

1 Portion (510 g) liefert 595 kcal, 38 g Fett, 31 g Kohlenhydrate, 31 g Eiweiß. Die Energiedichte liegt bei 117 kcal/100 g.

1 Den Backofen auf 180 °C (Umluft) vorheizen. Den Fenchel putzen und den trockenen Strunk entfernen. Die Fenchelknollen waschen und in sehr feine Scheiben schneiden. Die Kartoffeln schälen und ebenfalls in sehr feine Scheiben schneiden.

2 Die Salbeiblätter waschen, trocken tupfen und fein hacken. Das Ei mit Sahne, Milch, Parmesan, Salbei, Salz und Pfeffer verquirlen.

3 Zuerst die Kartoffelscheiben in einer Auflauffom verteilen und mit Salz und Pfeffer würzen. Die Hälfte der Eiermasse darübergießen und mit der Hälfte der Speckwürfel bestreuen. Die Fenchelscheiben daraufgeben, mit Salz und Pfeffer würzen und mit der restlichen Eiermasse übergießen. Die übrigen Speckwürfel darüberstreuen.

4 Die Pecorino-Scheiben gleichmäßig auf dem Auflauf verteilen. Alles im Ofen (Mitte) 35–40 Minuten gratinieren.

Carb 150

1 Portion (560 g) liefert 795 kcal, 52 g Fett, 45 g Kohlenhydrate, 37 g Eiweiß. Die Energiedichte liegt bei 142 kcal/100 g.

> 400 g Fenchelknollen, 300 g mehligkochende Kartoffeln, 8 frische Salbeiblätter, 1 Ei (Größe M), 70 g Sahne, 30 ml Milch (3,5 % Fett), 30 g geriebener Parmesan, Salz und Pfeffer, 70 g Speckwürfel, 100 g Pecorino-Käse in Scheiben (alternativ Raclette-Käse), 40 g Semmelbrösel, 15 g weiche Butter

> Zubereitung wie Carb100, aber: in Schritt 4 die Semmelbrösel mit der Butter verkneten. 5 Minuten vor dem Ende der Backzeit die Butterbrösel über den Auflauf streuen.

Carb 200

Portion (620 g) liefert 900 kcal, 57 g Fett, 57 g Kohlenhydrate, 39 g Eiweiß. Die Energiedichte liegt bei 145 kcal/100 g.

> 400 g Fenchelknollen, 400 g mehligkochende Kartoffeln, 8 frische Salbeiblätter, 1 Ei (Größe M), 90 g Sahne, 20 ml Milch (3,5 % Fett), 30 g geriebener Parmesan, Salz und Pfeffer, 70 g Speckwürfel, 100 g Pecorino-Käse in Scheiben (alternativ Raclette-Käse), 50 g Semmelbrösel, 20 g weiche Butter

> Zubereitung wie Carb150.

Schweinemedaillons mit Orangensoße und Möhrentagliatelle

Carb 100

Für 2 Personen

2 Bio-Orangen
200 g Möhren
50 g Bandnudeln (ungekocht)
Salz
6 (à 50 g) Schweinemedaillons
1 TL gemahlener Piment
1 TL Nelkenpulver
2 Msp. Cayennepfeffer
Pfeffer
2 EL Olivenöl
20 g kalte Butter
1 EL Mehl

1 Portion (425 g) liefert 510 kcal, 22 g Fett, 37 g Kohlenhydrate, 39 g Eiweiß. Die Energiedichte liegt bei 120 kcal/100 g.

1 Die Orangen heiß waschen und abtrocknen, von 1 Orange die Schale abreiben und den Saft auspressen. Die zweite Orange samt weißer Haut schälen und mit einem sehr scharfen Messer die Fruchtfilets zwischen den Trennhäuten herausschneiden. Die Möhren putzen und mit einem Sparschäler in dünne Streifen wie Bandnudeln hobeln.

2 Die Bandnudeln in Salzwasser nach Packungsangabe bissfest garen, dabei kurz vor dem Ende der Garzeit die Möhrenstreifen hinzufügen und mitgaren. Dann Nudeln und Möhren abgießen und warm halten.

3 Die Schweinemedaillons kalt abbrausen und trocken tupfen. Piment mit Nelkenpulver, Cayennepfeffer, Salz und Pfeffer mischen und das Fleisch damit einreiben. In einer Pfanne das Olivenöl erhitzen, das Fleisch darin von beiden Seiten 1–2 Minuten kräftig braten, dann herausnehmen.

4 Orangensaft und -schale in die Pfanne geben und kurz aufkochen. Butter und Mehl mit einem Schneebesen nach und nach unter die Soße schlagen. Orangenfilets und Fleisch hinzufügen und offen bei kleiner Hitze 10–15 Minuten einkochen lassen. Die Medaillons mit der Orangensoße und den Möhrentagliatelle servieren.

Carb 150

1 Portion (500 g) liefert 700 kcal, 33 g Fett, 50 g Kohlenhydrate, 41 g Eiweiß. Die Energiedichte liegt bei 140 kcal/100 g.

> 2 Bio-Orangen, 300 g Möhren, 80 g Bandnudeln (ungekocht), Salz, 6 (à 50 g) Schweinemedaillons, 1 TL gemahlener Piment, 1 TL Nelkenpulver, 2 Msp. Cayennepfeffer, Pfeffer, 4 EL Olivenöl, 20 g kalte Butter, 1 EL Mehl
> Zubereitung wie Carb100.

Carb 200

1 Portion (620 g) liefert 800 kcal, 34 g Fett, 65 g Kohlenhydrate, 55 g Eiweiß. Die Energiedichte liegt bei 129 kcal/100 g.

> 2 Bio-Orangen, 400 g Möhren, 120 g Bandnudeln (ungekocht), Salz, 8 (à 50 g) Schweinemedaillons, 1 TL gemahlener Piment, 1 TL Nelkenpulver, 2 Msp. Cayennepfeffer, Pfeffer, 4 EL Olivenöl, 20 g kalte Butter, 1 EL Mehl
> Zubereitung wie Carb100.

Mediterraner Eiersalat

Carb 100

Für 2 Personen

4 Eier (Größe M)
50 g getrocknete Tomaten (in Öl eingelegt)
30 g Mais (Dose)
30 g grüne Oliven, 30 g schwarze Oliven (in Wasser eingelegt, ohne Stein)
60 g Kapernäpfel (frisch oder Glas)
1 Fenchelknolle
120 g rote Zwiebeln
100 g Cocktailtomaten
8 frische Basilikumblätter
2 EL Olivenöl
1 EL Aceto balsamico (dunkel)
1–2 EL getrocknete italienische Kräuter
Salz und Pfeffer
2 Scheiben (à 30 g) Ciabatta

1 Portion (510 g) liefert 595 kcal, 38 g Fett, 31 g Kohlenhydrate, 31 g Eiweiß. Die Energiedichte liegt bei 117 kcal/100 g.

1 Die Eier in kochendem Wasser in 10 Minuten hart kochen. Inzwischen getrocknete Tomaten, Mais, Oliven und Kapernäpfel abtropfen lassen.

2 Den Fenchel putzen und den trockenen Strunk entfernen. Die Knolle waschen und längs in Scheiben schneiden. Die Zwiebeln schälen und in Ringe schneiden. Die Tomaten waschen und in Scheiben schneiden

3 Die Eier herausnehmen, kalt abschrecken, pellen und vierteln. Die getrockneten Tomaten in Streifen, die Oliven und Kapernäpfel in Scheiben schneiden. Das Basilikum waschen, trocken schütteln und klein schneiden. Alle Zutaten in eine Schüssel geben.

4 Das Olivenöl mit Essig, getrockneten Kräutern, Salz und Pfeffer verrühren und das Dressing mit dem Salat mischen. Den Eiersalat mit Salz und Pfeffer abschmecken und mit Ciabatta genießen.

Carb 150

1 Portion (505 g) liefert 730 kcal, 47 g Fett, 47 g Kohlenhydrate, 29 g Eiweiß. Die Energiedichte liegt bei 144 kcal/100 g.

> 5 Eier (Größe M), 50 g getrocknete Tomaten (in Öl eingelegt), 50 g Mais (Dose), 30 g grüne Oliven (in Wasser eingelegt, ohne Stein), 30 g schwarze Oliven (in Wasser eingelegt, ohne Stein), 60 g Kapernäpfel (frisch oder Glas), 1 Fenchelknolle, 120 g rote Zwiebeln, 100 g Cocktailtomaten, 8 frische Basilikumblätter, 3 EL Olivenöl, 1 EL Aceto balsamico (dunkel), 1–2 EL getrocknete italienische Kräuter, Salz und Pfeffer, 4 Scheiben (à 30 g) Ciabatta

> Zubereitung wie Carb100.

Carb 200

1 Portion (580 g) liefert 850 kcal, 51 g Fett, 65 g Kohlenhydrate, 36 g Eiweiß. Die Energiedichte liegt bei 147 kcal/100 g.

> 6 Eier (Größe M), 50 g getrocknete Tomaten (in Öl eingelegt), 75 g Mais (Dose), 30 g grüne Oliven (in Wasser eingelegt, ohne Stein), 30 g schwarze Oliven (in Wasser eingelegt, ohne Stein), 60 g Kapernäpfel (frisch oder Glas), 1 Fenchelknolle, 120 g rote Zwiebeln, 100 g Cocktailtomaten, 8 frische Basilikumblätter, 3 EL Olivenöl, 1 EL Aceto balsamico (dunkel), 1-2 EL getrocknete italienische Kräuter, Salz und Pfeffer, 6 Scheiben (à 30 g) Ciabatta

> Zubereitung wie Carb100.

Frittata mit Gurken-Cranberry-Salat

Carb 100

Für 2 Personen

1 (300 g) Gurke
50 g Cranberrys
½ Zitrone (3 EL Zitronensaft)
2 EL Olivenöl
1 EL Honig
Salz und weißer Pfeffer
2 EL frisch gehackte glatte Petersilie
2 Schalotten
4 Eier (Größe M)
2 EL Milch (3,5 % Fett)
1 EL frische Thymianblättchen
20 g geriebener Parmesan
10 g Butter

1 Portion (405 g) liefert 500 kcal, 32 g Fett, 30 g Kohlenhydrate, 21 g Eiweiß. Die Energiedichte liegt bei 123 kcal/100 g.

1 Für den Salat die Gurke schälen, fein würfeln und mit den Cranberrys vermengen. Den Saft der Zitrone auspressen und mit Olivenöl, Honig Salz und Pfeffer verrühren. Das Dressing mit Gurke und Cranberrys mischen. Den Salat mit Petersilie bestreuen.

2 Die Schalotten abziehen und in Ringe schneiden. Die Eier mit Milch, Thymianblättchen und Parmesan verquirlen. Die Eiermischung mit Salz und Pfeffer würzen.

3 In einer beschichteten Pfanne die Butter erhitzen, die Schalotten darin glasig dünsten. Mit Salz und Pfeffer würzen. Die Eiermasse dazugießen und bei kleiner Hitze 5 Minuten stocken lassen, dann wenden und die andere Seite kurz ausbacken. Die Frittata mit dem Gurken-Cranberry-Salat servieren.

Carb 150

1 Portion (535 g) liefert 690 kcal, 43 g Fett, 41 g Kohlenhydrate, 29 g Eiweiß. Die Energiedichte liegt bei 126 kcal/100 g.

> 1 (350 g) Gurke, 75 g Cranberrys, 3 EL Zitronensaft, 2 EL Olivenöl, 1 EL Honig, Salz und weißer Pfeffer, 2 EL frisch gehackte glatte Petersilie, 2 Schalotten, 6 Eier (Größe M), 3 EL Milch (3,5 % Fett), 1 EL frische Thymianblättchen, 20 g geriebener Parmesan, 20 g Butter

> Zubereitung wie Carb100.

Carb 200

1 Portion (760 g) liefert 805 kcal, 46 g Fett, 65 g Kohlenhydrate, 31 g Eiweiß. Die Energiedichte liegt bei 106 kcal/100 g.

> 1 (400 g) Gurke, 100 g Cranberrys, 3 EL Zitronensaft, 2 EL Olivenöl, 2 EL Honig, Salz und weißer Pfeffer, 2 EL frisch gehackte glatte Petersilie, 2 Schalotten, 6 Eier (Größe M), 3 EL Milch (3,5 % Fett), 1 EL frische Thymianblättchen, 30 g geriebener Parmesan, 20 g Butter, 2 Gläser Apfelsaftschorle

> Zubereitung wie Carb 100, aber: nach Schritt 3 die Apfelsaftschorle zum Essen genießen.

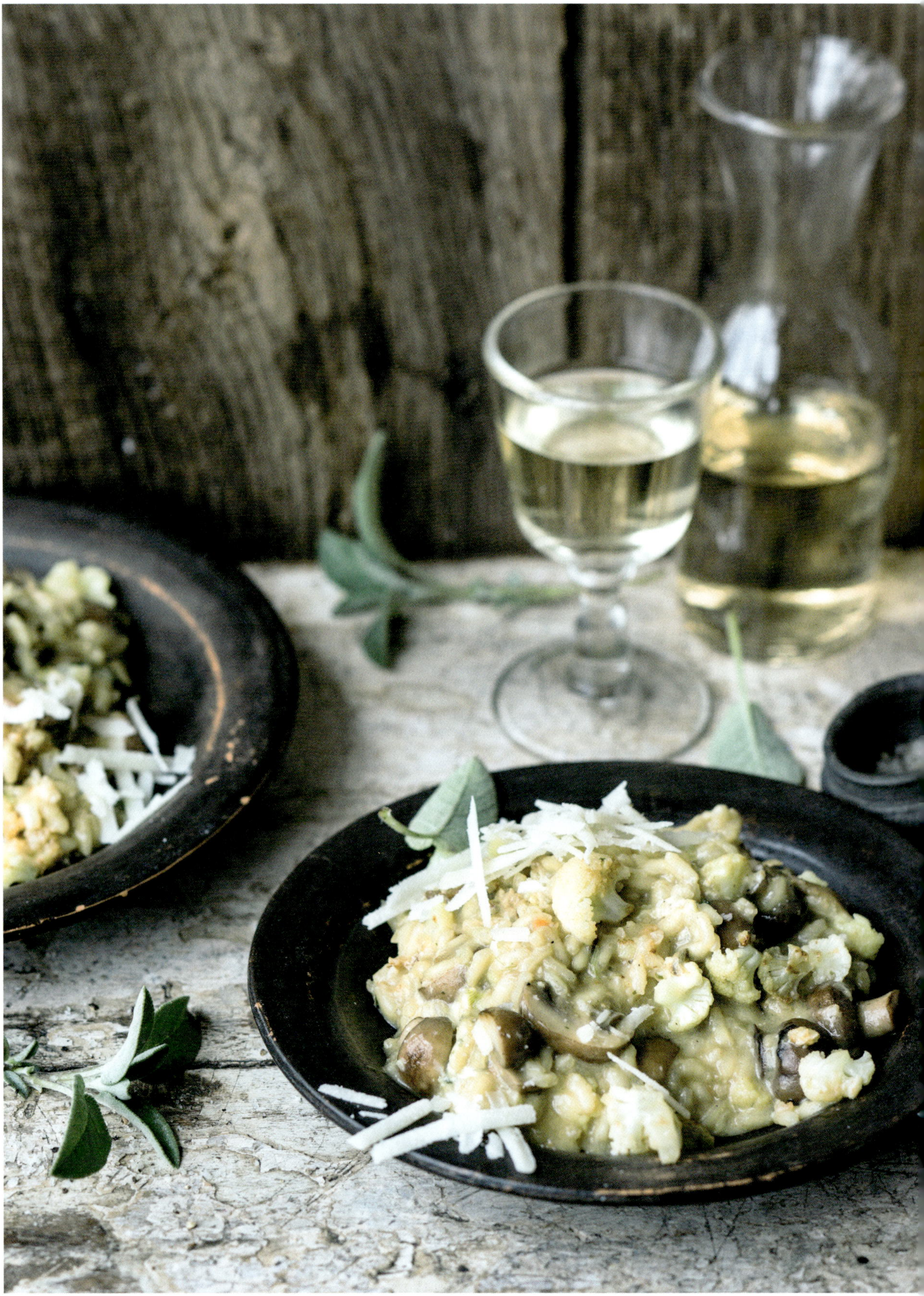

Pilz-Blumenkohl-Risotto

Carb 100

Für 2 Personen

15 g getrocknete Steinpilze
50 ml Wasser
400 g Blumenkohlröschen
300 g braune Champignons
6–8 frische Salbeiblätter
40 g Butter
Salz
schwarzer Pfeffer aus der Mühle
frisch geriebene Muskatnuss
40 g Frühlingszwiebeln
60 g Parmesan
1 EL Olivenöl
70 g Risotto-Reis (ungekocht)
200 ml Gemüsebrühe
30 g Schmelzkäse (Vollfett- oder Rahmstufe)

1 Portion (480 g) liefert 580 kcal, 38 g Fett, 34 g Kohlenhydrate, 26 g Eiweiß. Die Energiedichte liegt bei 121 kcal/100 g.

1 Die Steinpilze in 50 ml heißem Wasser 15 Minuten einweichen. Den Blumenkohl putzen, waschen, trocken tupfen und mit einer Küchenmaschine oder mit einer Reibe zu Reiskorngröße raspeln. Den Blumenkohl möglichst nicht zu klein raspeln.

2 Die Champignons putzen, abreiben und vierteln. Den Salbei waschen, trocken tupfen und in Streifen schneiden. Die Steinpilze abgießen und 3 EL Einweichwasser auffangen. In einer beschichteten Pfanne die Hälfte der Butter zerlassen. Den Salbei darin kurz schwenken, dann die Champignons dazugeben und 2–3 Minuten braten. Steinpilze und 2 EL Einweichwasser dazugeben. Mit Salz, Pfeffer und Muskat würzen. Alles bei kleiner Hitze 8–10 Minuten köcheln lassen.

3 Die Frühlingszwiebeln putzen, waschen und fein hacken. Den Parmesan fein reiben. In einem kleinen Topf das Olivenöl erhitzen, Frühlingszwiebeln und Reis darin unter Rühren glasig dünsten. 3 EL Brühe und 1 EL Einweichwasser dazugeben und bei kleiner Hitze köcheln lassen, dabei zwischendurch umrühren. Sobald die Flüssigkeit aufgesogen ist, etwas Brühe dazugeben, köcheln lassen und gelegentlich umrühren. So fortfahren, bis die Brühe aufgebraucht und der Reis weich ist.

4 In einer großen beschichteten Pfanne die restliche Butter erhitzen. Die Blumenkohlrapsel dazugeben, mit Salz und Pfeffer würzen und unter Rühren 3 Minuten anbraten. Dann Reis und Champignons untermischen und 3 Minuten mitbraten. Den Schmelzkäse und drei Viertel von dem Parmesan unterrühren und alles weitere 2 Minuten garen. Der Blumenkohl sollte bissfest sein. Den Risotto auf zwei tiefen Tellern anrichten und mit dem restlichen Parmesan bestreuen.

>>

Carb 150

1 Portion (680 g) liefert 790 kcal, 50 g Fett, 54 g Kohlenhydrate, 31 g Eiweiß. Die Energiedichte liegt bei 116 kcal/100 g.

> 15 g getrocknete Steinpilze, 50 ml heißes Wasser, 400 g frische Blumenkohlröschen, 300 g braune Champignons, 6-8 frische Salbeiblätter, 40 g Butter, Salz, schwarzer Pfeffer aus der Mühle, frisch geriebene Muskatnuss, 40 g Frühlingszwiebeln, 80 g Parmesan, 1 EL Olivenöl, 120 g Risotto-Reis (ungekocht), 350 ml Gemüsebrühe, 30 g Schmelzkäse (Vollfett- oder Rahmstufe)

> Zubereitung wie Carb100.

Carb 200

1 Portion (750 g) liefert 890 kcal, 55 g Fett, 62 g Kohlenhydrate, 38 g Eiweiß. Die Energiedichte liegt bei 119 kcal/100 g.

> 15 g getrocknete Steinpilze, 50 ml heißes Wasser, 400 g frische Blumenkohlröschen, 500 g braune Champignons, 6-8 frische Salbeiblätter, 40 g Butter, Salz, schwarzer Pfeffer aus der Mühle, frisch geriebene Muskatnuss, 40 g Frühlingszwiebeln, 100 g Parmesan, 2 EL Olivenöl, 140 g Risotto-Reis (ungekocht), 350 ml Gemüsebrühe, 30 g Schmelzkäse (Vollfett- oder Rahmstufe)

> Zubereitung wie Carb100.

Gebackene weiße Bohnen mit Tomatensoße

Carb 100

Für 2 Personen

120 g frische weiße Riesenbohnen
360 ml Wasser
1 Zwiebel
1 Knoblauchzehe
300 g Staudensellerie
100 g Cocktailtomaten
4 EL Olivenöl
2 EL Tomatenmark
200 g passierte Tomaten
edelsüßes Paprikapulver
Salz und Pfeffer
100 g Feta
1–2 Handvoll glatte Petersilie
2 EL getrockneter Oregano

1 Auflaufform (20 x 24 cm)

1 Portion (520 g) liefert 590 kcal, 30 g Fett, 33 g Kohlenhydrate, 48 g Eiweiß. Die Energiedichte liegt bei 113 kcal/100 g.

1 Die Riesenbohnen mindestens 8 Stunden (am besten über Nacht) in 360 ml Wasser einweichen. Dann die Bohnen abgießen, in einem Topf mit reichlich Wasser in 60–90 Minuten bissfest garen. Zwiebel und Knoblauch schälen und klein hacken. Den Staudensellerie putzen, waschen und in feine Scheiben schneiden. Die Tomaten waschen und vierteln.

2 In einem Topf 2 EL Olivenöl erhitzen, Zwiebel und Knoblauch darin glasig dünsten. Tomatenmark dazugeben und unter Rühren 1 Minute mitdünsten. Den Staudensellerie hinzufügen und 3–4 Minuten dünsten. Die passierten Tomaten dazugießen und aufkochen. Mit Paprikapulver, Salz und Pfeffer abschmecken.

3 Den Backofen auf 200 °C (Ober-/Unterhitze) vorheizen. Den Feta mit einer Gabel zerbröseln. Die Bohnen abgießen und abtropfen lassen. Die Tomatensoße in eine Auflaufform geben, die Bohnen und Tomaten untermischen. Den Feta darüberstreuen und das restliche Olivenöl darüberträufeln.

4 Die Bohnen im Ofen (Mitte) 30 Minuten backen. Inzwischen die Petersilie waschen und trocken schütteln, die Blätter abzupfen und klein hacken. Die gebackenen Bohnen aus dem Ofen nehmen, mit Petersilie und Oregano bestreuen und servieren.

>>

Carb 150

1 Portion (630 g) liefert 690 kcal, 41 g Fett, 42 g Kohlenhydrate, 34 g Eiweiß. Die Energiedichte liegt bei 109 kcal/100 g.

> 150 g frische weiße Riesenbohnen, 450 ml Wasser, 1 Zwiebel, 1 Knoblauchzehe, 300 g Staudensellerie, 100 g Cocktailtomaten, 5 EL Olivenöl, 2 EL Tomatenmark, 200 g passierte Tomaten, edelsüßes Paprikapulver, Salz und Pfeffer, 150 g Feta, 1–2 Handvoll glatte Petersilie, 2 EL getrockneter Oregano

> Zubereitung wie Carb100.

Carb 200

1 Portion (785 g) liefert 830 kcal, 7 g Fett, 60 g Kohlenhydrate, 41 g Eiweiß. Die Energiedichte liegt bei 106 kcal/100 g.

> 150 g weiße Riesenbohnen (frisch), 450 ml Wasser, 1 Zwiebel, 1 Knoblauchzehe, 300 g Staudensellerie, 100 g Cocktailtomaten, 5 EL Olivenöl, 4 EL Tomatenmark, 200 g passierte Tomaten, edelsüßes Paprikapulver, Salz und Pfeffer, 200 g Feta, 150 g Mais (Dose), 1–2 Handvoll glatte Petersilie, 2 EL getrockneter Oregano

> Zubereitung wie Carb100, aber: in Schritt 3 die Soße in eine Auflaufform geben, Bohnen und Mais untermischen. Den Feta darüberstreuen und das restliche Olivenöl darüberträufeln.

Gefüllte Tomaten mit Ziegenfrischkäse

Carb 100

Für 2 Personen

4 große (à 300 g) Fleischtomaten
1 Zweig Thymian
1 Zweig Rosmarin
200 g Ziegenfrischkäse
2 EL Olivenöl
1 EL Honig
Salz
schwarzer Pfeffer aus der Mühle
2 Scheiben (à 30 g) Baguette

1 Auflaufform (20 x 24 cm)

1 Portion (745 g) liefert 555 kcal, 35 g Fett, 34 g Kohlenhydrate, 25 g Eiweiß. Die Energiedichte liegt bei 74 kcal/100 g.

1 Den Backofen auf 200 °C (Ober-/Unterhitze) vorheizen. Die Tomaten waschen, die Stielansätze entfernen und einen Deckel abschneiden. Das Innere der Tomaten mit einem Teelöffel entfernen und aufheben.

2 Thymian und Rosmarin waschen und trocken schütteln, die Blättchen und Nadeln abzupfen und fein hacken. 1 EL Kräuter abnehmen und mit dem Inneren der Tomaten, Ziegenfrischkäse, Olivenöl und Honig verrühren. Mit Salz und Pfeffer würzen.

3 Die Tomaten jeweils mit der Creme füllen und den Deckel daraufsetzen. Die Tomaten in eine ofenfeste Form setzen und im Ofen (Mitte) 20 Minuten überbacken.

4 Die Baguettescheiben toasten. Die Tomaten anrichten und mit den restlichen Kräutern bestreuen. Das geröstete Baguette dazu genießen.

Carb 150

1 Portion (800 g) liefert 705 kcal, 45 g Fett, 41 g Kohlenhydrate, 33 g Eiweiß. Die Energiedichte liegt bei 88 kcal/100 g.

> 4 große (à 300 g) Fleischtomaten, 1 Zweig Thymian, 1 Zweig Rosmarin, 300 g Ziegenfrischkäse, 2 EL Olivenöl, 2 EL Honig, Salz, schwarzer Pfeffer aus der Mühle, 2 Scheiben (à 30 g) Baguette

> Zubereitung wie Carb100.

Carb 200

Portion (835 g) liefert 800 kcal, 46 g Fett, 59 g Kohlenhydrate, 35 g Eiweiß. Die Energiedichte liegt bei 96 kcal/100 g.

> 4 große (à 300 g) Fleischtomaten, 1 Zweig Thymian, 1 Zweig Rosmarin, 300 g Ziegenfrischkäse, 2 EL Olivenöl, 3 EL Honig, Salz, schwarzer Pfeffer aus der Mühle, 4 Scheiben (à 30 g) Baguette

> Zubereitung wie Carb100.

Literaturhinweise

Für jedes Thema habe ich nur ein paar aus meiner Sicht wesentliche Arbeiten herausgegriffen. Die Quellen sind zeitlich angeordnet.

Teil 1: Die Lebensstilfallen

Übergewichtsepidemie

Rosario AS, Kurth BM, Stolzenberg H, et al. Body mass index percentiles for children and adolescents in Germany based on a nationally representative sample (KiGGS 2003-2006). Eur J Clin Nutr 2010;64(4):341-9.

Ng M, Fleming T, Robinson M, et al. Global, regional, and national prevalence of overweight and obesity in children and adults during 1980-2013: a systematic analysis for the Global Burden of Disease Study 2013. Lancet 2014;384(9945):766-81.

Wirth A, Wabitsch M, Hauner H. Clinical practice guideline: The prevention and treatment of obesity. Dtsch Arztebl Int 2014;111:705–13

Westphal C, Doblhammer G. Projections of trends in overweight in the elderly population in Germany until 2030 and international comparison. Obes Facts 2014;7(1):57-68.

Cohen E, Cragg M, deFonseka J, Hite A, et al. Statistical review of US macronutrient consumption data, 1965-2011: Americans have been following dietary guidelines, coincident with the rise in obesity. Nutrition 2015;31:727-32.

Geschichte der Ernährungsempfehlungen

Atwater WO. Food and Diet. Washington D.C.: U.S. Department of Agriculture; 1994.

Spiekermann U. Vollkorn für die Führer. Zur Geschichte der Vollkornbrotpolitik im Dritten Reich." Zeitschrift für Sozialgeschichte des 20 und 21 Jahrhunderts. 2001;16:91-128.

Gonder U, Worm N. Mehr Fett! Liebeserklärung an einen zu Unrecht verteufelten Nährstoff. Lünen, Systemed-Verlag, 2010.

Spiekermann U. Ordnungsträume. Zur Geschichte der Ernährungsempfehlungen im 19. und 20. Jahrhundert. Kassel: Kassel University Press; 2005.

Energiebilanz und neue Forschungsergebnisse von David Ludwig

Walsh CO, Ebbeling CB, Swain JF, et al. Effects of Diet Composition on Postprandial Energy Availability during Weight Loss Maintenance. PLoS ONE 2013;8(3):e58172.

Ludwig DS, Friedman MI. Always Hungry? Here's Why. The New York Times 2014 May 16, 2014.

Ludwig DS, Friedman MI. Increasing adiposity: consequence or cause of overeating? JAMA 2014;311(21):2167-8.

Smith JD, Hou T, Ludwig DS, et al. Changes in intake of protein foods, carbohydrate amount and quality, and long-term weight change: results from 3 prospective cohorts. Am J Clin Nutr 2015;101(6):1216-24.

Ludwig DS, Astrup A, Willett WC. The glycemic index: Reports of its demise have been exaggerated. Obesity (Silver Spring) 2015.

Bedeutung der Ballaststoffe

Ströhle A, Wolters M, Hahn A: Gesundheitliche Effekte von Ballaststoffen. Ein Update. Teil 1: Von der Struktur zur Funktion, Deutsch Apothek Z. 2012;152(31):3780-8.

Ströhle A, Wolters M, Hahn A. Gesundheitliche Effekte von Ballaststoffen. Ein Update. Teil 2: Systemische Effekte und Präventionspotenzial, Deutsch Apothek Z. 2012;152(32):3000-11

Kaczmarczyk MM, Miller MJ, Freund GG. The health benefits of dietary fiber: beyond the usual suspects of type 2 diabetes mellitus, cardiovascular disease and colon cancer. Metabolism 2012;61(8):1058-1066.

Parnell JA, Reimer RA. Prebiotic fiber modulation of the gut microbiota improves risk factors for obesity and the metabolic syndrome. Gut Microbes 2012;3(1):29-34.

Clark MJ, Slavin JL. The effect of fiber on satiety and food intake: a systematic review. J Am Coll Nutr 2013;32(3):200-211.

Kim Y, Je Y. Dietary fiber intake and total mortality: a meta-analysis of prospective cohort studies. Am J Epidemiol 2014;180(6):565-573.

Wu Y, Qian Y, Pan Y, et al. Association between dietary fiber intake and risk of coronary heart disease: A meta-analysis. Clin Nutr. 2015;34(4):603-11

Yao B, Fang H, Xu W, et al. Dietary fiber intake and risk of type 2 diabetes: a dose-response analysis of prospective studies. Eur J Epidemiol 2014;29(2):79-88.

Liu L, Wang S, Liu J. Fiber consumption and all-cause, cardiovascular, and cancer mortalities: a systematic review and meta-analysis of cohort studies. Mol Nutr Food Res 2015;59(1):139-146.

Yang Y, Zhao LG, Wu QJ, Ma X, Xiang YB. Association between dietary fiber and lower risk of all-cause mortality: a meta-analysis of cohort studies. Am J Epidemiol 2015;181(2):83-91.

Gesundes und krankes Übergewicht

Despres JP. What is „metabolically healthy obesity"?: from epidemiology to pathophysiological insights. J Clin Endocrinol Metab 2012;97(7):2283-2285.

Lafontan M. Adipose tissue and adipocyte dysregulation. Diabetes Metab 2014;40(1):16-28.

Corvera S, Gealekman O. Adipose tissue angiogenesis: impact on obesity and type-2 diabetes. Biochim Biophys Acta 2014;1842(3):463-72.

Ströhle A, Worm N. Gesundes Übergewicht. Warum das Übergewichts-Paradox nur scheinbar paradox ist. Med Monatsschr Pharm 2014;37(2):54-64;

Giordano A, Smorlesi A, Frontini A, et al. White, brown and pink adipocytes: the extraordinary plasticity of the adipose organ. Eur J Endocrinol 2014;170(5):R159-71.

Gustafson B, Hedjazifar S, Gogg S, et al. Insulin resistance and impaired adipogenesis. Trends Endocrinol Metab 2015;26(4):193-200.

Montgomery MK, Turner N. Mitochondrial dysfunction and insulin resistance: an update. Endocr Connect 2015;4(1):R1-R15.

Muskeln und Inaktivität

Bergouignan A, Rudwill F, Simon C, Blanc S. Physical inactivity as the culprit of metabolic inflexibility: Evidences from bed-rest studies. J Appl Physiol 2011;111(4):1201-10.

Pratesi A, Tarantini F, Di Bari M. Skeletal muscle: an endocrine organ. Clin Cases Miner Bone Metab 2013;10(1):11-14.

Hamilton MT, Hamilton DG, Zderic TW. Sedentary behavior as a mediator of type 2 diabetes. Med Sport Sci. 2014;60:11-26. D

Hong HC, Hwang SY, Choi HY, et al. Relationship between sarcopenia and nonalcoholic fatty liver disease: the Korean Sarcopenic Obesity Study. Hepatology 2014;59(5):1772-1778.

Ekelund U, Ward HA, Norat T, et al. Physical activity and all-cause mortality across levels of overall and abdominal adiposity in European men and women: the European Prospective Investigation into Cancer and Nutrition Study (EPIC). Am J Clin Nutr 2015;101(3):613-621.

Stress und Schlafdefizite

Lucassen EA, Zhao X, Rother KI, et al. Evening chronotype is associated with changes in eating behavior, more sleep apnea, and increased stress hormones in short sleeping obese individuals. PLoS One 2013;8(3):e56519.

Gonnissen HK, Hulshof T, Westerterp-Plantenga MS. Chronobiology, endocrinology, and energy- and food-reward homeostasis. Obes Rev. 2013;14(5):405-16.

Hogenkamp PS, Nilsson E, Nilsson VC, et al. Acute sleep deprivation increases portion size and affects food choice in young men. Psychoneuroendocrinology. 2013;38(9):1668-74.

Markwald RR, Melanson EL, Smith MR, et al. Impact of insufficient sleep on total daily energy expenditure, food intake, and weight gain. Proc Natl Acad Sci U S A. 2013;110(14):5695-700.

St-Onge MP. The role of sleep duration in the regulation of energy balance: effects on energy intakes and expenditure. J Clin Sleep Med 2013;9(1):73-80.

Cooper AJ, Westgate K, Brage S, Prevost AT, Griffin SJ, Simmons RK. Sleep duration and cardiometabolic risk factors among individuals with type 2 diabetes. Sleep Med 2015;16(1):119-125.

Sonne und Vitamin D

Pilz S, Kienreich K, Rutters F, et al. Role of vitamin D in the development of insulin resistance and type 2 diabetes. Curr Diab Rep 2013;13(2):261-70.

Girgis CM, Clifton-Bligh RJ, Hamrick MW, et al. The roles of vitamin D in skeletal muscle: form, function, and metabolism. Endocr Rev 2013;34(1):33-83.

Seida JC, Mitri J, Colmers IN, et al. Clinical review: Effect of vitamin D3 supplementation on improving glucose homeostasis and preventing diabetes: a systematic review and meta-analysis. J Clin Endocrinol Metab 2014;99(10):3551-60.

Richter K, Breitner S, Webb AR, et al. Influence of external, intrinsic and individual behaviour variables on serum 25(OH)D in a German survey. J Photochem Photobiol B 2014;140:120-9.

Peterson CA, Tosh AK, Belenchia AM. Vitamin D insufficiency and insulin resistance in obese adolescents. Ther Adv Endocrinol Metab 2014;5(6):166-89.

Klenk J, Rapp K, Denkinger M, et al. Objectively measured physical activity and vitamin D status in older people from Germany. J Epidemiol Community Health 2015;69(4):388-92.

Esteghamati A, Aryan Z, Esteghamati A, Nakhjavani M. Vitamin D Deficiency is Associated with Insulin Resistance in Nondiabetics and Reduced Insulin Production in Type 2 Diabetics. Horm Metab Res. 2015;47:273-9.

Abbasi F, Blasey C, Feldman D, et al. Low circulating 25-hydroxyvitamin d concentrations are associated with defects in insulin action and insulin secretion in persons with prediabetes. J Nutr. 2015;145:714-9.

Rauchen und Insulinresistenz

Narkiewicz K, van de Borne PJ, Hausberg M, et al. Cigarette smoking increases sympathetic outflow in humans. Circulation 1998;98(6):528-34.

Ostgren CJ, Lindblad U, Ranstam J, et al. Associations between smoking and beta-cell function in a non-hypertensive and non-diabetic population. Skaraborg Hypertension and Diabetes Project. Diabet Med 2000;17(6):445-50.

Bermudez EA, Rifai N, Buring JE, et al. Relation between markers of systemic vascular inflammation and smoking in women. Am J Cardiol 2002;89(9):1117-9.

Canoy D, Wareham N, Luben R, et al. Cigarette smoking and fat distribution in 21,828 British men and women: a population-based study. Obes Res 2005;13(8):1466-75.

Wittel UA, Pandey KK, Andrianifahanana M, et al. Chronic pancreatic inflammation induced by environmental tobacco smoke inhalation in rats. Am J Gastroenterol 2006;101(1):148-59.

Degens H, Gayan-Ramirez G, van Hees HW. Smoking-induced skeletal muscle dysfunction: from evidence to mechanisms. Am J Respir Crit Care Med. 2015;191(6):620-5.

Einfluss der Darmbakterien

Cardona F, Andres-Lacueva C, Tulipani S, et al. Benefits of polyphenols on gut microbiota and implications in human health. J Nutr Biochem 2013; 24(8):1415-22.

Wong JM. Gut microbiota and cardiometabolic outcomes: influence of dietary patterns and their associated components. Am J Clin Nutr 2014;100 Suppl 1:369S-77S.

Koutsos A, Tuohy KM, Lovegrove JA. Apples and Cardiovascular Health-Is the Gut Microbiota a Core Consideration? Nutrients 2015;7(6):3959-98.

Duda-Chodak A, Tarko T, Satora P, et al. Interaction of dietary compounds, especially polyphenols, with the intestinal microbiota: a review. Eur J Nutr 2015;54(3):325-41.

Duenas M, Munoz-Gonzalez I, Cueva C, et al. A survey of modulation of gut microbiota by dietary polyphenols. Biomed Res Int 2015;2015:850902.

Marin L, Miguelez EM, Villar CJ, et al. Bioavailability of dietary polyphenols and gut microbiota metabolism: antimicrobial properties. Biomed Res Int 2015;2015:905215.

Maukonen J, Saarela M. Human gut microbiota: does diet matter? Proc Nutr Soc 2015;74(1):23-36.

Wang D, Ho L, Faith J, et al. Role of intestinal microbiota in the generation of polyphenol-derived phenolic acid mediated attenuation of Alzheimer's disease beta-amyloid oligomerization. Mol Nutr Food Res. 2015;59(6):1025-40.

Ursachen und Folgen von Insulinresistenz

Tsatsoulis A, Mantzaris MD, Bellou S, Andrikoula M. Insulin resistance: An adaptive mechanism becomes maladaptive in the current environment - An evolutionary perspective. Metabolism 2013;62(5):622-633.

Ye J. Mechanisms of insulin resistance in obesity. Front Med 2013;7(1):14-24.

Eckardt K, Gorgens SW, Raschke S, Eckel J. Myokines in insulin resistance and type 2 diabetes. Diabetologia 2014;57(6):1087-1099.

Moreno-Navarrete JM, Novelle MG, Catalan V, et al. Insulin resistance modulates iron-related proteins in adipose tissue. Diabetes Care 2014;37(4):1092-1100.

Sansbury BE, Hill BG. Regulation of obesity and insulin resistance by nitric oxide. Free Radic Biol Med 2014;73c:383-399.

Shulman GI. Ectopic fat in insulin resistance, dyslipidemia, and cardiometabolic disease. N Engl J Med 2014;371(12):1131-1141.

Yatsuya H, Nihashi T, Li Y, et al. Independent association of liver fat accumulation with insulin resistance. Obes Res Clin Pract 2014;8(4):e350-355.

Asrih M, Jornayvaz FR. Metabolic syndrome and nonalcoholic fatty liver disease: Is insulin resistance the link? Mol Cell Endocrinol. 2015 Feb 24. pii: S0303-7207(15)00094-5.

Gustafson B, Hedjazifar S, Gogg S, Hammarstedt A, Smith U. Insulin resistance and impaired adipogenesis. Trends Endocrinol Metab 2015;26(4):193-200.

Montgomery MK, Turner N. Mitochondrial dysfunction and insulin resistance: an update. Endocr Connect 2015;4(1):R1-R15.

Nolan CJ, Ruderman NB, Kahn SE, Pedersen O, Prentki M. Insulin resistance as a physiological defense against metabolic stress: implications for the management of subsets of type 2 diabetes. Diabetes 2015;64(3):673-686.

Ursachen und Folgen der nichtalkoholischen Fettleber

Yki-Jarvinen H. Non-alcoholic fatty liver disease as a cause and a consequence of metabolic syndrome. Lancet Diabetes Endocrinol 2014;2(11):901-910.

Ahmed A, Wong RJ, Harrison SA. NAFLD Review: Diagnosis, Treatment and Outcomes. Clin Gastroenterol Hepatol. 2015;13(12):2062-70

Byrne CD, Targher G. NAFLD: a multisystem disease. J Hepatol 2015;62(1 Suppl):S47-64.

Jin R, Vos MB. Fructose and liver function - is this behind nonalcoholic liver disease? Curr Opin Clin Nutr Metab Care 2015;18(5):490-495.

Nobili V, Alkhouri N, Alisi A, et al. Nonalcoholic fatty liver disease: a challenge for pediatricians. JAMA Pediatr 2015;169(2):170-176.

Targher G, Byrne CD. A Perspective on Metabolic Syndrome and Nonalcoholic Fatty Liver Disease. Metab Syndr Relat Disord 2015;25(10):924-30

Targher G, Lonardo A, Rossini M. Nonalcoholic fatty liver disease and decreased bone mineral density: is there a link? J Endocrinol Invest. 2015;38(8):817-25.

Than NN, Newsome PN. A concise review of non-alcoholic fatty liver disease. Atherosclerosis 2015;239(1):192-202.

Whitsett M, VanWagner LB. Physical activity as a treatment of non-alcoholic fatty liver disease: A systematic review. World J Hepatol 2015;7(16):2041-2052.

Ströhle A, Stein J. Nichtalkoholische Fettlebererkrankung. Pathophysiologisch orientierte Diagnostik und Therapie. Med Monatsschr Pharm 2015; 38(5):166-178.

Teil 2: Mediterrane Mythen und Wahrheiten

Mediterrane Ernährung – eine Wunder-Ernährung?

Keys A. The diet and the development of coronary heart disease. J Chronic Dis 1956;4(4):364-80.

Keys A. Diet and the epidemiology of coronary heart disease. J Am Med Assoc 1957;164(17):1912-9.

Kromhout D, Keys A, Aravanis C, et al. Food consumption patterns in the 1960s in seven countries. Am J Clin Nutr 1989;49(5):889-94

Keys A. Mediterranean diet and public health: personal reflections. Am J Clin Nutr 1995;61(6 Suppl):1321S-3S.

Nestle M. Mediterranean diets: historical and research overview. Am J Clin Nutr 1995;61(6 Suppl):1313S-20S.

Fallon S, Enig MG. Internet: https://www.westonaprice.org/health-topics/the-mediterranean-diet-pasta-or-pastrami/.

Ferro-Luzzi A, Branca F. Mediterranean diet, Italian-style: prototype of a healthy diet. Am J Clin Nutr 1995;61(6 Suppl):1338S-45S.

Ferro-Luzzi A, James WP, Kafatos A. The high-fat Greek diet: a recipe for all? Eur J Clin Nutr 2002;56(9):796-809.

Sarri K, Kafatos A. The Seven Countries Study in Crete: olive oil, Mediterranean diet or fasting? Public Health Nutr 2005;8(6):666.

Grimes DS. An epidemic of coronary heart disease. QJM 2012;105(6):509-18

Paradoxe Entwicklungen

Renaud S, de Lorgeril M. Wine, alcohol, platelets, and the French paradox for coronary heart disease. Lancet 1992;339(8808):1523-6.

Serra-Majem L, Ribas L, Tresserras R, et al. How could changes in diet explain changes in coronary heart disease mortality in Spain? The Spanish paradox. Am J Clin Nutr 1995;61(6 Suppl):1351S-9S.

Elwood PC, Pickering JE, Givens DI, et al. The consumption of milk and dairy foods and the incidence of vascular disease and diabetes: an overview of the evidence. Lipids 2010;45(10):925-39.

Aune D, Lau R, Chan DS, et al. Dairy products and colorectal cancer risk: a systematic review and meta-analysis of cohort studies. Ann Oncol 2012;23(1):37-45.

Aune D, Norat T, Romundstad P, et al. Dairy products and the risk of type 2 diabetes: a systematic review and dose-response meta-analysis of cohort studies. Am J Clin Nutr 2013;98(4):1066-83.

Chowdhury R, Warnakula S, Kunutsor S, et al. Association of dietary, circulating, and supplement fatty acids with coronary risk: a systematic review and meta-analysis. Ann Intern Med 2014;160(6):398-406.

Barendse W. Should animal fats be back on the table? A critical review of the human health effects of animal fat. Animal Production Science 2014;54:831–55.

Vormund K, Braun J, Rohrmann S, et al. Mediterranean diet and mortality in Switzerland: an alpine paradox? Eur J Nutr 2015;54(1):139-48.

Gewagte Definitionen

de Lorgeril M, Renaud S, Mamelle N, et al. Mediterranean alpha-linolenic acid-rich diet in secondary prevention of coronary heart disease. Lancet 1994;343(8911):1454-1459.

Renaud S, de Lorgeril M, Delaye J, et al. Cretan Mediterranean diet for prevention of coronary heart disease. Am J Clin Nutr 1995;61(6 Suppl):1360S-1367S.

de Lorgeril M, Salen P, Caillat-Vallet E, Hanauer MT, Barthelemy JC, Mamelle N. Control of bias in dietary trial to prevent coronary recurrences: The Lyon Diet Heart Study. Eur J Clin Nutr 1997;51(2):116-122.

de Lorgeril M, Salen P, Monjaud I, Delaye J. The ‚diet heart' hypothesis in secondary prevention of coronary heart disease. Eur Heart J 1997;18(1):13-18.

Trichopoulou A, Costacou T, Bamia C, et al. Adherence to a Mediterranean diet and survival in a Greek population. N Engl J Med 2003;348(26):2599-608.

Pelucchi C, Bosetti C, Rossi M, et al. Selected aspects of Mediterranean diet and cancer risk. Nutr Cancer 2009;61(6):756-66.

Bach-Faig A, Berry EM, Lairon D, et al. Mediterranean diet pyramid today. Science and cultural updates. Public Health Nutr 2011;14(12A):2274-84.

Sofi F, Abbate R, Gensini GF, et al. Identification of change-points in the relationship between food groups in the Mediterranean diet and overall mortality: an ‚a posteriori' approach. Eur J Nutr 2012;51(2):167-72.

Estruch R, Ros E, Salas-Salvado J, et al. Primary prevention of cardiovascular disease with a Mediterranean diet. N Engl J Med 2013;368(14):1279-1290.

Estruch R, Salas-Salvado J. „Towards an even healthier Mediterranean diet". Nutr Metab Cardiovasc Dis 2013;23(12):1163-6.

Hoffman R, Gerber M. Evaluating and adapting the Mediterranean diet for non-Mediterranean populations: a critical appraisal. Nutr Rev 2013;71(9):573-84.

Schwenke DC. Beyond the Mediterranean to optimal dietary patterns. Curr Opin Lipidol 2013;24(1):96-100.

Stamler J. Toward a modern Mediterranean diet for the 21st century. Nutr Metab Cardiovasc Dis 2013;23(12):1159-62.

Hu EA, Toledo E, Diez-Espino J, et al. Lifestyles and Risk Factors Associated with Adherence to the Mediterranean Diet: A Baseline Assessment of the PREDIMED Trial. PLoS One 2013;8(4):e60166.

Sieri S, Pala V, Brighenti F, et al. High glycemic diet and breast cancer occurrence in the Italian EPIC cohort. Nutr Metab Cardiovasc Dis 2013;23(7):628-34.

Augustin LS, Malerba S, Lugo A, et al. Associations of bread and pasta with the risk of cancer of the breast and colorectum. Ann Oncol 2013;24(12):3094-9.

de la Fuente-Arrillaga C, Martinez-Gonzalez MA, Zazpe I, et al. Glycemic load, glycemic index, bread and incidence of overweight/obesity in a Mediterranean cohort: the SUN project. BMC Public Health 2014;14:1091.

Babio N, Toledo E, Estruch R, et al. Mediterranean diets and metabolic syndrome status in the PREDIMED randomized trial. CMAJ 2014;186(17):E649-657.

Martinez-Gonzalez MA, Estruch R, Corella D, Ros E, Salas-Salvado J. Prevention of diabetes with mediterranean diets. Ann Intern Med 2014;161(2):157-158.

Maki KC, Slavin JL, Rains TM, et al. Limitations of observational evidence: implications for evidence-based dietary recommendations. Adv Nutr 2014;5(1):7-15.

Vormund K, Braun J, Rohrmann S, et al. Mediterranean diet and mortality in Switzerland: an alpine paradox? Eur J Nutr 2015;54(1):139-48.

Turati F, Filomeno M, Galeone C, et al. Dietary glycemic index, glycemic load and risk of age-related cataract extraction: a case-control study in Italy. Eur J Nutr 2015;54(3):475-81.

Santiago S, Zazpe I, Bes-Rastrollo M, et al. Carbohydrate quality, weight change and incident obesity in a Mediterranean cohort: the SUN Project. Eur J Clin Nutr 2015;69(3):297-302.

Vorteile mediterraner Ernährung aus zeitgemäßer Sicht

Pelucchi C, Bosetti C, Negri E, et al. Olive oil and cancer risk: an update of epidemiological findings through 2010. Curr Pharm Des 2011;17(8):805-12.

Psaltopoulou T, Kosti RI, Haidopoulos D, et al. Olive oil intake is inversely related to cancer prevalence: a systematic review and a meta-analysis of 13,800 patients and 23,340 controls in 19 observational studies. Lipids Health Dis 2011;10:127.

Jones JL, Fernandez ML, McIntosh MS, et al. A Mediterranean-style low-glycemic-load diet improves variables of metabolic syndrome in women, and addition of a phytochemical-rich medical food enhances benefits on lipoprotein metabolism. J Clin Lipidol 2011;5(3):188-96.

Jones JL, Comperatore M, Barona J, et al. A Mediterranean-style, low-glycemic-load diet decreases atherogenic lipoproteins and reduces lipoprotein (a) and oxidized low-density lipoprotein in women with metabolic syndrome. Metabolism 2012;61(3):366-72.

Barona J, Jones JJ, Kopec RE, et al. A Mediterranean-style low-glycemic-load diet increases plasma carotenoids and decreases LDL oxidation in women with metabolic syndrome. J Nutr Biochem 2012;23(6):609-15.

Boeing H, Bechthold A, Bub A, et al. Critical review: vegetables and fruit in the prevention of chronic diseases. Eur J Nutr 2012;51(6):637-63.

Hoffman R, Gerber M. Evaluating and adapting the Mediterranean diet for non-Mediterranean populations: a critical appraisal. Nutr Rev 2013;71(9):573-84.

Wang Y, Wang Z, Fu L, et al. Legume consumption and colorectal adenoma risk: a meta-analysis of observational studies. PLoS One 2013;8(6):e67335.

Kim Y, Je Y. Dietary fiber intake and total mortality: a meta-analysis of prospective cohort studies. Am J Epidemiol 2014;180(6):565-73.

Michas G, Micha R, Zampelas A. Dietary fats and cardiovascular disease: putting together the pieces of a complicated puzzle. Atherosclerosis 2014; 234(2):320-8.

Martinez-Gonzalez MA, Dominguez LJ, Delgado-Rodriguez M. Olive oil consumption and risk of CHD and/or stroke: a meta-analysis of case-control, cohort and intervention studies. Br J Nutr 2014;112(2):248-59.

Afshin A, Micha R, Khatibzadeh S, et al. Consumption of nuts and legumes and risk of incident ischemic heart disease, stroke, and diabetes: a systematic review and meta-analysis. Am J Clin Nutr 2014;100(1):278-88.

Jayalath VH, de Souza RJ, Sievenpiper JL, et al. Effect of dietary pulses on blood pressure: a systematic review and meta-analysis of controlled feeding trials. Am J Hypertens 2014;27(1):56-64.

Schwingshackl L, Hoffmann G. Monounsaturated fatty acids, olive oil and health status: a systematic review and meta-analysis of cohort studies. Lipids Health Dis 2014;13:154.

Wang X, Ouyang Y, Liu J, et al. Fruit and vegetable consumption and mortality from all causes, cardiovascular disease, and cancer: systematic review and dose-response meta-analysis of prospective cohort studies. BMJ 2014;349:g4490.

Zhao LG, Sun JW, Yang Y, et al. Fish consumption and all-cause mortality: a meta-analysis of cohort studies. Eur J Clin Nutr. 2015 May 13. [Epub ahead of print]

Turati F, Dilis V, Rossi M, et al. Glycemic load and coronary heart disease in a Mediterranean population: The EPIC Greek cohort study. Nutr Metab Cardiovasc Dis 2015;25(3):336-42.

Kuijsten A. Dietary fibre and incidence of type 2 diabetes in eight European countries: the EPIC-InterAct Study and a meta-analysis of prospective studies. Diabetologia. 2015;58(7):1394-408

Yang Y, Zhao LG, Wu QJ, et al. Association between dietary fiber and lower risk of all-cause mortality: a meta-analysis of cohort studies. Am J Epidemiol 2015;181(2):83-91.

Liu L, Wang S, Liu J. Fiber consumption and all-cause, cardiovascular, and cancer mortalities: a systematic review and meta-analysis of cohort studies. Mol Nutr Food Res 2015;59(1):139-46.

Wu Y, Qian Y, Pan Y, et al. Association between dietary fiber intake and risk of coronary heart disease: A meta-analysis. Clin Nutr. 2015;34(4):603-11

Täglich Wein

Costanzo S, Di Castelnuovo A, Donati MB et al. Wine, beer or spirit drinking in relation to fatal and non-fatal cardiovascular events: a meta-analysis. Eur J Epidemiol 2011;26:833-850

Ford ES, Zhao G, Tsai J et al. Low-risk lifestyle behaviors and all-cause mortality: findings from the National Health and Nutrition Examination Survey III Mortality Study. Am J Public Health 2011;101:1922-1929

Brien SE, Ronksley PE, Turner BJ et al. Effect of alcohol consumption on biological markers associated with risk of coronary heart disease: systematic review and meta-analysis of interventional studies. BMJ 2011;342:d636

Ronksley PE, Brien SE, Turner BJ et al. Association of alcohol consumption with selected cardiovascular disease outcomes: a systematic review and meta-analysis. BMJ 2011;342: d671

Chiva-Blanch G, Urpi-Sarda M, Llorach R et al. Differential effects of polyphenols and alcohol of red wine on the expression of adhesion molecules and inflammatory cytokines related to atherosclerosis: a randomized clinical trial. Am J Clin Nutr 2012;95:326-334

Pai JK, Mukamal KJ, Rimm EB. Long-term alcohol consumption in relation to all-cause and cardiovascular mortality among survivors of myocardial infarction: the Health Professionals Follow-up Study. Europ Heart J 2012;33:1598-1605

Rosenbloom JI, Mukamal KJ, Frost LE et al. Alcohol consumption patterns, beverage type, and long-term mortality among women survivors of acute myocardial infarction. Am J Cardiol 2012;109:147-152

Poulsen MM, Jorgensen JO, Jessen N et al. Resveratrol in metabolic health: an overview of the current evidence and perspectives. Ann N Y Acad Sci 2013; 1290:74-82

Timmers S, Hesselink MK, Schrauwen P. Therapeutic potential of resveratrol in obesity and type 2 diabetes: new avenues for health benefits? Ann N Y Acad Sci 2013;1290:83-89

Worm N, Belz GG, Stein-Hammer C. Moderater Weingenuss und Prävention der Koronaren Herzkrankheit. Dtsch Med Wochenschr 2013;138(51-52):2653-7.

Die blauen Zonen

Appel LJ. Dietary patterns and longevity: expanding the blue zones. Circulation 2008;118(3):214-5.

Willcox DC, Willcox BJ, Todoriki H, et al. The Okinawan diet: health implications of a low-calorie, nutrient-dense, antioxidant-rich dietary pattern low in glycemic load. J Am Coll Nutr 2009;28 Suppl:500S-16S.

Panagiotakos DB, Chrysohoou C, Siasos G, et al. Sociodemographic and lifestyle statistics of oldest old people (>80 years) living in ikaria island: the ikaria study. Cardiol Res Pract 2011;2011:679187.

Vasto S, Scapagnini G, Rizzo C, et al. Mediterranean diet and longevity in Sicily: survey in a Sicani Mountains population. Rejuvenation Res 2012;15(2):184-8.

Vasto S, Barera A, Rizzo C, et al. Mediterranean diet and longevity: an example of nutraceuticals? Curr Vasc Pharmacol 2014;12(5):735-8.

Vasto S, Buscemi S, Barera A, et al. Mediterranean diet and healthy ageing: a Sicilian perspective. Gerontology 2014;60(6):508-18.

Willcox BJ, Willcox DC. Caloric restriction, caloric restriction mimetics, and healthy aging in Okinawa: controversies and clinical implications. Curr Opin Clin Nutr Metab Care 2014;17(1):51-8.

Willcox DC, Scapagnini G, Willcox BJ. Healthy aging diets other than the Mediterranean: a focus on the Okinawan diet. Mech Ageing Dev 2014;1 36-137:148-62.

Pes GM, Tolu F, Dore MP, et al. Male longevity in Sardinia, a review of historical sources supporting a causal link with dietary factors. ur J Clin Nutr 2015;69(4):411-8.

Teil 3: Modernes Leben und zeitgemäße Ernährung – das Flexi-Carb-Konzept

Jones JL, Fernandez ML, McIntosh MS, et al. A Mediterranean-style low-glycemic-load diet improves variables of metabolic syndrome in women, and addition of a phytochemical-rich medical food enhances benefits on lipoprotein metabolism. J Clin Lipidol 2011;5(3):188-96.

Jones JL, Comperatore M, Barona J, et al. A Mediterranean-style, low-glycemic-load diet decreases atherogenic lipoproteins and reduces lipoprotein (a) and oxidized low-density lipoprotein in women with metabolic syndrome. Metabolism 2012;61(3):366-72.

Hoffman R, Gerber M. Evaluating and adapting the Mediterranean diet for non-Mediterranean populations: a critical appraisal. Nutr Rev 2013;71(9):573-84.

Schwenke DC. Beyond the Mediterranean to optimal dietary patterns. Curr Opin Lipidol 2013;24(1):96-100.

Hamdy O. Nutrition Revolution—The End of the High Carbohydrates Era for Diabetes Prevention and Management. US Endocrinology 2014;11:103-4.

D'Alessandro A, De Pergola G. Mediterranean diet pyramid: a proposal for Italian people. Nutrients 2014;6(10):4302-16.

Shen J, Wilmot KA, Ghasemzadeh N, et al. Mediterranean Dietary Patterns and Cardiovascular Health. Annu Rev Nutr. 2015;35:425-49.

Turati F, Dilis V, Rossi M, et al. Glycemic load and coronary heart disease in a Mediterranean population: The EPIC Greek cohort study. Nutr Metab Cardiovasc Dis 2015;25(3):336-42.

Rossi M, Turati F, Lagiou P, et al. Relation of dietary glycemic load with ischemic and hemorrhagic stroke: a cohort study in Greece and a meta-analysis. Eur J Nutr 2015;54(2):215-22.

Ende der Fett-Phobie

Worm N. Ernährung und koronare Herzkrankheit: Wie sinnvoll ist Diät? [Nutrition and coronary heart disease: how important is diet?]. Versicherungsmedizin 1995;47(4):116-122.

Worm N. Macht Fett fett und fettarm schlank? DMW 2002;127:2743-2747.

Mente A, de Koning L, Shannon HS, Anand SS. A systematic review of the evidence supporting a causal link between dietary factors and coronary heart disease. Arch Intern Med 2009;169(7):659-669.

Siri-Tarino PW, Sun Q, Hu FB, Krauss RM. Meta-analysis of prospective cohort studies evaluating the association of saturated fat with cardiovascular disease. Am J Clin Nutr 2010;91:535-546.

Worm N. Mehr Fett. Warum die etablierten Ernährungsempfehlungen nicht haltbar und potenziell gefährlich sind. Ernährung & Medizin 2012;27:57-63.

Ströhle A, Worm N. Metabolisches Syndrom: Pathophysiologische Grundlagen und rationale Empfehlungen zur Ernährungstherapie. Deutsche Apotheker Zeitung 2012;152(1):50-67.

O'Sullivan TA, Hafekost K, Mitrou F, Lawrence D. Food sources of saturated fat and the association with mortality: a meta-analysis. Am J Public Health 2013;103(9):e31-42.

Ioannidis JP. Implausible results in human nutrition research. BMJ 2013;347:f6698.

Malhotra A. Saturated fat is not the major issue. BMJ 2013;347:f6340.

Ramsden CE, Zamora D, Leelarthaepin B, et al. Use of dietary linoleic acid for secondary prevention of coronary heart disease and death: evaluation of recovered data from the Sydney Diet Heart Study and updated meta-analysis. BMJ 2013;346:e8707.

Taha AY, Cheon Y, Faurot KF, et al. Dietary omega-6 fatty acid lowering increases bioavailability of omega-3 polyunsaturated fatty acids in human plasma lipid pools. Prostaglandins Leukot Essent Fatty Acids 2014;90(5):151-157.

Lamarche B, Couture P. It is time to revisit current dietary recommendations for saturated fat. Appl Physiol Nutr Metab 2014;39(12):1409-1411.

Walker TB, Parker MJ. Lessons from the war on dietary fat. J Am Coll Nutr 2014;33(4):347-351.

Chowdhury R, Warnakula S, Kunutsor S, et al. Association of dietary, circulating, and supplement fatty acids with coronary risk: a systematic review and meta-analysis. Ann Intern Med 2014;160(6):398-406.

DiNicolantonio JJ. The cardiometabolic consequences of replacing saturated fats with carbohydrates or Omega-6 polyunsaturated fats: Do the dietary guidelines have it wrong? Open Heart 2014;1(1):e000032.

Ravnskov U, DiNicolantonio JJ, Harcombe Z, Kummerow FA, Okuyama H, Worm N. The questionable benefits of exchanging saturated fat with polyunsaturated fat. Mayo Clin Proc 2014;89(4):451-453.

Mozaffarian D. Saturated fatty acids and type 2 diabetes: more evidence to re-invent dietary guidelines. Lancet Diabetes Endocrinol 2014;2(10):770-772.

Mozaffarian D, Ludwig DS. The 2015 US Dietary Guidelines: Lifting the Ban on Total Dietary Fat. JAMA 2015;313(24):2421-2422.

de Souza RJ, Mente A, Maroleanu A, et al. Intake of saturated and trans unsaturated fatty acids and risk of all cause mortality, cardiovascular disease, and type 2 diabetes: systematic review and meta-analysis of observational studies. BMJ 2015;351:h3978.

Harcombe Z, Baker JS, Cooper SM, et al. Evidence from randomised controlled trials did not support the introduction of dietary fat guidelines in 1977 and 1983: a systematic review and meta-analysis. Open Heart 2015;2(1):e000196.

Malik VS, Chiuve SE, Campos H, et al. Circulating Very-Long-Chain Saturated Fatty Acids and Incident Coronary Heart Disease in US Men and Women. Circulation 2015;132(4):260-268.

Mozaffarian D. Diverging global trends in heart disease and type 2 diabetes: the role of carbohydrates and saturated fats. Lancet Diabetes Endocrinol 2015;3(8):586-588.

Das Vollkorn-Dilemma

Hanefeld M, Schaper F. Acarbose: oral anti-diabetes drug with additional cardiovascular benefits. Expert Rev Cardiovasc Ther 2008;6(2):153-63.

Sluijs I, van der Schouw YT, van der AD, et al. Carbohydrate quantity and quality and risk of type 2 diabetes in the European Prospective Investigation into Cancer and Nutrition-Netherlands (EPIC-NL) study. Am J Clin Nutr 2010;92(4):905-11.

Dong JY, Zhang L, Zhang YH, et al. Dietary glycaemic index and glycaemic load in relation to the risk of type 2 diabetes: a meta-analysis of prospective cohort studies. Br J Nutr 2011;106(11):1649-54.

Dong JY, Zhang YH, Wang P, et al. Meta-analysis of dietary glycemic load and glycemic index in relation to risk of coronary heart disease. Am J Cardiol 2012;109(11):1608-13.

Choi Y, Giovannucci E, Lee JE. Glycaemic index and glycaemic load in relation to risk of diabetes-related cancers: a meta-analysis. Br J Nutr 2012;108(11):1934-47.

Ma XY, Liu JP, Song ZY. Glycemic load, glycemic index and risk of cardiovascular diseases: meta-analyses of prospective studies. Atherosclerosis 2012;223(2):491-6

Livesey G, Taylor R, Livesey H, et al. Is there a dose-response relation of dietary glycemic load to risk of type 2 diabetes? Meta-analysis of prospective cohort studies. Am J Clin Nutr 2013;97(3):584-96.

Mozaffarian RS, Lee RM, Kennedy MA, et al. Identifying whole grain foods: a comparison of different approaches for selecting more healthful whole grain products. Public Health Nutr 2013;16(12):2255-64.

Greenwood DC, Threapleton DE, Evans CE, et al. Glycemic Index, Glycemic Load, Carbohydrates, and Type 2 Diabetes: Systematic review and dose-response meta-analysis of prospective studies. Diabetes Care 2013;36(12):4166-71.

Castro-Quezada I, Sanchez-Villegas A, Estruch R, et al. A high dietary glycemic index increases total mortality in a Mediterranean population at high cardiovascular risk. PLoS One 2014;9(9):e107968.

Wu H, Flint AJ, Qi Q, et al. Association between dietary whole grain intake and risk of mortality: two large prospective studies in US men and women. JAMA Intern Med 2015;175(3):373-84.

Bach Knudsen KE. Microbial degradation of whole-grain complex carbohydrates and impact on short-chain Fatty acids and health. Adv Nutr 2015;6(2):206-13.

Das Gezerre ums Fleisch

McAfee AJ, McSorley EM, Cuskelly GJ, et al. Red meat consumption: an overview of the risks and benefits. Meat Sci 2010;84(1):1-13.

Alexander DD, Morimoto LM, Mink PJ, et al. A review and meta-analysis of red and processed meat consumption and breast cancer. Nutr Res Rev 2010;23(2):349-65.

Alexander DD, Mink PJ, Cushing CA, et al. A review and meta-analysis of prospective studies of red and processed meat intake and prostate cancer. Nutr J 2010;9:50.

Alexander DD, Miller AJ, Cushing CA, et al. Processed meat and colorectal cancer: a quantitative review of prospective epidemiologic studies. Eur J Cancer Prev 2010;19(5):328-41.

Micha R, Wallace SK, Mozaffarian D. Red and processed meat consumption and risk of incident coronary heart disease, stroke, and diabetes mellitus: a systematic review and meta-analysis. Circulation 2010;121(21):2271-83.

Alexander DD, Morimoto LM, Mink PJ, et al. Summary and meta-analysis of prospective studies of animal fat intake and breast cancer. Nutr Res Rev 2010;23(1):169-79.

Alexander DD, Cushing CA. Red meat and colorectal cancer: a critical summary of prospective epidemiologic studies. Obes Rev 2011;12(5):e472-93.

Alexander DD, Weed DL, Cushing CA, et al. Meta-analysis of prospective studies of red meat consumption and colorectal cancer. Eur J Cancer Prev 2011;20(4):293-307.

Corpet DE. Red meat and colon cancer: should we become vegetarians, or can we make meat safer? Meat Sci 2011;89(3):310-6.

Micha R, Michas G, Mozaffarian D. Unprocessed red and processed meats and risk of coronary artery disease and type 2 diabetes–an updated review of the evidence. Curr Atheroscler Rep 2012;14(6):515-24.

O'Sullivan TA, Hafekost K, Mitrou F, et al. Food sources of saturated fat and the association with mortality: a meta-analysis. Am J Public Health 2013;103(9):e31-42.

Lee JE, McLerran DF, Rolland B, et al. Meat intake and cause-specific mortality: a pooled analysis of Asian prospective cohort studies. Am J Clin Nutr 2013;98(4):1032-41.

Hoffman R, Gerber M. Evaluating and adapting the Mediterranean diet for non-Mediterranean populations: a critical appraisal. Nutr Rev 2013;71(9):573-84.

Larsson SC, Orsini N. Red meat and processed meat consumption and all-cause mortality: a meta-analysis. Am J Epidemiol 2014;179(3):282-9.

Abete I, Romaguera D, Vieira AR, et al. Association between total, processed, red and white meat consumption and all-cause, CVD and IHD mortality: a meta-analysis of cohort studies. Br J Nutr 2014;112(5):762-75.

Rouhani MH, Salehi-Abargouei A, Surkan PJ, et al. Is there a relationship between red or processed meat intake and obesity? A systematic review and meta-anlysis of observational studies. Obes Rev 2014;15(9):740-8.

Fernandez-Real JM, Manco M. Effects of iron overload on chronic metabolic diseases. Lancet Diabetes Endocrinol 2014;2(6):513-26.

Aregbesola A, Virtanen JK, Voutilainen S, et al. Serum ferritin and glucose homeostasis: change in the association by glycaemic state. Diabetes Metab Res Rev. 2015;31(5):507-14

Fogelholm M, Kanerva N, Mannisto S. Association between red and processed meat consumption and chronic diseases: the confounding role of other dietary factors. Eur J Clin Nutr. 2015;69(9):1060-5.

Lippi G, Mattiuzzi C, Gomar FS. Red meat consumption and ischemic heart disease. A systematic literature review. Meat Sci 2015;108:32-6.

Wittenbecher C, Muhlenbruch K, Kroger J, et al. Amino acids, lipid metabolites, and ferritin as potential mediators linking red meat consumption to type 2 diabetes. Am J Clin Nutr 2015;101(6):1241-50.

Alexander DD, Weed DL, Miller PE, et al. Red Meat and Colorectal Cancer: A Quantitative Update on the State of the Epidemiologic Science. J Am Coll Nutr 2015:1-23.

Fang X, An P, Wang H, et al. Dietary intake of heme iron and risk of cardiovascular disease: a dose-response meta-analysis of prospective cohort studies. Nutr Metab Cardiovasc Dis 2015;25(1):24-35.

Ströhle A, Wolters M, Hahn A. Rotes Fleisch – Vom gehaltvollen Nährstofflieferanten zum kanzerogenen Agens? Fleischverzehr und Dickdarmkrebs. Ernährung im Fokus 2015;15:268-274.

Milch macht's immer noch

Elwood PC, Pickering JE, Givens DI, et al. The consumption of milk and dairy foods and the incidence of vascular disease and diabetes: an overview of the evidence. Lipids 2010;45(10):925-39.

Dong JY, Zhang L, He K, et al. Dairy consumption and risk of breast cancer: a meta-analysis of prospective cohort studies. Breast Cancer Res Treat 2011;127(1):23-31.

Soedamah-Muthu SS, Ding EL, Al-Delaimy WK, et al. Milk and dairy consumption and incidence of cardiovascular diseases and all-cause mortality: dose-response meta-analysis of prospective cohort studies. Am J Clin Nutr 2011;93(1):158-71.

Aune D, Lau R, Chan DS, et al. Dairy products and colorectal cancer risk: a systematic review and meta-analysis of cohort studies. Ann Oncol 2012;23(1):37-45.

Aune D, Norat T, Romundstad P, et al. Dairy products and the risk of type 2 diabetes: a systematic review and dose-response meta-analysis of cohort studies. Am J Clin Nutr 2013;98(4):1066-83.

Kumari R, Thappa DM. Role of insulin resistance and diet in acne. Indian J Dermatol Venereol Leprol 2013;79(3):291-9.

Astrup A. Yogurt and dairy product consumption to prevent cardiometabolic diseases: epidemiologic and experimental studies. Am J Clin Nutr 2014;99(5):1235s-42s.

Bendtsen LQ, Lorenzen JK, Larsen TM, et al. Associations between dairy protein intake and body weight and risk markers of diabetes and CVD during weight maintenance. Br J Nutr. 2014;111(5):944-53.

Hirahatake KM, Slavin JL, Maki KC, et al. Associations between dairy foods, diabetes, and metabolic health: Potential mechanisms and future directions. Metabolism 2014;63(5):618-27.

Hu D, Huang J, Wang Y, et al. Dairy foods and risk of stroke: a meta-analysis of prospective cohort studies. Nutr Metab Cardiovasc Dis 2014;24(5):460-9.

Genkinger JM, Wang M, Li R, et al. Dairy products and pancreatic cancer risk: a pooled analysis of 14 cohort studies. Ann Oncol 2014;25(6):1106-15.

Aune D, Navarro Rosenblatt DA, Chan DS, et al. Dairy products, calcium, and prostate cancer risk: a systematic review and meta-analysis of cohort studies. Am J Clin Nutr 2015;101(1):87-117.

Guo Y, Shan Z, Ren H, et al. Dairy consumption and gastric cancer risk: a meta-analysis of epidemiological studies. Nutr Cancer 2015;67(4):555-68.

Qin LQ, Xu JY, Han SF, et al. Dairy consumption and risk of cardiovascular disease: an updated meta-analysis of prospective cohort studies. Asia Pac J Clin Nutr 2015;24(1):90-100.

Mediterran abnehmen

Shai I, Schwarzfuchs D, Henkin Y, et al. Weight loss with a low-carbohydrate, Mediterranean, or low-fat diet. N Engl J Med 2008;359(3):229-41.

Perez-Guisado J, Munoz-Serrano A, Alonso-Moraga A. Spanish Ketogenic Mediterranean Diet: a healthy cardiovascular diet for weight loss. Nutr J 2008;7:30.

Perez-Guisado J, Munoz-Serrano A. The effect of the Spanish Ketogenic Mediterranean Diet on nonalcoholic fatty liver disease: a pilot study. J Med Food 2011;14(7-8):677-80.

Hu T, Mills KT, Yao L, et al. Effects of low-carbohydrate diets versus low-fat diets on metabolic risk factors: a meta-analysis of randomized controlled clinical trials. Am J Epidemiol 2012;176 Suppl 7:S44-54.

Ebbeling CB, Swain JF, Feldman HA, et al. Effects of dietary composition on energy expenditure during weight-loss maintenance. JAMA 2012;307(24):2627-34.

Gardner CD. Tailoring dietary approaches for weight loss. Int J Obes Suppl 2012;2(Suppl 1):S11-s5.

Bueno NB, de Melo IS, de Oliveira SL, et al. Very-low-carbohydrate ketogenic diet v. low-fat diet for long-term weight loss: a meta-analysis of randomised controlled trials. Br J Nutr 2013;110(7):1178-87.

Walsh CO, Ebbeling CB, Swain JF, et al. Effects of Diet Composition on Postprandial Energy Availability during Weight Loss Maintenance. PLoS ONE 2013;8(3):e58172.

Paoli A, Bianco A, Grimaldi KA, et al. Long term successful weight loss with a combination biphasic ketogenic mediterranean diet and mediterranean diet maintenance protocol. Nutrients 2013;5(12):5205-17.

Schwingshackl L, Hoffmann G. Long-term effects of low glycemic index/load vs. high glycemic index/load diets on parameters of obesity and obesity-associated risks: a systematic review and meta-analysis. Nutr Metab Cardiovasc Dis 2013;23(8):699-706.

Bazzano LA, Hu T, Reynolds K, et al. Effects of low-carbohydrate and low-fat diets: a randomized trial. Ann Intern Med 2014;161(5):309-18.

Huo R, Du T, Xu Y, et al. Effects of Mediterranean-style diet on glycemic control, weight loss and cardiovascular risk factors among type 2 diabetes individuals: a meta-analysis. Eur J Clin Nutr. 2014 Nov 5. [Epub ahead of print]

Hu T, Bazzano LA. The low-carbohydrate diet and cardiovascular risk factors: evidence from epidemiologic studies. Nutr Metab Cardiovasc Dis 2014; 24(4):337-43.

Ludwig DS, Friedman MI. Increasing adiposity: consequence or cause of overeating? JAMA 2014;311(21):2167-8.

Ludwig DS, Friedman MI. Always Hungry? Here's Why. The New York Times 2014 May 16, 2014.

Smith JD, Hou T, Ludwig DS, et al. Changes in intake of protein foods, carbohydrate amount and quality, and long-term weight change: results from 3 prospective cohorts. Am J Clin Nutr 2015;101(6):1216-24.

Ludwig DS, Astrup A, Willett WC. The glycemic index: Reports of its demise have been exaggerated. Obesity 2015;23(7):1327-8

Santiago S, Zazpe I, Bes-Rastrollo M, et al. Carbohydrate quality, weight change and incident obesity in a Mediterranean cohort: the SUN Project. Eur J Clin Nutr 2015;69(3):297-302.

Low-Carb- und ketogene Diäten

Kossoff EH, Hartman AL. Ketogenic diets: new advances for metabolism-based therapies. Curr Opin Neurol 2012;25(2):173-8.

Hu T, Mills KT, Yao L, et al. Effects of low-carbohydrate diets versus low-fat diets on metabolic risk factors: a meta-analysis of randomized controlled clinical trials. Am J Epidemiol 2012;176 Suppl 7:S44-54.

Santos FL, Esteves SS, da Costa Pereira A, et al. Systematic review and meta-analysis of clinical trials of the effects of low carbohydrate diets on cardiovascular risk factors. Obes Rev 2012;13(11):1048-66

Bueno NB, de Melo IS, de Oliveira SL, et al. Very-low-carbohydrate ketogenic diet v. low-fat diet for long-term weight loss: a meta-analysis of randomised controlled trials. Br J Nutr 2013;110(7):1178-87.

Paoli A, Bianco A, Grimaldi KA, et al. Long term successful weight loss with a combination biphasic ketogenic mediterranean diet and mediterranean diet maintenance protocol. Nutrients 2013;5(12):5205-17.

Paoli A, Rubini A, Volek JS, et al. Beyond weight loss: a review of the therapeutic uses of very-low-carbohydrate (ketogenic) diets. Eur J Clin Nutr 2013;67(8):789-96.

Shukla SK, Gebregiworgis T, Purohit V, et al. Metabolic reprogramming induced by ketone bodies diminishes pancreatic cancer cachexia. Cancer & Metabolism 2014;2:18.

Schoeler NE, Wood S, Aldridge V, et al. Ketogenic dietary therapies for adults with epilepsy: Feasibility and classification of response. Epilepsy Behav 2014;37:77-81.

Gano L, Patel M, Rho JM. Ketogenic Diets, Mitochondria and Neurological Diseases. J Lipid Res 2014;55(11):2211-28

Zajac A, Poprzecki S, Maszczyk A, Czuba M, Michalczyk M, Zydek G. The effects of a ketogenic diet on exercise metabolism and physical performance in off-road cyclists. Nutrients 2014;6(7):2493-508.

Paoli A, Bianco A, Damiani E, et al. Ketogenic diet in neuromuscular and neurodegenerative diseases. Biomed Res Int 2014;2014:474296.

Hu T, Bazzano LA. The low-carbohydrate diet and cardiovascular risk factors: evidence from epidemiologic studies. Nutr Metab Cardiovasc Dis 2014;24(4): 337-343.

Bazzano LA, Hu T, Reynolds K, et al. Effects of low-carbohydrate and low-fat diets: a randomized trial. Ann Intern Med 2014;161(5):309-18.

Jonasson L, Guldbrand H, Lundberg AK, Nystrom FH. Advice to follow a low-carbohydrate diet has a favourable impact on low-grade inflammation in type 2 diabetes compared with advice to follow a low-fat diet. Ann Med 2014;46(3):182-187.

Guldbrand H, Lindstrom T, Dizdar B, et al. Randomization to a low-carbohydrate diet advice improves health related quality of life compared with a low-fat diet at similar weight-loss in Type 2 diabetes mellitus. Diabetes Res Clin Pract 2014;106(2):221-7.

Paoli A, Bianco A, Grimaldi KA. The Ketogenic Diet and Sport: A Possible Marriage? Exerc Sport Exerc Sport Sci Rev. 2015;43(3):153-62.

Paoli A, Moro T, Bosco G, et al. Effects of n-3 polyunsaturated fatty acids (omega-3) supplementation on some cardiovascular risk factors with a ketogenic Mediterranean diet. Mar Drugs 2015;13(2):996-1009.

Feinman RD, Pogozelski WK, Astrup A, et al. Dietary carbohydrate restriction as the first approach in diabetes management: Critical review and evidence base. Nutrition 2015;31:1-13.

Apovian CM. The low-fat, low-carb debate and the theory of relativity. Am J Clin Nutr 2015;102(4):719-720.

Sackner-Bernstein J, Kanter D, Kaul S. Dietary Intervention for Overweight and Obese Adults: Comparison of Low-Carbohydrate and Low-Fat Diets. A Meta-Analysis. PLoS One 2015;10(10):e0139817.

Tay J, Luscombe-Marsh ND, Thompson CH, et al. Comparison of low- and high-carbohydrate diets for type 2 diabetes management: a randomized trial. Am J Clin Nutr 2015;102(4):780-790.

Gower BA, Goss AM. A lower-carbohydrate, higher-fat diet reduces abdominal and intermuscular fat and increases insulin sensitivity in adults at risk of type 2 diabetes. J Nutr 2015;145(1):177S-183S.

Holen Sie sich auch das Kochbuch zum Flexi-Carb-Programm

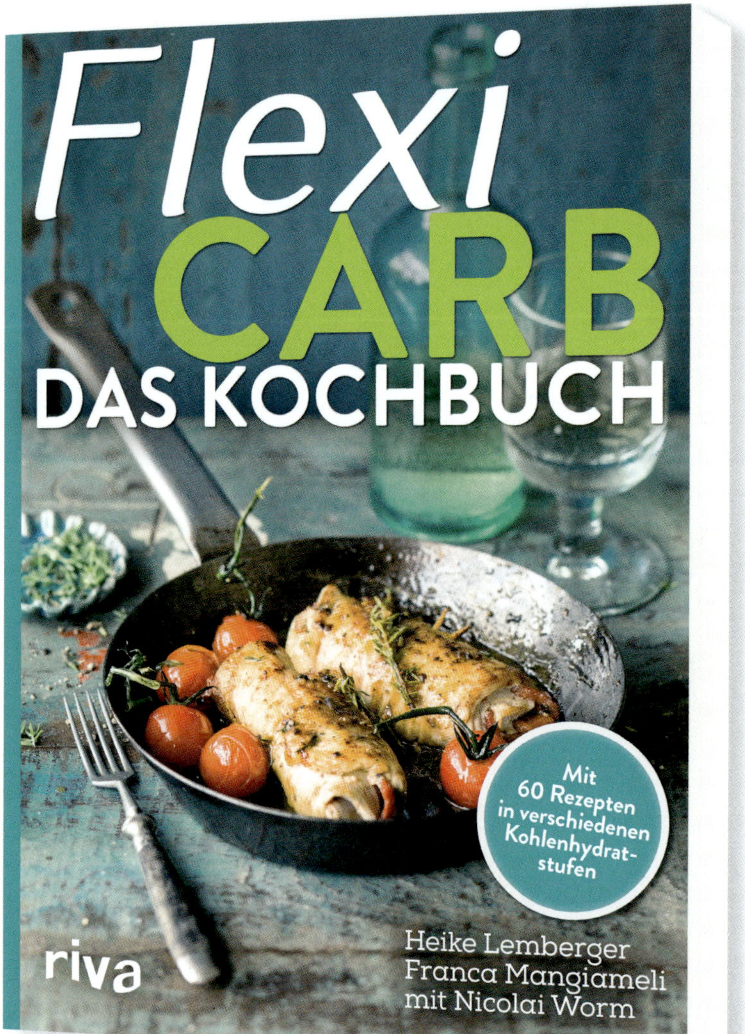

Heike Lemberger, Franca Mangiameli mit Nicolai Worm
Flexi-Carb – Das Kochbuch
Mit 60 Rezepten in verschiedenen Kohlenhydratstufen
224 Seiten
17 x 24 cm
19,99 € (D), 20,60 € (A)
ISBN 978-3-86883-632-5

Das *Flexi-Carb-Kochbuch* zeigt Ihnen, wie die kohlenhydratangepasste Mittelmeerküche im Alltag funktioniert. Von A wie Artischocke bis Z wie Zitrone stellen Heike Lemberger und Franca Mangiameli die wichtigsten und wirkungsvollsten Zutaten einer modernen mediterranen Ernährung vor und packen diese in 60 leckere und schnelle Rezepte für Frühstück, Hauptmahlzeiten und Snacks. Alle Gerichte gibt es in unterschiedlichen Kohlenhydrat- und Kalorienstufen: Ob Büromensch, Hobbysportler oder Bewegungsfreak – für jedes persönliche Ziel bietet Flexi-Carb die richtige Strategie. Der Wochenplan, die passende Einkaufsliste sowie viele praktische Tipps für zu Hause verhelfen zu einem schnellen Start in ein neues, mediterranes Lebensgefühl mit viel Spaß, Geschmack und ganz ohne Verzicht auf Genuss.